Mikrogeologie.

Ueber die Concremente

im

thierischen Organismus

von

Dr. Heinrich Meckel von Hemsbach,
Professor der Medicin, Prosector an dem Königlichen Charité-Krankenhause
zu Berlin.

Nach des Verfassers Tode herausgegeben und bevorwortet

von

Dr. Theodor Billroth.

Berlin.
Druck und Verlag von Georg Reimer.
1856.

Vorrede.

Heinrich Meckel von Hemsbach starb am 30sten Januar 1856. Dieses Buch ist seine letzte Arbeit; er hat das Manuscript zum grössten Theil selbst geschrieben, nur Weniges von seinem Krankenlager aus dictirt; sein ganzes Streben ging in der letzten Zeit dahin, dies Werk zu vollenden, an welchem er mit unendlicher Liebe gearbeitet hat.

Wenn schon diese Umstände den nächsten Angehörigen und Freunden genügen mussten, die Veröffentlichung des Manuscripts zu wünschen, so schien es mir auch ein Raub an der Wissenschaft, dasselbe ungedruckt zu lassen; das Werk war ein Erbtheil der Wissenschaft, Meckel selbst hatte es ihr bestimmt, und war nur leider zu früh abgerufen, als dass er es selbst hätte seiner Bestimmung zuführen können.

Ich übernahm mit Stolz auf das in mich gesetzte Vertrauen die Ehre, das Meckel'sche Manuscript herauszugeben und meine Freude an diesem Buch, in welchem sich mehr als in irgend einer früheren Arbeit die liebenswürdige und geistvolle Originalität des Verfassers ausspricht, wuchs, je mehr ich mich in dasselbe hineinstudirte. — Nicht allein das imposante Material, welches er zu seinen Beobachtungen verwendete, nicht allein die staunenswerthen Kenntnisse in allen Zweigen der Naturwissenschaften, welche uns überall entgegentreten, nicht allein die sichere Beherrschung der gesammten Litteratur werden den Leser fesseln, sondern vor Allem die consequente Durchführung völlig neuer Ansichten über die betreffenden Gegenstände und die Grossartigkeit der ganzen Anlage dieses Buches.

Meckel's Auffassungsweise der Naturwissenschaften constrastirt aufs Grellste mit der jetzt modernen Richtung. Während man mit wenigen Ausnahmen den Aufbau allgemeiner sich verbreitender Theorien oder Systeme von den kleinsten Detailforschungen ausgehen lässt, ging Meckel einen entgegengesetzten Weg, indem er zunächst die grossartigsten Contraste in der Natur erfasste, und diese in den kleinen Verhältnissen wieder aufzusuchen bestrebt war.

Es war für diese Arbeit zugleich ein Atlas von zehn Tafeln bestimmt, an welchem Meckel durch die Abbildungen seine Auffassungsweise besonders über den Metamorphismus der geschichteten Concretionen erläutert hatte; er hat alle colorirten Zeichnungen mit seltnem Talent und einer solchen Sorgfalt ausgeführt, dass dieselben an sich einen künstlerischen Werth beanspruchen können. Es ist bis jetzt noch nicht zu entscheiden, ob es möglich sein wird, auch diesen Atlas zu veröffentlichen, und vielleicht hat Meckel selbst daran gedacht, das Buch und den Atlas von einander zu trennen, da er einerseits den Tafeln einen sehr ausführlichen Commentar beigegeben hat, andrerseits im Text wenig auf die Abbildungen recurrirt, sondern denselben so vollständig ausgeführt hat, dass er auch ohne Abbildungen vollkommen klar und verständlich ist.

Es ist sehr schwer zu entscheiden, ob Meckel das Buch in seiner jetzigen Gestaltung herausgegeben haben würde. Obgleich ich das, was vorliegt, für völlig fertig halte, und es aus mehrfachen von ihm für den Druck beigefügten Notizen hervorgeht, dass das Manuscript von ihm als druckfertig betrachtet wurde, so ist es bei der Art, wie Meckel arbeitete, immerhin möglich, dass er hie und da noch etwas zugefügt hätte, da er sehr viele Bemerkungen in den ersten Entwurf nachträglich einzufügen pflegte. Aus einigen Andeutungen scheint mir hervorzugehen, dass er wahrscheinlich auch das geschichtete Cholesteatom und die Colloidkugeln der Schilddrüse, vielleicht auch die Pigmente mit in den Bereich dieser Arbeit zu ziehen beabsichtigte; jedenfalls kommt diese auch nur vermuthete Unvollständigkeit gar nicht in Betracht zu der Bedeutung und den Umfang des Vollendeten.

Den Abschnitt über die Perlen hat Meckel zuletzt gearbeitet; es ist gerade dieser Theil mit einer bewundernswerthen Frische und mit unendlichem Humor geschrieben, ein glückliches Attribut der Krankheit, welche ihn dahinraffte. Ich habe diesen Abschnitt vorangestellt, weil Meckel besonders hervorhebt, dass die Perlen die idealsten geschichteten Concretionen seien, und sich an ihnen die Entwicklung seiner neuen Auffassungsweise am Prägnantesten darstellt.

Wer in diesem Buche blättert, wird es leicht für bizarr und phantastisch halten können; wer es studirt, wird die erhebende Grösse, die Treue und den reinen wissenschaftlichen Eifer verstehen, von welchem Meckel so ganz erfüllt war, und mit uns trauern, dass ein solcher Geist nicht länger an der Vervollkommnung menschlichen Wissens arbeiten durfte.

Berlin im Juli 1856.

Dr. Theodor Billroth.

Inhalt.

Seite

Allgemeines über die Bildung der Concremente.

Der Versuch, aus anatomischen Untersuchungen eine Lithologie und namentlich eine Lithogenese oder Lithopoese, eine Entwicklungsgeschichte der runden, geschichteten Concretionen, namentlich der Gallen- und Harnsteine aufzubauen, bleibt unvollkommen, theils wegen geringer chemischer Kenntnisse, theils wegen mangelnder symptomatischer Beobachtung, ausserdem weil die Reichhaltigkeit des anatomischen Details bei weitem nicht zu erschöpfen war. Alles Theoretische ist mit Vorsicht aufzustellen, weil die aus Produkten und Formen auf Prozesse gezogenen Schlüsse gewagt sind, sobald sie der physiologisch-symptomatischen Gegenprobe entbehren.

Die ersten Anregungen waren aus Untersuchungen an Gallensteinen hervorgegangen, wie sie im Leichenhaus der Charité sehr oft sich bieten. Für Harnsteine wurde die Bemühung zuerst fruchtbar durch Untersuchung der von Hr. Prof. Reyer in Kairo gütig zu Gebote gestellten Sammlung von 124 Fällen, werthvoll durch die von Heller gemachte chemische Untersuchung. Ausserdem wurden später zahlreiche andere Steine untersucht, die werthvolle Sammlung des Hr. Dr. Schledehaus in Alexandrien, die Sammlung des anatom. Museums zu Halle unter Hr. Prof. Volkmann, die des Hrn. Geh. Rath Blasius, die der Berliner Universität unter Hr. Geh. Rath Müller.

Neben den Gallen- und Harnsteinen kommen andere Steinbildungen wenig in Betracht, namentlich Steine der Speicheldrüsen, des Darms u. s. w., sowie kleinste Schichtconcretionen des Menschen, Gehirnsand, Amyloide des Gehirns. Unter den Steinen von Thieren sind wegen besonderen Interesses nur die Perlen der Muscheln zu erwähnen, obgleich übrigens Steine bei allen Thieren vorkommen mögen; Otto hat einen Gallenstein beim Krebs und einen Magenstein bei Dytiscus marginalis beobachtet (Breslauer Museum Nr. 4126 u. 4220), häufig und normal sind die Magensteine des Krebses, u. s. w. —

[Allgemeinste Aetiologie.] Zwei nächste Ursachen **sind in letzter Instanz** zur Entstehung **jedes wahren** Gallen- und Harnsteins erforderlich, die Anwesenheit eines organischen Stoffs und namentlich abnormen Schleims, in welchem Ablagerung von Salzen erfolgen kann, und andrerseits eine für diese Ablagerung geeignete Harn- oder Gallen-Flüssigkeit, als Mutterlauge für Sedimente.

Die Anwesenheit eines sich zersetzenden organischen Stoffs und namentlich Schleims ist unbedingt nothwendig, weil Harnsalze und Gallenstoffe für sich zwar krystallinische, pulverige oder körnige Niederschläge bilden können, niemals aber feste grössere Stücke; nur wo ein organisches Bindemittel von Versteinerungsmasse durchdrungen wird, entstehen Steine. — Als versteinerungsfähiges Substrat kann jede abgestorbene organische Substanz dienen, nicht aber lebende, weil diese keine Niederschläge annimmt; bei heftigen Katarrhen, Geschwüren, Diphtheritis der Gallen- und Harnwege, namentlich der Blase, können nekrotisirte Schleimhaut-Theile völlig versteinern; desgleichen kommt beginnende und auch völlig sandige oder homogene Versteinerung der Cutis und Scheidenschleimhaut vor, nach langdauerndem Harnträufeln mit Entzündung und Nekrotisirung; Blutkoagula in den Harnwegen können völlig versteinern, ebenso Zellgewebs-Exfoliationen von Geschwüren der Gallengänge und Gallenblase. — In der Regel aber, bei allen ächten Steinen, ist das Substrat ein abnormer Schleim, welcher zu lange in den Gallen- und Harnwegen zurückgehalten wird und desshalb sich zersetzt und versteinert. Ein diesen Schleim liefernder katarrhalischer Zustand ist demnach Grundbedingung der Lithopoese und wesentlicher Gesichtspunkt einer Radikalkur.

Alle freien, runden Concretionen, namentlich alle Gallen- und Harnsteine sind wesentlich als versteinerte Schleimkugeln zu betrachten, wobei sowohl das schleimige Bindemittel als die Versteinerungssubstanz eine krankhafte Bedeutung hat. Die Schleimkugel bildet einen fremden Körper, welcher lawinenartig wächst; ihre Versteinerung erfolgt nach gleichen Grundgesetzen, wie einerseits im Menschen alle Fett- und Kalk-Entartung u. dgl., andrerseits wie im neptunisch-plutonischen Stoffwechsel und Metamorphismus der Erde alle petrefaktführenden Schichten entstehn und vergehn. Die Lithologie ist demnach ein Theil der Lehre von denjenigen innerhalb des Menschen vorkommenden Atrophien, Rückbildungen, Nekrosen, welche mit Sedimentbildung von krystallisirbar anorganischen Stoffen verbunden sind. Allgemein im Körper vorkommende und überall mögliche Versteinerungsmittel sind Fett und Kalk, unter den nur örtlich vorkommenden sind Gallen- und Harnstoffe die wichtigsten. Nach mineralogischem Prinzip würden die Gallen- und Harnsteine, namentlich so lange sie wachsend sind, durchaus zu den neptunischen, unkrystallinischen Gesteinen zu rechnen sein, speziell zu den Petrefakten, im Gegensatz zu der anderen Hauptklasse der krystallinischen oder plutonischen Steine, welche in den pulverigen und krystallinischen Sedimenten der Galle, des Urins u. s. w. ihr Analogon haben. Die Blasensteine stellen vermöge der Versteinerungsstoffe des Urins das vollendetste Ideal möglicher Versteinerungen im Menschen dar. Künstlich würde die Versteinerung organischer Stoffe durch oxalsauren Kalk, Harnsäure u. dgl. bei sorgfältiger Nachbildung aller Harnblasenverhältnisse zu erzielen sein, ebenso wie die Verkieselung oder sonstige Versteinerung durch Metamorphismus.

Die zwei Faktoren der Steinbildung, Schleim und Sedimentstoff, haben in den Gallenwegen eine etwas andere Beziehung als in den Harnwegen. In den Gallenwegen und namentlich der Gallenblase führt jede Stagnation und Maceration von Schleim in Galle nothwendig und ohne Mitwirkung einer besonderen Allgemeinanlage und specifisch abnormer Galle zur Versteinerung; daher sind alle Steine hier wesentlich auf eine krankhafte Ursache, auf Katarrh zu reduziren, übrigens von sonstiger Allgemeinanlage ziemlich unabhängig, nur örtlicher Entstehung. In den Harnwegen führt weder Schleim, noch Sedimentstoff allein zur Steinbildung, nur beide Ursachen zugleich, durch und für einander wirksam, der katarrhalische Schleim ist ebenso nöthig, als andererseits ein spezifischer ungewöhnlicher Urin, die Anwesenheit bestimmter Versteinerungsmittel, mit denen der Schleim sich chemisch verbinde.

Sowohl in Harn- als Gallenwegen sind jedenfalls die Versteinerungsmittel an sich, ohne Schleim, unwirksam zur Steinbildung, daher Nebensache, relativ zufällig. Concentrirte Galle oder Urin an sich führt wohl zu krystallinischen oder körnigen Sedimenten, aber diese sind absolut von der Bildung geschichteter Steine verschieden. Der etwa modernen Ansicht zuwider schliesst sich die Bildung von krystallinischen Sedimenten und geschichteten Steinen gewissermassen gegenseitig aus; geschichtete Steine werden zur Auflösung und spontanen Heilung gebracht, indem sie in krystallinisches Pulver verwandelt werden; jahrelang kann ein Urin selbst innerhalb des Körpers sedimentirend sein ohne Tendenz zur Steinbildung; denn krystallinische Sedimente können niemals grössere Klumpen bilden und verkleben, bleiben pulverförmig, können gar nicht längere Zeit in der Blase zurückgehalten werden. Nur dadurch können Versteinerungsmittel, Harnsalze u. dgl. zu Klumpen verkleben, dass sie an Schleimstoffe chemisch gebunden werden, wobei eben die Krystallisation ausgeschlossen ist. Auch dann bleiben Gallenstoffe und Harnsalze für Steinbildung gleichgültig, wenn sie pulverig oder krystallinisch mit dem Schleim gemengt sind, weil diese schleimige Masse immer die Fähigkeit behält, durch die Harnröhre ausgetrieben zu werden.

Zur Rolle der Versteinerungsmittel überhaupt geeignet sind vorzüglich diejenigen Stoffe des Menschen, welche durch Zersetzungen u. dgl. zunächst unlöslich niedergeschlagen werden, dann wenig Anlage zu weiterer Zersetzung haben — je unlöslicher, unverweslicher, anorganischer ein Stoff, desto dauerhafter als Petrifikationsmittel. Die meisten dieser Stoffe sind krystallisirbar.

Nicht alle möglichen Versteinerungsmittel im Menschen, ebenso wie in der geologischen Versteinerung, können primär versteinernd wirken, primär sich chemisch mit dem Schleim verbinden; vielmehr treten manche Stoffe erst sekundär metamorphistisch durch Verdrängungs-Wahlverwandtschaft ein. Allgemeine, überall im Menschen vorkommende Substanzen, welche zur Sedimentbildung in Geweben und Schleimmassen, sowie weiterhin zur Versteinerung primär geeignet sind, sind namentlich Fett, fettsaurer Kalk, kohlensaurer Kalk u. s. w.

In jeder gesunden und kranken Galle ist unter den zu primärer Versteinerung geeigneten Stoffen immer einer reichlich vorhanden, der Gallenfarbstoff, welcher vermuthlich besonders durch Verbindung mit kohlensaurem Kalk unlöslich sedimentirend wird. So wird jeder Katarrh der Gallenwege, wobei der Schleim stagnirt, zur Steinbildung führen. Wie vielerlei Harnbestandtheile primäre Versteinerungsmittel sein können, lässt sich bisher nicht bestimmen. Jedenfalls scheinen Harnsäure und harnsaures Ammoniak niemals primäre Versteinerungsmittel zu sein. Dagegen sind sicher primäre Versteinerungsmittel oxalsaurer Kalk und andererseits Tripelphosphate: zwei im Gegensatz stehende Massen, das Erstere nur bei Sauergährung, das Letztere nur bei alkalischer Fäulniss des Urins und Schleims entstehend. Ausserdem ist zuweilen kohlensaurer Kalk primäres Versteinerungsmittel im Urin.

[Verlauf des steinbildenden Katarrhs.] Die der Steinbildung zu Grunde liegende katarrhalische Schleimsekretion der Gallen- und Harnwege mag oft als einzelner Faktor spurlos ohne weitere Folgen existiren, wenn der zweite Faktor der Concretionen fehlt, für die Galle die Stagnation und Gährung des Schleims in der Blase und für den Urin die Anwesenheit passender Versteinerungssalze, namentlich oxalsauren Kalks. — Im anderen Fall ist die Steinbildung oft der einzige Ausdruck, das einzige Symptom des oft sehr chronischen Katarrhs, dessen Dauer 5, 10 und 50 Jahre gelegentlich erreichen mag. Der später zu findende Stein mit all seinen Jahres- und Tagesschichten stellt als Produkt das Denkmal eines chronologischen Processes dar. Am Lebenden giebt sich der Katarrh übrigens meist gar nicht zu erkennen und verdient daher wegen Mangels subjectiver und objectiver Symptome kaum den Namen einer Krankheit, wie alle leisesten chronischen Krankheiten innerer Organe, ohne Schmerz, ohne schleimig-eitriges Sekret, Geschwulst u. dgl. Würde doch auch z. B. der Nachtripper spurlos bleiben, wenn nicht sein Sekret äusserlich zum Vorschein käme. Beim Mangel von Lebens-Symptomen muss der steinbildende Katarrh nur aus anatomischen Gründen erschlossen werden. Die reichlichste Gelegenheit hiezu bot sich in Leichen für die Gallenblase, in auffallender und beweisender Art, ohne dass es sich am Lebenden verrathen hatte. Deutlich fand sich dasselbe seltner in dem Harnbecken, bei keiner Gelegenheit bisher in der Harnblase.

Im grösseren Ueberblick hat der ganze Verlauf einer 1 bis 10 und mehrjährigen Lithiasis der Gallen- und Harnwege die Eigenthümlichkeit jeder Entwicklungsgeschichte, dass vom Moment der Entstehung an die Steinbildung immer schleuniger, kräftiger, lawinenartig zunimmt, bis ein gewisses Maximum erreicht ist, welches durch Widerstände den Gegensatz, den Umschlag zur Rückbildung hervorruft. — Im spontanen Verlauf jeder Steinkrankheit, ohne chirurgische Hülfe, ist das letzte Ende immer entweder ein spurloser, symptomenloser Umschlag des steinbildenden Prozesses, wodurch Stillstand und Auflösung des Steins erfolgt, Umwandlung brauner geschichteter Gallensteine in strahlig krystallinische zersplitternde Cholesterinsteine, Umwandlung von Oxalat- und Urat- in morsche Phosphatsteine; — oder ein heftigerer Umschlag zum Gegensatz einer neuen, antagonistischen Krankheit erfolgt, Verstopfung und Obliteration des Gallenblasenhalses durch einen Stein mit *Hydrops vesicae* oder Uebergang des Gallenblasenkatarrhs in Eiterung und Verschwärung, in der Harnblase Ausgang in eitrigen-schleimigen Katarrh mit alkalischem Urin, und auch hiebei werden Gallen- und Harnsteine allmählig aufgelöst. Die Zahl der zur spontanen Auflösung und Heilung gelangenden Steine, namentlich der Gallensteine, ist möglicherweise gross (Statistik lässt sich bisher nicht geben). Dadurch verliert die Steinkrankheit etwas von ihrem Schrecken und wird die Bedeutung chirurgischen Eingreifens wesentlich beschränkt, indem nur diejenigen Fälle ihm überlassen bleiben, wo Einklemmung des Steins oder heftigster eitriger Blasenkatarrh das Leben akut bedroht. Der Arzt erhält die Aussicht, durch Diät und Arznei die Auflösung der Gallen-

und Harnsteine zu fördern, ihr Wachsthum zum Stillstand zu bringen.

In kleineren Zeitverhältnissen gestaltet sich der steinbildende Katarrh wesentlich als eine alternirende, intermittirende oder Wechselkrankheit, indem er täglichen, wöchentlichen, jährlichen Schwankungen mit scharfen Absätzen und Intermissionen unterliegt, nach Analogie des Wechselfiebers und andrer fieberloser Wechselkrankheiten. Dies geht für Gallen- und Harnsteine wesentlich aus ihrer Schichtenbildung hervor. Nicht leicht wird sich im Menschen ein auffallenderes und genaueres Beispiel finden für die tägliche und jährliche Periodizität des gesunden und kranken Stoffwechsels, als diese Steine, welche denselben als Chronometer verewigen. So dienen sie wesentlich zur Erläuterung des Typus der Krankheiten überhaupt. Symptomatisch am Lebenden liess sich dieser Typus freilich bisher nicht scharf erkennen oder beweisen; für die Harnsteinbildung lassen genaue tägliche Harn-Untersuchungen Hoffnung, wie man denn bestimmt periodische Schwankungen in saurer oder mehr alkalischer Reaktion beobachtete, täglich oder zu 4 bis 8 Tagen; für die Gallensteine ist vorläufig keine bessere Aussicht, wegen Mangels semiologischer Details.

Die Periodizität nach dem Einfluss von Tages- und Jahreszeiten ist wahrscheinlich überall bei der Gallen- und Harn-Steinbildung ebenso fundamental wesentlich und gesetzlich, wie bei den Tagesschichten jedes Stärkemehlkorns, bei den Jahresringen aller Dikotyledonen, bei den geologischen Schichten. In allen Fällen ist die Schichtensonderung dadurch bedingt, dass im Verlauf jedes Tags oder Jahrs oder geologischen Zeitalters eine Zeit starker Neubildung abwechselt mit einer Zeit der Rückbildung oder mindestens des Stillstands; in den Pflanzenzellen steht diese tägliche Alternation damit im Zusammenhang, dass die Pflanze am Tage Sauerstoff aushaucht und an Gewicht zunimmt, Nachts aber Kohlensäure abgiebt und an fester Substanz abnimmt. Sehr bestimmt bezeichnet sich die zeitliche Periodizität in der feinsten und gröberen Schichtung der Steine, namentlich in glatten (nicht maulbeerförmigen) Oxalsäure- und in glatten Harnsäure-Steinen. Die Tages- und Jahresringe werden in den Steinen verschiedener Länder um so schärfer hervortreten, je grösser der Unterschied zwischen der Lebensweise bei Tag und Nacht, Sommer und Winter ist, ebenso wie bei den Pflanzen die Jahresringe nur den den Tropen angehörigen Monokotyledonen fehlen, bei den Dikotylen aber immer deutlicher werden, je weiter nach den Polen.

Die Periodizität der Gallen- und Harnsteine ist zuletzt wieder zunächst auf die zwei Verhältnisse des Blasenschleims und des Versteinerungsmittels zu reduziren, Beides abhängig theils von täglichen oder sonstig alternirenden Schwankungen der örtlichen Entzündung, theils von der täglichen Periodizität des ganzen Stoffwechsels und seiner zur Petrifikation geeigneten Exkretstoffe, wonach die Gallen- und Harnsteine bald stärkere Sedimente erhalten, bald stillstehn, selbst sich verkleinern.

[Periodizität der Gallensteinbildung.] Für den Katarrh der Gallenblase, welcher der Steinbildung zu Grunde liegt, ist den Leichenverhältnissen nach folgende Theorie wahrscheinlich: Es besteht zunächst als Grundbedingung ein schwacher chronischer continuirlicher Katarrh der Lebergänge und des Gallengangs, entweder descendirend ausgegangen vom Leberparenchym z. B. bei Säuferleber, bei Fettleber der Schwindsüchtigen, schnell vorübergehend bei Typhus und ähnlichen Krankheiten, oder ascendirend vom Duodenum aus. Dieser schwache Katarrh macht keine Symptome; nur höhere Grade führen zu Ikterus, zu Geschwüren als weiteren Ursachen zu etwaiger Steinbildung in der Leber; obgleich der katarrhalische Schleim petrifizirende Niederschläge von Gallenstoffen erhält, so wird er doch zu schnell entfernt, als dass er Steine entstehen liesse. Der Katarrh erlangt in den freien Gallenwegen gerade deshalb keine Heftigkeit, weil sein Sekret offnen Abfluss hat, ist aus diesem Grund auch relativ endlos, chronisch.

Der continuirliche Katarrh der Gallenwege wird für die seitlich aufsitzende Gallen-Blase intermittirend nach gleichem Gesetz und Mechanismus wie jeder Klappenapparat intermittirend ist, jede Luft- und Wasserpumpe, der Herzpuls, die Pendelschwingung u. s. w. — Sobald jener chronische Katarrh durch den *Ductus cysticus* in die Gallenblase eindrang, so schneidet er sich durch Obliteration des Blasengangs den Abfluss und Rückzug ab, erlangt aber in der geschlossenen Blase eine um so grössere Heftigkeit (ebenso wie Katarrh, der vom Rachen durch die Trompete in die Paukenhöhle ging u. dgl.), vermöge der Ansammlung des Sekrets. Während der chronische Katarrh der Gallengänge endlos ist, so bringt die akute Entzündung der Blase bald ein Maximum hervor, wobei schliesslich similia similibus curantur; mechanisch wirkt der Druck der Sekret-Spannung antiphlogistisch, chemisch bewirkt eine alkalische Gährung die Heilung, wie künstlich durch Anwendung von Salmiak, Sodawasser u. dgl. Die Entzündung ist geheilt, der Blasengang öffnet sich wieder; der draussen wartende Katarrh der Gallenwege benutzt dies sofort zu neuem Einfall in die Blase, neue Exacerbation, neue Schicht der Gallensteine. Jeder Anfall bleibt, wie es scheint, schmerzlos und fieberlos, daher symptomatisch unkenntlich, weil die Blase ein zu kleines und unwichtiges Organ ist, als dass von ihrer Entzündung aus allgemeine Faserstoffvermehrung im Blut und Fieber ausgehen könnte. Möglich und wahrscheinlich ist, dass bei reizbaren Subjecten wohl auch entschiedene Fieberanfälle entstehen; das Fieber ist überhaupt für das Wesen der Wechselkrankheit Nebensache, da es immer nur Folge einer Lokalkrankheit ist.

Für die Chronologie der Anfälle ist auch in der Leiche kein sicheres Merkmal zu finden; sobald die Diagnostik nur einmal den Typus annähernd bestimmt haben wird, so liegt in der Schichtung der Steine eine lange Geschichte offen der anatomischen Deutung vor.

Während an den Harnsteinen vermuthlich täglich eine neue Schicht entsteht, so lässt sich dagegen dies für Gallensteine nicht annhemen; die Zahl der Primitiv-Schichten ist viel geringer, die Dicke derselben stärker. In jedem Winter scheinen 20 bis 50 Schichten eines Gallensteins zu entstehen, danach wäre auf einen 3 bis 7tägigen Typus jenes Katarrhs zu schliessen, möglicherweise quartan, tertian, quotidian.

Zu erwähnen ist hiebei, dass nach Analogie des Mechanismus des Gallblasen-Katarrh-Wechsels auch andre fieberlose und fieberhafte Wechselkrankheiten und namentlich das eigentliche, ächte Wechselfieber zu erklären sind. Alle Wechselkrankheiten hängen von topographischen Verhältnissen der Lokalisation ab, wie alle Pendelschwingungen, Klappenwechsel u. dgl. — Alle diejenigen Krankheiten können alternirend werden, welche zu ihrer Lokalisation ein Organ wählen, dass sich durch ein Maximum mechanischer oder chemischer Entzündungsfolgen vorübergehend selbst heilen oder doch mindern kann. Geschärftere Beobachtung wird das Gebiet der fieberlosen Wechselkrankheiten noch sehr erweitern können, ebenso der fieberhaften. Intermittirende Krankheiten der Niere, des Eierstocks, des Hodens, des Gehirns und andrer Theile, wobei keine Sumpfdyskrasie mitwirkte, erklären sich daraus, dass hier die Kapsel des Gehirns, der Niere u. s. w. die Stelle der Blase beim Gallensteinkatarrh vertritt, indem sie mit dem Maximum der Spannung die Entzündung durch Druck zum Stillstand bringen; die continuirliche Ursache der neuen Anfälle aber ist dann in vielen Fällen eine dauernde Dyskrasie u. dgl. In allen diesen Krankheiten wird genau täglicher Typus besonders begünstigt durch die tägliche Schwankung des ganzen Stoffwechsels. — Sumpfkrankheit speziell kann zum Wechselfieber durchaus nur führen, wenn überhaupt eine Milz vorhanden ist, ferner wenn diese zur Lokalisation sich eignet und nicht die Lokalisation auf andere Organe abgelenkt wird, endlich wenn die jeden Anfall bedingende neue Entzündung in der Milz nicht so hohen Grad erreicht, dass sie zu Berstung, Bluterguss, Nekrosebildung oder Eiterung in der Milz, sondern nur zu leicht resorbirbaren Entzündungs-Produkten führt.

[Periodizität der Harnsteine.] Die Periodizität der Steinbildung der Harnwege hängt ab theils von den örtlichen topographischen Verhältnissen des zu Grunde liegenden Katarrhs, theils mehr von den Allgemeinverhältnissen des Stoffwechsels und der Reichlichkeit der Versteinerungsmittel. Nach Analogie des steinbildenden Katarrhs der Gallenblase erklärt sich der meist fieberlose, selten von Wechselfieber begleitete Wechselkatarrh der Harnwege, welcher an den Steinen durch Schichtung sich kenntlich macht, am Urin durch Schwankungen der Acidität u. dgl. Ein dauernder Tripper, dauernde Striktur der

Harnröhre u. s. w. führt etwa von Zeit zu Zeit dahin, dass solcher Katarrh das Widerstand leistende Hinderniss des Blasensphinkter überwindet und in die Blase gelangt; hier entsteht ein leichter Anfall von Katarrh, ohne auffallende Symptome, ohne stärkere Schleim- und Eiterbildung, doch fähig eine neue Steinschicht zu bilden, dann sich selbst wieder erstickend, bis ein neuer Anfall aus der Urethra entsteht. Abgesehen hievon ist die ganze Schleimsekretion des Katarrhs typisch, von der Tageszeit anhängig. Nach Analogie aller stärkeren Krankheiten ist anzunehmen, dass auch der leiseste steinbildende Katarrh der Harnwege und endlich die gesunde Epithelien-Abstossung derselben des Nachts vermehrt ist und daher in jeder Nacht eine neue Schleimschicht entsteht, dass diese dann am Tage entweder stillsteht oder sogar verkleinert wird, dabei aber immer fester versteinert.

Von den täglichen Schwankungen des ganzen Körper-Stoffwechsels hängt die Harnsteinbildung ab in Bezug auf die Reichlichkeit der zur Versteinerung geeigneten Harnsalze. Es zeigten die Untersuchungen von J. Vogel und A. Winter, dass die Menge der freien Säuren im Urin in der Nacht ihr Maximum erreicht, Vormittags am geringsten und Nachmittags eine mittlere ist; zugleich ist der Nachts bereitete Urin concentrirter und namentlich reicher an Farbstoff; in Folge der geringeren Lungenthätigkeit steigert sich vermuthlich der Gehalt an oxalsaurem Kalk. So spricht auch dies Moment für ein jedesmal nächtliches Wachsthum der Steine.

Die Zahl und Dicke der einzelnen feinsten Schichten lässt sich an keinem Stein mikroskopisch genau bestimmen, sondern man muss sich mit oberflächlicher Abschätzung begnügen. Nur die primären oxalsauren Kalk-Schichten kommen hiebei in Berechnung, weil bei späteren Metamorphismus und Ersatz durch Harnsäure u. s. w. einmal die Abgränzung der Schichten undeutlicher wird, zugleich auch die Dicke derselben merklich zunimmt. Jede Tagesschicht unterscheidet sich von den benachbarten; zuweilen ist Dicke und Farbe je zweier angränzender Primitivschichten auffallend verschieden, so dass auch das mikroskopische Bild dem feinsten bunten Jaspis gleicht. So prägt sich in diesen täglichen Individualitäten der Schichten die ganze

Geschichte des Urins vieler Jahrgänge aus. — Die Dicke der feinsten Primitivschicht eines Oxalsteins beträgt etwa zwischen $^1/_{500}$ und $^1/_{150}$ Linie; in der Regel mögen etwa 300 Primitivschichten auf eine Linie gehen; doch kommen unendlich feinere Primitivschichten von schliesslich unmessbarer Dicke sehr häufig vor. Wenn dies genau den Tagen entspricht, so würde am reinen Oxalstein in einem Jahr mit 365 Schichten der Halbmesser um $1^1/_5$, der ganze Durchmesser etwa um $2^1/_2$ Linien wachsen; in manchen Fällen mag das Wachsthum geringer sein, häufig aber bedeutender. Wenn die Oxalschichten sich in Harnsäure verwandeln, so nimmt ihre Dicke etwa um ein Viertel zu; bei weiterem Uebergang in harnsaures Ammoniak ist ebenfalls Anschwellung der Schichten vorhanden, doch wenig messbar; endlich beim Uebergang in ammoniakalische Tripelphosphate schwellen die Steinschichten zum Doppelten und Dreifachen an, so dass einem Jahrgang eine weit grössere Masse entspricht.

Im Verlauf eines J a h r e s nimmt die Bildung neuer Tagesschichten bald zu, bald ab und in den meisten Fällen hat der Stein ein Halbjahr der grössten Wachsthums-Zunahme und eine Zeit des Stillstands oder der Abnahme. In einzelnen seltenen Fällen findet man sehr homogene Oxalsteine, welche durch mehrere Jahre ohne wesentliche Unterbrechung gewachsen zu sein scheinen (z. B. ein haselnussgrosser Stein der R e y e r'schen Sammlung, der ungefähr erst im dritten oder vierten Jahr eine von aussen nach innen fortschreitende Metamorphose eingeleitet zu haben scheint); solche Steine sind glatt, ohne Warzen, zeigen im Inneren keine wesentlichen Jahresabsätze der Schichtung, und haben doch nach ihrer Grösse und der Zahl der Primitivschichten ein grösseres Alter. Meistentheils aber sieht man Jahres-Absätze, bedingt durch eine oxalreichere und eine oxalärmere Jahreszeit; dies tritt einmal bei r e i n e n oder perennirenden Oxalsteinen hervor, indem sie in der oxalreichen Zeit einen Metamorphismus durch neuen Oxalkalk erleiden, andererseits bei den u n r e i n e n oder gemischten, in welchen der oxalsaure Kalk sekundär durch Harnsäure u. dgl. verdrängt wird. — Die reinen Oxalsteine sind ursprünglich glatt, ohne Warzen, ihre Schichten äusserst scharf und zierlich abgetheilt durch das Gerüst organischer Grundsubstanz; gleich nach völliger Consolidation jeder Schicht erhält sie feine radiale Sprünge nach Art aller Glasuren, sowie des eintrocknenden Thons, des erkaltenden Basalts; zugleich stellt sich eine radiale, die verschiedenen Schichten im Zusammenhang durchsetzende, sehr deutlich an radialem Schillerglanz erkennbare Krystallisation ein; so bilden sich die reinen Oxalsteine in mässig oxalreichen Zeiten. In den sehr oxalreichen Zeiten dagegen entsteht eine neue Ablagerung von oxalsaurem Kalk innerhalb der Schichten, vermöge deren der radiale Schillerglanz verloren geht, indem jetzt das Oxalsalz unkrystallisirt in Form isolirter, aus der organischen Substanz emanzipirter Krystallbüschel-Sterne auftritt; die ganzen Schichten werden jetzt körnig getrübt, ihre Gränzen etwas verwischt; indem sich die Schichten der Dicke und Breite nach ausdehnen, müssen faltenartige Hebungen und Verwerfungen entstehen, wie sie in dem geologischen Schichtenleben den Gebirgsbildungen mit etwaigem Erdbeben und Vulkanausbrüchen entsprechen, welche nach den statistischen Zusammenstellungen ebenfalls von Jahreszeiten abhängen; aus den glatten Oxalsteinen entstehen so in den oxalreichen Zeiten die Maulbeersteine. — Bei den nicht rein und homogen aus primärer Oxalmasse bestehend gebliebenen, sondern gemischten Oxalsteinen und weiterhin bei denen, welche grossentheils in Harnsäure u. s. w. verwandelt sind, unterscheidet sich gelegentlich eine Jahreszeit, wo hauptsächlich reine radial schillernde Oxalschichten als glatte Glasur gebildet werden, eine andere Zeit, wo wenig oder keine Oxalglasur gebildet wird; in dieser Zeit wird zugleich der Metamorphismus sehr rege, der Oxalstein wird direkt von der Oberfläche her, und gleichzeitig von Glasur- und Gangspalten aus in seinem Inneren in Harnsäure und harnsaures Ammoniak verwandelt, quillt dabei zum Theil innerlich auf und wird zugleich zum Theil oberflächlich angenagt, resorbirt und vielleicht um eine 1 Linie dicke Schicht verkleinert. In anderen Fällen, bei den fast homogenen Harnsäure-Steinen, scheint die Umwandlung von Oxalmasse in Harnsäure im ganzen Jahr ziemlich gleich zu bleiben, und man findet an jedem solchen Stein immer nur ein feinstes Oxalhäutchen; dann giebt sich ein Jahrestypus aber vorzüglich zu erkennen an bald stärkerem, bald schwächerem Eindringen von Ammoniak; der Stein wird in einzelnen Fällen bei alkalischem Katarrh vorzüglich um diese Zeit ganz in Phosphate verwandelt, brüchig bröcklig, endlich zerfallend, zuweilen spontan aufgelöst. Was für das Egyptische Klima bemerkt ist, gilt im Allgemeinen, dass das Wachsthum der Steine vorzüglich im Winter, die Rückbildung im Sommer erfolgt. — Schliesslich ist zu bemerken, dass die ganze so eben gegebene Theorie des Jahrestypus im Einzelnen sicher viel Falsches enthält und auf unsicheren Schlüssen beruht; namentlich mag der Jahrestypus oft sekundär sich an Steinen ausprägen durch jährlich alternirende Rückbildung, während vielleicht die erste Neubildung des Steins aus Oxalmasse weniger bestimmte Periodizität hatte. Jedenfalls wäre diese Jahreszeit für etwaige ärztliche Versuche, den Stein durch den Urin selbst auflösen zu lassen, die geeignetste.

Ausser den Tages- und Jahresringen der Harnsteine werden vermuthlich bei genauerer Untersuchung monatliche und wöchentliche Absätze des Steinwachsthums sich erkennen lassen, welche dem wöchentlichen und monatlichen Typus der ganzen Ernährung des Menschen entsprechen, wie er namentlich in akuten Krankheiten, bei Hämorrhoiden und Menstruation sich zeigt.

Die Perlen und die Schalen der Schnecken und Muscheln.

Als das regelmässigste und schönste Ideal aller geschichteten Steinbildungen im Thierreich stehen die Perlen da.

Ihre Untersuchung ergänzt sich mit der von Harn- und Gallensteinen u. dgl. so, dass Eins wesentlich zur Förderung und Deutung des Anderen dient.

Andererseits ist der Bau der Perlen so völlig gleich dem der Muschel- und Schnecken-Schalen, dass auch dieses Beides nur gegenseitig durch einander verständlich ist. Die Schalen wie die Perlen entstehen durch Apposition von strukturlosen Schichten, welche aus einem versteinernden weichschleimigen Sekret entstehen, und worin sich sekundär eine strahlig radiale Struktur und Krystallisations-Tendenz ausbildet.

Daraus ergiebt sich der Schluss, dass der ganze Bau der Mollusken-Schalen nie richtig erklärt werden kann ohne Vergleichung mit den Gesetzen der Bildung sonstiger Schichten-Concretionen, namentlich der Harn- und Gallensteine.

Literatur:

Malachiae Geiger Margaritologia. Monach. 1737. 8. c. tab.

Réaumur in Mém. de l'Ac. d. Sc. 1717.

Hermann in Miscell. Berolin. t. 5. 1729.

Eberhard. Abh. üb. d. Ursprung d. Perlen. Halle 1751.

Fischer de Waldheim. Essai sur la pellagrina des frères Zozima. Moscou 1818.

R. E. v. Baer in Meckels Archiv Bd. 5. 1830.

Carpenter Reports of the British Association. 1844. p. 1.

Joh. Xav. Poli. Testacea utriusque Siciliae. Parmae 1791. fol. — Tab 37. Fig. 4.

[Theorie der Bildung der Muschelschalen und Perlen.] Die älteste Meinung über die Entstehung der Perlen scheint von den Perlenfischern der Arabisch-Persisch-Indischen Küsten ausgegangen zu sein, wonach die Perlen die wahren Eier und fortpflanzungsfähigen Jungen der Muttermuschel seien.

Besser auf allgemeine Anerkennung für ein allen Kindermärchen zugängliches Publikum berechnet war die vermuthlich von poetischen Semiten ausgegangene und durch Plinius (lib. 9. cap. 35.) verewigte Sage, dass die Muscheln in der Brunstzeit an die Oberfläche der See sich erhöben (wobei auf den die Muschel ewig an den Felsenboden bindenden Byssus keine Rücksicht genommen war) und bei weit geöffneter Schale sich vom Himmels-Thau schwängern liessen; je nachdem dies bei trübem oder reinem Himmel geschieht, geräth die Perle, coelestis filia roris, gut oder schlecht. Dies ist von dem lateinischen Dichter Jos. Aurel. Augurellus besungen:

— — — Cum se summo pandunt in marmore conchae
Ut genitalis eas anni stimulaverit hora,
Implenturque levi conceptu roris hiantes,
Et gravidae certo mox edunt tempore foetus,
Aetheriusque illis fit condens unio partus.

Des Plinius Theorie blieb unbezweifelt stehen im ganzen Mittelalter; Rabbi Benjamin verballhornisirte nur zaghaft die Theorie, indem er die Perlenmutter von Regentropfen schwanger werden liess; Isidorius machte den leuchtenden Blitz zum Vater.

Eine andere Theorie, wonach die Perlen krankhafte Steine seien, wie Harn- und Gallensteine des Menschen, stellte zuerst Rondelet auf (Universae aquatil. historia. 1554.). Unbekümmert um das Zartgefühl der Königinnen erklärte Ulysses Aldrovand die Perlen für Kothsteine. — Die Verwandschaft mit Harnsteinen u. dgl. unterstützte Bonannus 1717 mit dem geschichteten Bau der Perle und der Aehnlichkeit der perlglänzenden Harnsteine beim Rind; ebenso Schrök d. J. 1730, Vallerius 1740. Auch der Schlesier Hermann (einer der Prediger, welche sich zur Zeit der gemüthlich-religiösen Naturforschung in solcher Art nützlich machte, bevor dieselbe den Offenbarungs-Wissenschaften gefährlich zu werden schien) verglich i. J. 1729 die Perlen mit den Krebssteinen und beschrieb genau ihre Bildungsstätte im Mantel und Rückenfleisch der Muschel. — In neuerer Zeit ist die Ansicht, wonach die Perlen mit Harnsteinen u. dgl. zu vergleichen sind, ziemlich allgemein anerkannt, nur mit verschiedenen Klauseln und Einzelheiten. Zunächst bekümmerte man sich nicht um die nächste Veranlassung zur Steinbildung. Dann wurde entweder mit Klein eine friesel- und aussatzartige Krankheit oder ein fremder Körper als Ursache angenommen. Es handelte sich spezieller besonders darum, welche fremde Körper zur Steinbildung Veranlassung gäben, ob Eier oder Sandkörner, Eingeweidewürmer u. dgl.

Zuerst Réaumur brachte i. J. 1717 die Perlbildung in Zusammenhang mit der Schalenbildung aller Mollusken (die er noch zu den poissons rechnet), durch genaue Untersuchung der Pinna des Touloner Hafens, welche ihm auf Befehl des Herzogs von Orleans in Masse geliefert ward. Er fand Folgendes: 1) Alle Muschel-Schalen bestehen aus zweierlei Massen, aus einer geschichteten perlglänzenden und in Blätter zu spaltenden, und aus einer faserigen oder strahligen, mattgefärbten oder porzellanweissen oder bei Pinna korallenrothen Masse, welche zuweilen wie bei Pinna so spröd feinsplittrig ist, dass die Splitter die Haut wie Nesseln stechen. 2) Alle Perlen haben ebenfalls entweder geschichteten oder strahligen Bau (je nach ihrem Sitz an verschiedenen Stellen), entstehen also ebenso wie die Schale; darunter bei Pinna die perlglänzenden oft von hohem Werth, die rothen werthlos. 3) Schalen und Perlen entstehen durch Verhärtung eines primär weichen strukturlosen Sekrets, welches von zweierlei Sekretions-Gefässen geliefert wird, und zwar die Perlen durch Extravasat aus einem von Schalenstoff strotzenden Gefäss. — In der Hauptsache waren Réaumur's Schlüsse gut; zu seinem Schaden dachte er nicht daran die Entstehung der faserigen Struktur aus der geschichteten abzuleiten, wie er es nach Analogie seines Réaumur'schen Porzellans aus Glas wohl vermuthen konnte. Réaumur's Ansicht ward später u. A. von Hatchett angenommen 1799, welcher die zweierlei

Substanzen der Schalen als Porzellan und Perlmutter unterschied.

Gegenüber der Theorie Réaumur's, wonach die Schalen ein nicht der Regeneration fähiges Sekret seien, vertheidigten Steno, Lister, Lasser und 1775 Walch (Beschäft. d. Berliner Freunde Bd. 1.) die Meinung, dass die Schale ein Gefässsystem habe, ganz wie die Knochen des Menschen, dass sie demnach ein organisirtes, belebtes Gewebe sei, welches sich nebenbei nach Walch durch Anlagerung von aussen her verdicke. Nach dieser Darstellung wären die Perlen etwa den Exostosen und Gelenkmäusen zu vergleichen. Doch ist die Theorie nach genauer Anatomie ganz unhaltbar.

Auf Grund der durch Réaumur gewonnenen Einsicht über den Bau der Schalen und Perlen erkannte zunächst Linné 1746 (Systema naturae. Ed. sexta. p. 195.), dass „Perlen als Ausbesserungsmassen der Schale für Durchbohrnugsstellen entständen.“ Im J. 1761 bot er dem Schwedischen Reichsrath das Geheimniss an, in Muscheln künstlich Perlen zu erzeugen (durch Anbohrungen); der Reichsrath kam nicht zum Entschluss, so kaufte ein Kaufmann Bagge das Geheimniss für 500 Dukaten; noch unbenutzt fand man nach seinem Tode die betreffenden Akten versiegelt vor, die Erben boten sie für 500 Thaler zum Verkauf aus. — Linné hatte manche Versuche an Muscheln hierüber gemacht, namentlich an Mya; er zeigte einst dem Göttinger Beckmann eine ganze Schachtel voll Perlen, die binnen 5 Jahren erzielt waren. Doch vermuthlich hat Linné durch sein Verfahren niemals freie, runde, wahre Perlen erzielt, sondern nur festsitzende Baroque-Perlen. — Auch der Pastor Chemnitz betrachtete alle Perlen als Wundkallus und Heilpflaster-Verband gegen Löcher der Schale, welche durch Pholaden, Würmer u. A. gebohrt seien.

Unterdessen musste die uralte Theorie, dass die Perlen Eier ihrer Mutter seien, in verschiedener Art aufgewärmt werden. G. F. Milius und namentlich mit der naivsten Sicherheit des Kosmos-Charlatans Valentini in seinem Museum Museorum um 1700 schilderte genau ihre Entwicklung im Eileiter und Legedarm, der Reihe nach immer grösser; Fütterung der Perlen mit

Reis befördere vorzüglich ihr Wachsthum. — Ein Prediger Crasselius zu Nidda liess sich 1700 vom Schwedischen Perlen-Fischerei-Inspektor Krei die erbaulichsten Münchhausiaden aufbinden, dass die Männchen der Muscheln nie Perlen haben, die Weibchen aber 3 bis 4 im Legedarm wie beim Huhn; man melkt diese Eier behutsam aus und schont die Muschel, damit sie wieder fruchtbar werde; ausserhalb der Muschel bricht die Perle auf und wird lebendig, wie dies „ein vornehmer Liefländer von Adel und K. Schwedischer Major auf dem Tische sah."

Diese Eier-Theorie ward in weniger abentheuerlicher Art auch von Sandius 1674, von Eberhard 1751 vertheidigt, endlich zuletzt von Home in den Philos. transact. 1826. p. 339. Bei seinen orientalischer Perlen fand er stets im Centrum eine Höhle, welche gerade gross genug sei für „ein Ei" — freilich hatte Home nie ein Ei von Maleagrina gesehen, doch die Ansicht fand Beifall, die omnivoren Deutschen glaubten auch dies und es wurde zur interessanten Zeitungs-Ente. Auch bei Anodonta wollte Home Beweise gefunden haben.

In Betreff der spezifischen fremden Körper, welche den Perlen als Incrustationsmassen zu Grunde liegen, stellte K. E. v. Baer (Meckels Archiv. Bd. 5. 1830.) die Ansicht auf, dass einige Perlen sich um eingedrungene Sandkörner bilden mögen, erwähnt auch die Möglichkeit, dass Endozoen-Keime den Kern bilden, leitet aber die gewöhnliche Entstehung ab von kleinen, weichen, strukturlosen Gerinnsel-Kügelchen, welche er im Mantel und Rückenfleisch von Königsberger Anodonten oft fand, an derselben Stelle, wo auch bei allen Süss- und Salzwasser-Schnekken die Perlen liegen. Höchst wahrscheinlich waren nur mangelhafte Mikroskope daran schuld, dass Baer hier keine Eingeweidewürmer nachwies.

In neuster Zeit untersuchte Filippo de Filippi namentlich die perlbildende Unio, konnte dagegen die Mutter der ächten Perle des rothen Meers nicht untersuchen (Sull' Origine delle Perle. Torino 1852. Estratto dal Cimento. Fasc. 4.). Nach Filippi sind alle perltragenden Muscheln nur in gewissen Gegenden damit versehen und dies hängt von der geographischen Verbreitung betreffender Endozoen ab. Unio ist perlhaltig besonders in einigen Schweizerseen, im Elsterfluss des Sächsischen Voigtlands, im See Tay; Anodonta besonders perlenreich in einigen Teichen des Parks Racconigi bei Turin. Alles dies hängt von Endozoen ab und zwar bei Anodonta zu Racconigi besonders von Distomum duplicatum und Cercarien, ausserdem von anderen Distomen, Wasserwanzen u. s. w. Neuerdings soll Filippi auch Fütterungsversuche der Muschelschnecken mit Endozoen-Keimen ausgeführt und dadurch Perlbildung erzielt haben. — Obgleich nur bei wenigen Arten diese Untersuchung durchgeführt ist, und ich in orientalischen Perlen nichts Sichres von Endozoen fand, so bilden doch vermuthlich bei allen Perlen die Endozoen gewöhnlich den einzukapselnden fremden Körper als Kern, um dann auf Königskronen zu glänzen.

In Bezug auf die Entwicklungsgeschichte und den Bau der Muschelschalen stellte in neuester Zeit 1844 Carpenter der Réaumur'schen Ansicht, wonach die Schale ein unorganisches Sekret sei, die andere entgegen, dass sie zum Theil aus Zellen nach Art der Pflanzenzellen bestehe (Annals of nat. hist. 1843. Vol. 12. — Reports of the Brit. Assoc. 1844. — Todd's Cyclopaedia Art. Shell.). Sehr fleissig mit Unterstützung vieler Museen gab er sich viel Mühe, schliff an 1000 Präparate; doch es konnte nicht fehlen, dass das Mikroskop den im Mikroskop unerfahrenen Engländer irreleitete und er die durch Rückbildung entstehenden, anorganischen Zerklüftungs-Prismen der Schale für wahre Kernzellen hielt, ebenso wie man etwa anderweitig Basaltsäulen für Krystalle hielt.

[Perlbildende Mollusken.] Bei allen Schalentragenden Mollusken ohne Ausnahme scheint gelegentlich die Bildung runder Kugeln oder Perlen, als Einkapselung fremder Körper durch Kalkmasse mit organischen Häutchen, vorzukommen. Perlen, welche ausserdem etwa in Fischen gefunden wurden, sind nach Art des Ringes des Polykrates zu deuten.

Unter den gewundenen einschaligen Schnecken sind wenig Perlbildungen erwähnt. Pastor Chemnitz giebt einen Bericht von Dr. König aus Madras 1783, dass er eine grosse Perle aus einer im Zeilonischen Sund gefischten Tsjanko-Schnecke, Linné's Voluta pyrum oder Opferhorn, gesehen habe; Gewicht

112 Gran, 7¼ Engl. Linie Durchmesser, kugelrund, glänzend, doch ohne Perlglanz fleischfarbig, von etwas fleckiger Struktur.

Unter zweischaligen Muscheln kommen Perlen gelegentlich bei jeder See- oder Süsswasser-Spezies vor. Beim Auster-Essen hat sich schon Mancher unversehens an einer Perle einen Zahn ausgebissen. Uebrigens sind als perltragend besonders bekannt Mytilus edulis, verschiedene Pinna, Anomia, Mya, Haliotis, Spondylus, Barbula, Arca Noae, Pecten Jacobaeus, endlich namentlich Unio und Anodonta, vor Allen die ächte Perlmutter.

[Aechte Perlmutter.] Die mit Avicula und Pinna nahe verwandte ächte Perlmuschel Meleagrina margaritifera (Avicula) hat einigermassen viereckig rundliche Form, vorn abgerundet, beide Schalen etwas asymmetrisch. Die junge Muschel ist aussen graugrün und weiss strahlig gezeichnet, was jedoch im Alter durch die Zerfressung der Oberfläche mit zahllosen Pflanzen und Thieren ganz unkenntlich wird. Deutlich unterscheidet man an den schuppigen Abtheilungen der Schale die einzelnen Jahrgänge. Die Perlmuttermasse erreicht eine grosse Dicke von 1 bis 5 Linien und mehr; die Breite der Muschel soll bis zu 1 Fuss anwachsen.

[Entwicklung der Muschelschale.] Bei Anodonta sind alle Hauptverhältnisse der Entwicklung und Struktur der Schale zu erkennen; die Untersuchung der Perlmutterschale gewährt einige Vortheile, doch zeigt sich wesentliche Uebereinstimmung. Stärkere Abweichungen zeigen sich bei anderen zwei- und namentlich einschaligen Schnecken.

Der erste Anfang der Schale von Anodonta findet sich vollendet schon beim Fötus im Ei, welcher eine zierliche, farblose Kalkschale mit feinsten Zähnchen am Saume zeigt. Von da an geht das Wachsthum vor sich durch fortwährende Apposition neuer grösserer Schichten von innen her, d. h. secernirt durch die äussere Fläche des Mantels, namentlich in jedem Jahr eine neue Zunahme.

Es giebt keine genaue Untersuchung des Moments der Bildung einer weichen und dann verkalkenden Schale. Bei den einschaligen Muscheln hat der Mantel an seinem schalenbildenden Saum zahlreiche Drüschen mit der Funktion ein kalkhaltiges, spezifisches Schleimsekret zu liefern und offenbar durch Festwerden dieser kalkigen Milch erfolgt die Schalenbildung. Bei den zweischaligen Muscheln ist drüsige Struktur der schalenbildenden Mantelfläche unbekannt.

Nach der Struktur der fertigen Schale ist zu schliessen, dass alle später verschiedenen Elemente derselben aus einfachem Grundverhältniss hervorgehen, dass die als Epidermiss, Perlmuttermasse und Porzellanmasse unterschiedenen Schichten nur verschiedene Entwicklungs-Stufen seien, dass aber nicht verschiedenerlei Prozesse ihrer Bildung zu Grunde liegen.

Zunächst entsteht eine strukturlose Ausscheidung in Form einer den ganzen Mantel bedeckenden Pseudomembran. Diese verhärtet bald zu einer gelben, gelb- oder graubraunen Masse von fester Hornconsistenz, sie lässt sich in zahllose feinste hornige Blättchen spalten, erscheint übrigens homogen durchsichtig. Ihre genauere chemische Zusammensetzung ist unbekannt; ohne volle Begründung bezeichnet sie Schmidt (Zur Vergleich. Physiol. d. Wirbelthiere 1845.) als Albuminat. Möglicherweise hat diese Substanz eine nähere Verwandtschaft mit den von Bibra (Arch. f. physiol. Heilk. 1847. S. 304.) untersuchten Echinokokkus-Häuten, insofern Bandwürmer und Schnecken in eine Thierklasse gehören. Man kann die organische Grundlage der Muscheln füglich in ihrem weichen Urzustand Hornschleim, später Hornmasse, Hornblatt u. dgl. nennen. Carpenter stellte die Ansicht auf, dass diese Blättchen durch fortwährende Abstossung der Bowmanschen *Basement membrane* vom Schnecken-Mantel entstehe, eine nach damals unreifer Mikroskopie voreilig verfehlte Theorie.

Unter theils normalen, theils abnormen Umständen bildet sich das primäre Hornschleim-Sekret in zweierlei Art aus. 1) Die Hornmasse nimmt nur sehr wenig Kalk auf, im äussersten Fall so wenig, dass er anatomisch gar nicht wahrnehmbar und nur chemisch gebunden ist, in anderen Fällen so, dass der Kalk sich in Form von einzelnen Nestern, Nieren und Drusen oder Kugeln zwischen der Hornmasse ablagert, bei seinem Wachsthum diese auseinanderdrängt und zur Bildung polyedrischer

Hornwaben führt, die man fälschlich von organischer Zellenbildung ableitete. Diese Entwicklungsform wurde namentlich als spezifische Epidermis bezeichnet; doch mit gleichem Recht wäre die ganze Schale Epidermis zu nennen und dann in unverkalkte oder hornige und in verkalkte Perlmutter-Epidermis zu trennen; am besten fällt der Namen Epidermis ganz weg. Eine andere Bezeichnung Periostraceum ist ebenfalls unnütz. — 2) Es lagert sich gleichmässig so viel Kalk in der noch erstarrenden Hornmasse ab, dass sie dadurch weiss und perlglänzend und mächtig verdickt wird, und das Gewicht des Kalks bei weitem das der Hornmasse überwiegt; das Ganze wird ächte Perlmuttermasse.

[Kalklose Hornschicht.] Die kalkarme oder kalklose und braune Hornmasse entsteht an den Muscheln und Perlen überall da, wo während der Sekretion des weichen Hornschleims nicht so viel geeignetes Kalkpräparat geliefert wurde, dass sich dasselbe während der Verhärtung des Horns chemisch-physikalisch mit demselben vereinigen konnte, um Perlmasse zu bilden; ist der günstige weiche Zeitpunkt vorüber, so kann die Hornmasse zwar nachträglich viel Kalk aufnehmen, doch nie Perlmutter werden. Normaler Weise findet sich die kalkarme Hornmasse stets auf der äusseren Oberfläche mancher Muscheln z. B. Unio, Anodonta, wird dann speziell Epidermis genannt; man sieht sie auch an der Gränze jedes Jahrgangs sich etwas zwischen die Perlmuttermasse einschiebend. An orientalischen Perlen findet sich braune Hornmasse gelegentlich als Fehler.

Alle diese kalklose braune Hornmasse ist von vorn herein ganz strukturlos homogen, aus feinsten Schichthäutchen ohne alle Zellenstruktur u. dgl. bestehend. Sie bleibt strukturlos stets am äussersten Rand der Jahresringe einer Muschel und auf den Perlen. (Carpenter bezeichnet dies als Uebergang von deutlicher Zellenstruktur zum Verschwinden der Zellen und endlich homogener Struktur — stellt also die Entwicklung verkehrt hin.) Dagegen nach der Mitte der Muschel hin, wo die Hornschicht mächtiger ist, da erhält auch der nicht vollkommen perlmutter-verkalkende Theil derselben eine ungleichförmige Kalkablagerung, welche bald zur Bildung von Kugeln und Vielecken führt, deren netzförmige Zeichnung bisher allgemein fälschlich als organische Zellen-Struktur aufgefasst ward. Alle diese Zeichnungen aber sind nicht Folge einer Organisation, sondern einer anorganischen Kalkablagerung, welche die hornige Grundlage verdrängt und aus primär rein geschichterter Struktur in ein polygonales Waben-Fachwerk umwandelt.

Nach Schmidt enthält diese „aus Pflasterzellen bestehende" Hornmembran (die er anatomisch recht gründlich und vielfach falsch beurtheilt als eine verhärtete Duplikatur des Mantels, mit Epithel und Kernzellen mit grünem und braunem Pigment, darunter mehrere Lagen Zellgewebsfasern!) bei Unio 17 Prozent Asche, dabei 15 Prozent Stickstoff (während Chitinmasse nur 6 Prozent Stickstoff giebt). Diese Asche wird vorzüglich von den Kalkkörperchen herrühren, ausserdem z. Th. chemisch in die Hornmasse gebunden sein. — Die durch Auskalkung der Perlmuttermasse gewonnene Substanz der strukturlosen Hornmembranen zur Vergleichung enthielt 12 Prozent Asche, dabei ganz gleichviel Stickstoff wie das braune Horn. — Beide Substanzen sind identisch. — Fast alle Asche besteht aus kohlensaurem Kalk, wenig phosphorsaurem. Für weitere Untersuchung wäre darauf zu achten, ob bei der späteren Säulen- oder Porzellan-Umwandlung der Perlmuttermasse nicht merklicher chemischer Metamorphismus im Spiel sei, Verdrängung durch Phosphorsäure u. dgl.

[Perlmutter.] Aus dem primären weichen Schleimsekret des Mantels entsteht wahre Perlmuttersubstanz, wenn während des Festwerdens des Schleimigen in reichlicher Menge ein chemisch an dasselbe gebundener Kalk sich absetzt. Dieser Kalk ist von vorn herein für den Perlmutterglanz an sich strukturlos, unkrystallinisch, nur passiv nach der Schichtenstruktur angeordnet, gerade so wie in den perlglänzenden Harnsteinchen bei Rindern. Durchaus verkehrt ist die Ansicht, dass der Kalk primär als krystallinisches Pulver zwischen den Hornblättchen entstehe, wie man solche Krystalle bei der Auster, Teredo und vielen Anderen fand. Vielmehr wie bei allen Gallen- und Harnsteinen u. dgl., so schliesst die organische Schichtbildung eine Krystallisation primär aus und erst sekundär kann diese wieder die Schichtung besiegen und zur Entartung bringen. Die organische Hornmasse und der Kalk bilden in der Perlmutter eine völlig sich gegenseitig durchdringende Mischung und Lösung; der Kalk ist im Horn vertheilt und gelöst, ganz wie Salze im Wasser gelöst sind, ohne emulsivische oder krystallinische Sonderung.

Der Perlmutterglanz der Muschelschalen hängt wesentlich mit ihrer Struktur zusammen. Er wird nach Brewster bewirkt durch die Abwechselung der Schichten von thierischer Substanz und Kalk, indem jede Linie auf dem Durchschnitt der Perlmutter einer Schicht entspreche. Die Schichten der Perlmuttermasse stehen ausserordentlich dicht, unter einem guten Mikroskop kaum einzeln zu unterscheiden, so dass ihre Dicke meist unmessbar ist. Gegen Brewster's verständige Darstellung bemerkt Carpenter, dass dann etwa 7500 Schichten auf den Zoll kommen müssten, und dass dies nicht nachweisbar sei, vielmehr nach Ausziehen des Kalkes viel weniger Hornblättchen sich isoliren liessen. In der That ist es bisher absolut unmöglich, die Zahl der feinsten Schichten genau zu bestimmen; doch ist es sehr wohl denkbar, dass deren weit mehr als 8000 auf einen Zoll gehen; nach Auskalkung erscheint die Zahl der Blätter klein, weil viele verkleben.

Möglicherweise tragen wesentlich zum Perlglanz bei die zahllosen feinen Fältchen und warzig-gezähnelten Erhebungen der einzelnen Hornmembranen, wie man sie stets auf schiefen Tangentialschliffen deutlich sieht, wobei sie karrikirt in die Länge vergrössert werden; sie sind so niedrig, dass man sie auf reinen Querschnitten nicht scharf erkennt. — Es liesse sich denken, dass ihre Anwesenheit abhänge von der Ablagerung des Kalkes, und dann entspräche jedes Zähnchen der Krystallisations-Tendenz eines Kalktheils; hiefür spräche der Umstand, dass nach Auskalkung der Muschelschalen diese Zähnchen und Falten ganz verschwinden und die Hornblättchen dann ganz glatt sind. Doch diese Ansicht wäre bestimmt falsch, die Zähnchen haben keine Krystallwinkel, sondern Wellenberge, der Kalk hat keine Struktur in der Perlmutter.

Insofern nun bei der ächten Perlmutter, bei Anodonta u. A.

auch nach der Auskalkung oft schönster Perlganz in den Muschelschalen bleibt, so lange nur feine Luftschichten mit den Hornblättchen abwechseln, und insofern hiebei die Hornblättchen ihre Fältchen verloren haben, so wird daraus wahrscheinlich, dass diese Zähnchen zur Bildung des Perlglanzes unwesentlich seien.

Nach Analogie der Struktur der Perlsubstanz müssen alle ähnlich glänzenden Körper einen ähnlichen Bau haben. Die perlglänzende Substanz unter den Schuppen und im Inneren der Fische zeigt die Aehnlichkeit deutlich. Der Perlmutterglanz geht z. B. durch Paulit, Bragit und Glimmer in Metall-Glanz über, so dass dieser wesentlich verwandt erscheint und im Metallglanz eine fein blättrige Struktur des Goldes, Silbers u. s. w. ausgesprochen ist. Erst durch genaue mikroskopische Untersuchungen kann irgend einmal eine Erklärung des Wesens von Goldglanz u. dgl. gegeben werden.

[Strahlige Säulen-Struktur. Porzellanmasse der Muscheln.] Die primär rein geschichtete und übrigens strukturlose Perlmuttermasse geht nothwendig, bei fortdauerndem endosmotischen Stoffwechsel im Wasser, langsamer oder schneller eine Umwandlung zu krystallinischem Bau ein, geht in ein System von senkrechten Kalksäulen mit wabenartigen Hornfächern über.

Dies hängt von der allgemeinen Eigenschaft aller krystallisirbaren aber doch formlos vorhandenen festen Körper ab, dass sie allmählig aus formlosem Zustand krystallinisch werden; um so schneller, je mehr wässrigen Stoffwechsel die Masse hat, oder je wärmer sie ist, kurz je näher sie der wässrigen oder warmen Lösung oder Schmelzung steht, ausserdem je mehr eine solche feste Substanz mechanisch geschüttelt wird. Alle noch so harten und festen formlosen Massen verhalten sich doch wie Mutterlaugen in der Beziehung, dass sich krystallinische Theile aus ihnen ausscheiden; nur die Zeiten sind grösser. Alle strukturlosen Zuckerbonbons werden später krystallinisch trüb; der prismatische Arragonit zerfällt beim Erhitzen in rhomboedrische Krystalle von Kalkspath; die eisernen Axen der Wagenräder werden mit der Zeit krystallinisch spröd und splitterig;

die Widmanstättschen Figuren des Meteoreisens entstehen gleichfalls durch langsame Krystallisation der Masse in unendlichen Zeiträumen. Auch die Bildung des Damascenerstahls gehört hieher.

Das wichtigste und bekannteste Beispiel ist die Bildung des Réaumur'schen Porzellans aus Glas bei langer Erhitzung desselben. Das Glas verwandelt sich in senkrecht auf die Fläche stehende, parallele Krystalle von Silikaten. Da jeder Krystall härter ist als die entsprechende formlose Masse, so giebt dies Porzellan Funken am Stahl, wird zu Mörsern u. dgl. benutzt.

Die allmählige krystallinische Umwandlung der Perlmuttermasse besteht wesentlich darin, dass nach der primär völlig homogenen Durchdringung von Hornschleim und Kalk in der Perlmasse die zwei Gegensätze sich scheiden, der Kalk auskrystallisirt, das Horn zu Fächern wird. Dies erfolgt immer zuerst in den ältesten Schichten einer Muschel oder Perle, also auf der äusseren Oberfläche der Muschelschale und im Mittelpunkt einer Perle (wie beim Gallen- und Harnstein). Je älter eine Muschel ist, desto mehr Porzellanmasse enthält sie im Verhältniss zur Perlmasse; ebenso jede Perle; und eine im Wachsthum stillstehende, doch noch längere Zeit im Thier bleibende Perle kann vollkommen in nichtperlglänzendes Porzellan verwandelt werden.

Die krystallinische Säulen- oder Porzellan-Umwandlung erfolgt in zweierlei Art. 1) Mitten in den Schichten der ächten Perlmuttermasse bilden sich einzelne feine Nadeln und isolirte, zerstreute, senkrechte Krystalle, welche allmählig sich zu Krystall-Säulen ausbilden, so dass hier primär Krystallabtheilung, sekundär erst Säulenabtheilung erfolgt. Diese Methode wird vorzüglich in den ächten Perlen befolgt, wobei viele selbstständige Stockwerke von Säulensystemen charakteristisch sind. 2) Die Säulenbildung wird primär als fertig angeregt und innerhalb der Säulen geht zugleich die Krystallisation vor sich, indem von den (oben erwähnten) vorher bestehenden Kalkkörpern der braunen Hornrinde aus ein ansteckender Einfluss der Zerklüftung und Krystallisation immer weiter in die Perlmasse vordringt. Hier ist demnach ein einziges Säulensystem vorhanden, welches nach einer Seite hin in unendlichem Wachsthum stets der Bildung neuer Perlmasse nachrückt. So ist der Vorgang vorzüglich in den Muschelschalen.

1) Die Bildung zerstreuter und isolirter, senkrechter Krystalle zeigt sich ausgezeichnet auf dem Durchschnitt einer Perle; überall feine Krystallnadeln mitten in Perlschichten, dann immer dickere und längere Krystallbüschel. Alle diese Krystalltheile sind von vorn herein farblos weiss, zum Unterschied von der etwas bräunlichen, geschichteten Perlmuttermasse. Es geht daraus hervor, dass der Kalk sich aus der primären formlosen chemischen Verbindung mit dem organischen Hornschleim befreit und emanzipirt und rein auftritt. Indem so die einzelnen Kalkkörper wachsen, so verdrängen sie den früher in ihnen vertheilten Hornstoff allseitig nach ihrer Oberfläche; der Hornstoff verhält sich trotz seiner Härte bei diesem äusserst langsamen und geordneten Vorgang wie ein plastisch bildsamer Stoff — nach gleichem Gesetz, wie die an sich spröden Schädelknochen von Menschen und Thieren oder die versteinerten Schalen von Mucheln unter sehr langsamem und vorsichtigem Druck in geologischen Erdschichten allmälig krumm und schief gebogen werden können — jede noch so harte Masse ist plastisch biegsam und knetbar, wenn die gehörige Zeit zu Gebote steht. — Indem also die krystallinischen Kalkkörper der Perlmuttermasse an Dicke und Länge wachsen, platten sie sich endlich an einander zu prismatischen Säulen ab, wie Basaltsäulen; jede Kalksäule besteht aus zahllosen spiessigen Kalkspath-Individuen. Der Länge nach finden alle Säulen stets in irgend einer gemeinsamen Hornschicht von grösserem Widerstand ihr Ende, daher auf den Durchschnitten der Perlen stets regelmässige Stockwerke von Säulen- oder Waben-Systemen sich finden. Der Dicke nach wird die Begränzung durch die Nachbarn oft regelmässig sechseckig u. s. w.; in jedem Säulen-Stockwerk aber ist die Zahl und Stellung der Säulen unabhängig und anders als im Nachbarstockwerk, und dies unterscheidet diese erste Art der Säulenbildung wesentlich von der zweiten Art, wo nur ein einziges Säulensystem continuirlich an einer Seite wächst. — Durch das Wachsen und endliche polygonale Aneinanderstossen

der Kalkkörper wird die Hornsubstanz zusammengedrängt in ein jede Säule einkapselndes und die Säulen scheidendes Fachwerk von Hornwaben, wie man sie äusserst zierlich nach Ausziehen der Kalksalze mit Säuren sieht. Der Gedanke, dass man es mit Zellenbildungen zu thun habe wie beim Holzgewebe der Pflanzen liegt hier sehr nahe und ist dennoch irrig.

2) Der zweite Typus der Säulenbildung mit einem einzigen, einseitig ohne Ende wachsenden Säulensystem ist an der Schale der Anodonta zu beobachten. In früher Jugend der Muschel begann in der nicht verkalkenden braunen Hornschicht der Schale in der oben angegebenen Art die Bildung runder und dann polyedrischer, dem Pflanzenzellgewebe gleichender Kalkkörper, welche allmählig zu Säulen werden, wie sich deutlich auf dem Randdurchschnitt eines früheren Jahrganges zeigt. — Bei einzelnen zweischaligen Muscheln scheint stellenweise alle vollkommene Verkalkungsmasse der Schale direkt und primär (von den Kalkkörpern der Horndecke aus) sich in Säulen zu ordnen, so dass diese niemals die Perlmutterstruktur als Durchgangsstufe zwischen Horn- und Säulenstruktur hatten; dahin gehört Pinna, wo stets nur ein kleiner Theil der inneren Schalenfläche perlglänzend, das Uebrige roth ist; hier mögen auch in gleicher Art primär korallrothe Perlen entstehen, welche nie perlglänzend waren.

Abgesehen von dieser Ausnahme, so bildet sich im Allgemeinen bei den Muscheln an jeder unteren Fläche eines Jahrgangs der Schale durch volle Verkalkung während des Festwerdens des Hornschleims eine wahre Perlsubstanz. Aber in ihr bildet sich bei immer höherem Alter mehr Neigung zur strahligen, senkrechten Krystallisation. Zu dieser inneren Anlage kommt als äussere Gelegenheitsursache die Anwesenheit der in der braunen Hornschicht schon vorhandenen Kalkkörper. Sie bestimmen die Richtung und den Umfang der Säulen-Zerklüftung und Krystallisation in den benachbarten Perlschichten; daher setzt sich jede Säule des ersten Jahrgangs in eine gleiche Säule des nächsten Jahrgangs von Perlmuttermasse fort. Allmählig wird an alten Schalen immer mehr Säulenmasse aus Perlmasse gebildet;

nur die jüngsten Schichten (an der Innenfläche der Schale, und auf der Perle) erscheinen stets perlglänzend.

Der Umwandlungs- und Verdrängungs-Prozess der Hornmasse durch den krystallisirenden Kalk ist ganz so, wie bei der ersten Art der Säulenbildung mit Stockwerken, indem die geschichteten Hornblättchen sich als plastische Masse zu einem Fachwerk von Waben umwandeln.

Die einzelnen Kalksäulen, auf die eine oder andere Art entstanden, lassen sich nach ihrer lockeren Verbindung leicht isolirt darstellen; sie bringen bei Pinna nach Réaumur leicht in der Hand ein Nesselprickeln hervor; nach Carpenter fallen sie an fossilen Schalen leicht aus einander. Jede Säule zeigt gelegentlich auch leichtes Irisiren. Dass sie aus Krystallnadeln zusammengesetzt sind, deutet sich im Profil oft an, durch die strahlig longitudinal divergirende Richtung kleiner Linien und Punkte; im Querschnitt sieht man dies oft weit besser an der strahlig vom Centrum ausgehenden Faserung, Carpenter sah dies besonders deutlich im Schlosszahn von Mya arenaria, doch fehlt es bei keiner Muschel ganz. Ausser der krystallinisch strahligen Struktur liegt auch eine concentrisch prismatische in den Säulen, wie sich nicht allzu selten zeigt; diese concentrischen Linien hängen vermuthlich nicht vom Kalk ab, vielmehr vom Stehenbleiben innerer concentrischer Hornhüllen innerhalb jeder Hornwabe; Carpenter sah sie bei Pinna besonders nach Entkalkung der Säulen. — Alle Kalksubstanz der Muscheln ist depolarisirend, dies zeigt sich am zierlichsten bei Ansicht der Säulen im Querschliff. Wenn Carpenter gelegentlich auf Querschliffen ganz schwarze Prismen sah, so rührte dies vermuthlich von schiefer Spiegelung her, wie bei Brillanten; jedenfalls ist die Angabe erdichtet, dass hiebei in jeder „Zelle“ eine Luftblase gewesen sei.

Die Hornhülle jeder Säule ist durch Entkalkung frei darzustellen, erscheint dann aus einer steifen Hornmembran gebildet, welche wieder aus breiten querverlaufenden Fasern besteht, deren Breite einer primären Perlmutterschicht entspricht und welche oft fein gezähnelte Ränder zeigen.

Beim Uebergang der Perlmutterstruktur in den Wabenbau

bleibt die Spur aller ehemaligen Perlschichten an dem Horngewebe sichtbar, aber die Dicke der Schichten nimmt wesentlich zu, indem offenbar während der Säulenbildung die Kalkmasse sich vermehrt, jede Säule sich in die Länge streckt. — Diese Querfasern und Querstreifen verglich Bowerbank mit den varikösen Muskeln. Da die Säulen oft nach diesen Querstreifen brechen, so glaubte Owen, dass jede Säule aus zahlreichen flachen Zellenplatten zusammengesetzt sei, wie eine Geldrolle.

Ausser dem „lamellösen" Bau, d. h. unserer Perlmuttermasse, und dem „zellularen" Bau unterscheidet Carpenter nach Untersuchungen an vielen Muscheln noch eine *cancellated structure*, welche offenbar noch ein interessantes Nebenverhältniss des Schalenbaues bezeichnet, was aber von Carpenter unklar aufgefasst ist. Endlich fand er noch eine „tubulare" Struktur, namentlich bei Cyclas, Terebratula, Lima, Arca, Pectuaculus, Anomia Ephippium u. A.; feine senkrechte Röhrchen durchziehen hier die Perlmuttermasse, $^1/_{200}$ bis $^1/_{2000}$ Linie dick, theils gerade wie Zahnkanälchen, parallel, regelmässig, bei Terebratula mit einer Ampulle nächst der Mantelfläche, theils netzförmig u. s. w. (Zahlreiche Abbildungen s. Carpenter. Reports of the British Association. 1844. Fig. 20—22., 33—39.). Die Ursachen dieser Kanäle sind noch unklar, vermuthlich von einem besonderen Bau des Mantels abhängig.

[Caries der Perlmutter.] Als eine der Caries der Zähne des Menschen ähnliche Entartung der Muscheln ist eine braune Entartung der Perlmuttermasse zu erwähnen. Im höchsten Grade wird die Perlmasse dabei fast alles Kalks beraubt, bleibt ein dunkelbraunes, weiches, blättriges Gewebe von veränderten Hornhäutchen; nur mikroskopisch sieht man noch zahlreiche Nester rundlicher Kalkkörper als Reste eingeschlossen. Das Ganze scheint durch Einwirkung irgend einer Zersetzungs-Säure zu entstehen. Von der primär kalklos gebildeten Hornsubstanz der Schale (Epidermis, Periostraceum) unterscheidet sich diese Entartung durch ihre ganz abblätternde Struktur.

Eine solche Entartung scheint es zu sein, über welche Schuttleworth in den Mittheil d. naturf. Gesellsch. zu Bern von 1843. S. 53. Untersuchungen an Süsswassermuscheln machte, die oft grünliche Flecke erhalten. Doch ist die Darstellung verwirrt, ohne Erfolg.

[Varietäten der Struktur.] Ausser den allgemeinen Verhältnissen des Schalenbaues sind unendlich mannigfache Details bei den einzelnen Arten von Schnecken vorhanden, viele von Carpenter erwähnt.

Bei den Ostreaceae und Pandoridae besteht nach ihm der grösste Theil der Schale aus leicht trüben halb-perlmutterartigen Schichten, deren jede aus einer Doppelschicht von innerer Perlmasse und äusseren senkrechten Säulen besteht. Aehnliches bildet Carpenter deutlich von *Pleurorrhynchus hibernicus* ab. Hier bildet sich also frühzeitig in zahlreichen isolirten Systemen von Perlmutterschichten eine senkrechte Krystallisationstendenz in einer sehr regelmässigen Art aus.

Deutlich isolirbare Krystalle finden sich gelegentlich, namentlich rhombische Kalkspathe mikroskopisch bei der Auster und dem Bohrwurm, ausserdem in der Regel spiessige feinste Krystalle.

Bei allen einschaligen Schnecken fehlt der wahre Perlmutterbau der Schale. Das zu ihrer Bildung nöthige organische Gewebe ist mehr gleichförmig durch die Kalkmasse verbreitet, und ist übrigens weit weniger hornig derb, quantitativ geringer. Im geraden Zusammenhang damit steht, dass die Krystallisationstendenz der Kalksalze viel ungebundener ist. In allen diesen Muscheln findet man nur krystallisirten Kalk, namentlich feinste Nadeln, asbestartig und sehr dicht und fest zu Bündeln und langen Faserzügen vereinigt, welche in verschiedenen Richtungen von rhombischen Winkeln einander durchziehen, so dass dies eine milchweisse, splittrig spröde Porzellanmasse darstellt.

[Entwicklung der Perlen.] Die Perlen der Muscheln sind zunächst als Krankheits-Erzeugnisse zu bezeichnen, weiter als Erzeugnisse einer ansteckenden Krankheit nach der

Erfahrung von Perlzüchtern, dass jede Perlbank einiger perlträchtiger Individuen bedarf; schliesslich ist es nach Filippi's Untersuchungen wahrscheinlich, dass diese Ansteckung und die Perlbildung überhaupt von Endozoen abhängt.

Alle Süss- und Salzwassermuscheln sind stark von Eingeweidewürmern aller Art heimgesucht, die theils in der Kalkschale, theils zwischen ihr und dem Mantel, theils in den Weichtheilen nisten.

Das parasitische Leben in den dickeren Schalen festsitzender Muscheln ist ausserordentlich mannigfaltig und jede ältere Perlmutterschale ist aussen theils verdickt, theils zerfressen durch Parasiten, welche zum Theil tief eindringen und in der Schale Kanäle bauen. Alle diese bohrenden Parasiten der Schale kommen häufig an die innere Perlfläche der Schale; dann muss der hier gereizte Mantel der lebenden Schnecke alsbald verklebendes Sekret von Hornschleim mit Kalk als Kallusmasse liefern. So entstehen die verschiedenen warzigen und rundlich blasigen Wucherungen von Perlmasse auf der inneren Schalenfläche, wie sie als breit aufsitzende, halbe, nicht freie, von den alten Römern als Physema, modern als Baroque-Perlen bezeichnete Perlen oft gefunden werden. Pastor Hermann bildete sie von Anodonta aus der Schlesischen Queiss ab (Miscell. Berolin. t. 5. 1729 tab. 4.), wo sie ausser auf der Perlmuttermasse auch auf dem hornigen Schloss sitzen. Alle solche Auswüchse lassen sich durch Anbohren künstlich bilden. Solche mit Perlauswüchsen versehene Muschelschalen wurden im alten Rom als Pomadenteller gebraucht.

Aus der Analogie der Polypen von Schleimhäuten und anderen Theilen des Menschen — welche Anfangs stets flach in den Parenchymen versteckt liegen, dann halbkugelig sich hervorheben breitaufsitzend, dann an immer schmälerem Hals und mit immer längerem Nabelstrang abschnüren, um endlich als freie Körper abzufallen — liesse sich schliessen, dass auch primär festsitzende Baroque-Perlen später zu freien, ganz runden Perlen werden könnten. Doch passt der Vergleich nicht, weil die Perle kein organisch belebtes und durch Stoffwechsel sich veränderndes, zugleich kein weiches plastisches, sondern starr unveränderliches Produkt ist.

Demnach haben die ächten, runden, freien Perlen ihren Ursprung nie aus Baroque-Perlen der Schale, sondern müssen von erster Bildung an frei in Weichtheilen entstanden sein. Dass sie aber in Weichtheilen oft nach Art der Schleimhautpolypen entstehen, dafür sprechen entschieden die verschiedenen Formen der *Perlen*, namentlich die *Birnform*, *Thränenform* u. dgl. Die Zahl der guten Beobachtungen über den Ort der Entstehung der Perlen ist sehr gering, keine einzige Beobachtung ist genau genug (Filippi kenne ich nicht im Original), daher bleibt manches Fragliche noch zu lösen.

1) Der gewöhnlichste Sitz der Entstehung der Perlen ist nach übereinstimmenden Angaben von Réaumur, Hermann, R. v. Baer u. A. die Haut des Thiers und zwar nur die Haut des Rückens, da wo sie zugleich mit dem Mantel eins ist und der Mantel von ihr ausgeht, gerade über dem Schlosstheil der Schale. Hermann sah dies stets bei 20jähriger Untersuchung Schlesischer Muscheln und bildet es a. a. O. ab, so dass man hier an dem ausgebreiteten Mantel des Thiers von der äusseren Fläche eine ovale Scheibe unterscheidet, welche mit Perlen besetzt ist, entsprechend dem Schalen-Schloss und dem Thier-Rücken. Dieselbe Stelle ist als perlbildend von Home abgebildet, und spricht gegen seine eigne Theorie von Bildung der Perlen im Eierstock.

2) Einige Perlen sind sicher auch im eigentlichen Mantel beobachtet. Ein von Kundmann S. 434. citirter Zwickauer Anonymus von 1693 giebt an, beim Ablassen eines Teichs in einer der Muscheln eine aus 54 grossen und kleinen, theils matten theils glänzenden Perlen bestehende, Haselnussgrosse, gestielt am Mantel festsitzende Traube von Perlen gefunden zu haben. Auch Poli giebt den Sitz im Mantel an bei Pinna.

3) Im grossen Quermuskel sah Audouin Perlen (Mém. du Musée. t. 19.).

4) Poli sah bei Pinna Perlen unter dem Peritonäum und im Herzbeutel — letztrer ein Lieblingssitz mancher Endozoen bei Mollusken.

Vermuthlich entstehen die Perlen an all diesen Orten als Einkapselungen von Endozoen, sind also einigermaassen zu vergleichen mit den beim Menschen vorkommenden Verkalkungen von abgestorbenen Cysticercus, Trichina spiralis u. dgl. — Baer's Meinung, dass eigenthümliche strukturlose Gerinnsel-Kügelchen den Kern bilden, ist genauer zu untersuchen.

Aus den Formen sehr vieler Perlen, wie sie von Poli Taf. 37. Fig. 4. aus Pinna abgebildet sind und in ähnlicher Art noch unzählige Variationen bieten, geht hervor, dass die schönsten regelmässigen Perlen, wie auf einer Drehbank, durch einseitige Rotation um eine feste Axe, dass sie demnach freilich in einer muskulösen Höhle entstehen müssen. Hiezu würde auch der Mantel des Thiers geeignet sein können, der stark muskulös beweglich ist. Am eigenthümlichsten sind die mit oft lang ausgezogenen Spitzen versehenen, thränenförmigen Perlen bei Pinna nach Poli; weit weniger die perlenglänzenden, vielmehr die korallenrothen Pinna-Perlen zeigen diese Form.

Die histologische Entstehung und Struktur der Perle ist ganz gleich der der Schale. Es kommen alle dieselben verschiedenen Strukturverhältnisse vor, wie in der Schale, namentlich primär braune Hornsubstanz, Perlmuttermasse und krystallinisch-strahlige Säulen-Struktur oder Porzellan-Masse. Was die Nachweisung von Endozoen-Resten als Kern der Perle betrifft, so habe ich vier kleine orientalische Perlen ohne wesentliches Resultat durch Salzsäure entkalkt; es zeigte sich im Centrum eine zwar durchaus histologisch von der Perlsubstanz abweichende Masse, kleinkörnig krümlich wie aus kleinen Zellen bestehend, doch war nichts charakteristisches, was für Endozoen sprach; ebenso blieben feine Schliffe in dieser Hinsicht erfolglos. Da die centralen Theile jeder Perle die frühest gebildeten, ältesten sind, so ist es hier, wo immer die ursprünglichste Perlmutterstruktur zuerst völlig schwindet, indem sich als Entartung radiale Krystallisation bildet. Vermuthlich niemals besteht in einer mehr als 1 Linie dicken Perle das Centrum noch aus Perlensubstanz, sondern in allen grösseren Perlen besteht es aus strahlig-säuliger Masse, wie Durchschnitte und die mikroskopischen Schliffe zeigen. — Nach Réaumur's Untersuchungen an

Pinna-Perlen giebt es zweierlei Arten von Perlen, 1) die aus geschichteter, 2) die aus strahliger Masse bestehen; diese Verschiedenheit soll vom Entstehungsort der Perlen abhängen. Réaumur hat jedenfalls den Umstand übersehen, dass jede geschichtete Perle im Centrum strahlig wird durch Entartungs-Krystallisation. Uebrigens ist es nach ihm wahrscheinlich, dass gelegentlich auch Perlen vorkommen, welche bis an die Oberfläche strahlig krystallinisch wurden, wenn das Appositions-Wachsthum durch neu aufgelegte Perlmutterschichten aufhörte — ganz nach Analogie der völlig strahlig umkrystallisirten Cholestrinsteine der Galle des Menschen.

Die Farbe der Perlen ist grossentheils weiss, doch auch bunt, jenachdem dieselben etwa in Stellen des Mantels entstanden, welche auch eine bunte Kalkschale bereiten. So finden sich rothe, violette, blei- und stahlgraue Perlen, letztere zum Theil von sehr hohem Werth im Handel; Goldfarbe gelegentlich ausgezeichnet.

[Handelswerth.] Wie Korallen, Purpurschnecken, Austern, Kauris, Tripang, so gehört namentlich die Perlmutter unter diejenigen niederen Seethiere, welche für den Menschen als Herrn der Welt eine allgemeine Handelsbedeutung erlangten. Zu allen Zeiten und bei allen Völkern ward die Perle als das Vollkommenste an Schönheit bewundert und besungen, in der Bibel, unter den Urbewohnern von Amerika vor Ankunft der Europäer u. s. w. Nach Scheuchzer's Physica sacra tab. 25. soll das Bedolach des alten Testaments in der Genesis nicht ein Edelstein, sondern eine Perle gewesen sein. Ausser für den Schmuck wurden die Perlen, wie alle Seltenheiten, früher auch arzneilich gebraucht, standen als wunderthuend in besonderem Ansehen, wurden von Charlatans auch besonders darin gehalten, um den Aberglauben des reichen Pöbels gut zu verwerthen; besonders van Helmont, Schröder, Croll, Brendel wandten Perlen in den mannigfachsten Formen an; z. B. s. Geiger. Margaritologia, in qua demonstratur Margaritas bavaricas in usu medicinali aequivalere Orientalibus. Monach. 1637. 8. c. fig.

Die Perlen werden für den Handel eingetheilt einmal in

weisse und schwarze, wobei alle dunklerfarbigen, auch rothen Perlen als schwarze gelten. Einer älteren Eintheilung nach unterscheiden die Juweliere noch heute unreife und reife d. h. matte und schlecht glänzende oder stark glänzende — diese Bezeichnung nach ebenso unsinniger Theorie der damals weitverbreiteten ärztlichen Vorurtheile, wonach noch Laennec rohe und gekochte Tuberkeln unterschied u. dgl.; man glaubte *fälschlich, dass nur „ausgewachsene“ Perlen Glanz hätten.* Ein alchymistischer Jude um 1670 verdiente viel Geld damit, die unreifen Perlen in reife zu verwandeln; verschiedene fabelhafte Methoden zur Verbesserung des Glanzes wurden angegeben, die Perlen in reines Wasser oder in Quecksilberdampf oder in Marmorpulver zu legen. — Eine fernere Eintheilung der Perlen ist die in wahre oder regelmässig runde, welche nur in Weichtheilen lagen und nicht festsassen und in Halbperlen oder Baroques, Loupes. Letztere bei bedeutender Grösse und schöner Form heissen Parangone (vom Griech. *παραγειν*, vergleichen — unvergleichlich), und lassen sich gelegentlich z. B. als zwei gefaltete Hände, als Mann und Frau deuten; ein Demidoff besass eine Sirene der Art.

Der Preis hängt jedesmal von der Reinheit der Farbe und des Glanzes ab; hiernach ist der Preis der occidentalischen Perlen wegen ihrer Verschiedenheit der Güte nie genau zu bestimmen, durchschnittlich aber nur auf $\frac{1}{16}$ der orientalischen zu rechnen. Der Preis steigert sich nach dem Quadrat des Gewichts. Eine Perle von 1 Gran gilt also 1 Goldstück, 4 Gran oder 1 Karat 16 Goldstücke, 2 Karat = 64, 3 Karat = 144, 4 Karat = 256 u. s. w. Grosser Luxus in Perlen wurde besonders im alten Rom getrieben von den Damen, die sich Gesicht, Hände, Füsse u. s. w. damit besetzten; daher Juvenal's Vers „Cum virides gemmas collo circumdedit et cum — auribus extensis magnos commisit ebuchos“ (Ebuchi hiessen die ausgesuchtesten Perlen).

Als berühmteste Perlen sind einige zu erwähnen. 1) Die Perle der Kleopatra, nach Plinius solitarium naturae opus, soll 250,000 Kronenthaler gekostet haben, und wurde dazu verwandt ihren Antonius an Verschwendung zu überbieten und das überhaupt kostbarste Gastmahl aller Zeiten zu verherrlichen, indem sie in Essig gelöst vertrunken ward. 2) Die Römer fanden unter Kleopatra's Schmuck eine zweite Perle, mit welcher eine Venus-Statue zu Rom geschmückt ward. — 3) Julius Cäsar gab nach Sueton seiner Geliebten Servilia eine Perle von 150,000 Kronenthaler Werth. — 4) Karl V. hatte 1505 in Madrid eine Perle im Werth von 80,000 Dukaten. — 5) Philipp II. erhielt 1579 von der Insel Margarita eine birnförmige, taubeneigrosse Perle von 250 Karat, jetzt von unschätzbarem Werth. — 6) Tavernias sah auf seiner Reise eine aus der Fischerei von Katif stammende Perle von $12\frac{1}{16}$ Karat, in einem Beutel am Hals eines Arabischen Fürsten in Ormuz; der Chan von Ormuz bot 2000 Toman, der Schah von Persien erhielt sie für 32,000 Toman oder 460,000 Thaler. — 7) Die Republik Venedig schenkte dem Kaiser Soliman eine Perle von 100,000 Thaler. — 8) Kaiser Rudolph II. hatte in der Krone eine Perle in der Grösse einer Muskateller Birne, 30 Karat, als pellegrina oder Unvergleichliche bezeichnet. — 9) Pabst Leo X. kaufte von einem Venetianer eine Perle von 88,000 Thaler. — 10) Eine Balldame zu Madrid 1605 trug eine Perle von 31,000 Dukaten, ebenfalls Pelerina genannt. — 11) Eine Perle von Java 1816, oval; in Form einer Sirene gefasst, welche sich das Haar kämmt, dabei Kopf und Arme und Schweif aus Email bestehend. — 12) Eine auf der Londoner Ausstellung von 1851 durch A. J. L. Hope in London vorgelegte, im Offic. descr. and illustr. catal. of the Greet Exhib. Vol. 2. p. 849. abgebildete Perle war 2 Zoll lang, von $4\frac{1}{2}$ Zoll Umfang, wog 1800 Gran.

Alle diese Perlen waren nach Fischer von Waldheim oval oder birnförmig, kurz parangon. Daher ist nach ihm die einzig unvergleichliche Perle der Welt, welche völlig rund und ideal ist, ein Stück aus der grossartigen Sammlung von Natur- und Kunstsachen von den Brüdern Zosima zu Moskau, eine Sammlung, welche als die reichste in Europa betrachtet wird (Essai sur la pellagrina des frères Zosima. Par Fischer de Waldheim. Moscou. 1818.). „Die Perle ist völlig rund, undurchbohrt, von schönstem Silberglanz, $27\frac{7}{8}$ Karat schwer. Sie ward von Zoe Pawlowich Zosima zu Livorno von einem Schiffskapitän aus Indien gekauft. Sie liegt jetzt in einem mit Edelsteinen verzierten Kästchen, worin ein zweites silbernes, endlich ein goldgefasster und mit einem Convexglas bedeckter Seeigel enthalten ist; nimmt man die Perle aus diesen Hüllen, auf ein feines Batisttuch, so rollt sie wie eine grosse schönglänzende Quecksilberkugel herum. Worte reichen nicht hin, ihren Eindruck zu schildern, stumm staunend steht der Zuschauer da, bis erst Worte der höchsten Bewunderung sich finden, wenn die Perle wieder verschlossen ist."

[Perlenfischereien.] Die zahlreichen Perlenfischereien in süssem und Seewasser unterscheiden sich namentlich nach ihrer rohen und ungeregelten oder verfeinerten und geregelten Bewirthschaftung.

Die Fischerei der ächten orientalischen Perlen wird bisher grossentheils wild betrieben. Im Persischen Golf ist der Mittelpunkt der Bänke etwa Bahrein, ausserdem am ganzen Arabischen Gestade entlang und um die Inseln, worunter namentlich Karrack, Korgo und Ormus berühmt sind. Trotz des wilden Betriebs soll der Ertrag im Persischen Golf 1 Million Spanische Thaler betragen, nach neuerer Schätzung des Englischen Residenten zu Abuscheher 2 bis $2^1/_2$ Million. Erwähnenswerth ist an der Arabischen Küste besonders die Perlenbank Katif. Grosse Perlbänke bei Ceylon, namentlich seit alter Zeit im Golf von Manaar, neuerlich mehr in der Bai Condatchy; früher Portugiesisch, dann Holländisch, jetzt Englisch soll der Perlenfang von Ceylon als Monopol der Regierung 25,000 bis 200,000 Guineen eintragen. In das Bereich dieser Zone gehört endlich die Japanische Fischerei an der Insel Hainan.

Nach Albrecht Hoerport's Reisebeschreibung von 1666 wurde die Fischerei von Ceylon so verwaltet, dass jährlich einmal möglichst viele Theilnehmer von der Regierung nach dem sonst so öden Manaar zusammenberufen wurden und in einer Flotille von 400 Fahrzeugen zur grossen Perlbank ausfuhren; Taucher zum Theil mit fester Kopfkappe und Athmungsröhre brechen in dem sehr klaren Wasser die Muscheln ab; alle Muscheln werden am Lande in der Sonnenhitze der Fäulniss überlassen, daher dann fürchterlicher Gestank, und Seuchen unter den zusammengedrängten Menschen, so dass binnen 6 Wochen 1500 Menschen unter 200,000 starben. Nachdem die Muschelthiere verfault sind, öffnet man; vielleicht sind 20 Muscheln leer, dagegen auch in einer Muschel wieder 20 Perlen. Weiterhin auf dem allgemeinen Markt werden die Perlen durch graduirte Sieblöcher in eine bestimmte Anzahl verschiedener Grösse-Sorten gesondert. Die grössten Perlen pflegen etwa den Umfang einer Haselnuss zu haben.

In einem neueren Werk über Ceylon 1803 beschreibt Percival die Perlenfischfang-Saison von Condatchy vom Februar bis April, mit ihrem Gewimmel von Fischern, Handeltreibenden, Juwelieren aller Rassen u. s. w. als eins der interessantesten Volks-Schauspiele. Es besteht eine Art Wechselbetrieb der verschiedenen Bänke, indem etwa 3 bis 4 Schläge für die verschiedenen Jahrgänge abgetheilt sind (wie im Forstbetrieb u. A.). Vor dem Fang werden die einzelnen Bänke untersucht, von der Regierung dann nach Umständen für reif erklärt und meist verpachtet, selten auf eigne Kosten ausgebeutet. Jeden Tag segelt gleichzeitig nach Signalschuss die ganze Flotille zum Perlfang aus; der Taucher lässt sich schnell in die Tiefe, unter Mithülfe eines schweren Steins, zum Theil bis 4 und 10 Toisen Tiefe; er hält ohne Luftwechsel bis 3 Minuten, selten auch 4 und 5 Minuten aus, so dass er jedesmal gegen 100 Muscheln bringt. Manche Perle wird von den Tauchern u. A. aus dem frischen Thier gestohlen und verschluckt; die Pächter pflegen dann bei vorhandenem Verdacht Brech- und Abführmittel anzuwenden. Die Perlmuscheln werden dann der Fäulniss überlassen, endlich die Perlen ausgesucht. Weitere Zubereitung besteht noch darin, dass man die Perlen reinigt, polirt, ihnen eine bestimmte Form giebt, endlich sie durchbohrt.

In Amerika finden sich Fischereien an verschiedenen Stellen des Golfs von Mexiko, bei den Inseln St. Martha und Margerita und Cubagua an der Küste von Comogola und Cumana; andererseits in der Südsee in der Bucht von Panama und bei Kalifornien. Die Fischereien des Mexikanischen Busens und von Panama waren Anfangs sehr einträglich; allein im J. 1587 sollen von daher 700 Pfund Perlen in Sevilla eingeführt sein;

jetzt ist der Betrieb verwildert, auch trotz einer Englischen Aktiengesellschaft, welche 1826 an dem Versuch fallirte.

In Afrika besteht nur eine Perlenfischerei an der Küste von Algier, ohne grössere Bedeutung.

Alle Europäischen Fischereien gelten nur dem Süsswasser. Der Englischen Perlen gedenkt schon Tacitus; von 1761 bis 1764 trug der Fang zu Perth in Schottland jährlich 10000 Pfund ein, und auf der Londoner Ausstellung von 1851 waren schöne Proben aus den Schottischen Flüssen Ythan, Don und Ugin und dem Irischen Fluss Strule vorgelegt. — In Hessen, Franken, in der Saale bei Halle finden sich gelegentlich schlechte Perlen von Anodonta. — Bairische Perlen erwähnt 1637 Geiger, um sie statt orientalischer medizinisch anzuwenden; berühmt ist die Ils bei Passau, für deren Perlen der Jude in früherer Zeit zum Theil 50 Thaler bot. — Böhmische Perlen beschrieb Balbinus 1680. — In Schlesien und der Lausitz sind seit alter Zeit besonders die Perlen der Queiss bei Hirschberg berühmt. — In Schweden, Norwegen und Liefland bestanden früher grosse Fischereien, welche aber in Verfall gerathen zu sein scheinen. — In der Somba im Gouvernement Archangel, ebenso in Nowgorod, Twer und Pskow, in mehreren Zuflüssen des Don fanden sich einige Perlen; die Fischereien waren nicht ergiebig genug, dass die Regierung sie monopolisiren könnte.

Seit alter Zeit sind die bedeutendsten Europäischen Fischereien in der Elster im Sächsischen Vogtland, in der Ausdehnung von Adorf bis Elsterberg; ober- und unterhalb dieser Gegend ist das Wasser durch Beimengungen zu sehr verunreinigt und das Gebiet von Plauen ward 1825 wegen neuer Fabriken ganz von den Perlmuscheln verlassen; künstlich wurden Kolonieen von Perlmuscheln auch in benachbarten Flüsschen angelegt. — Seit 1621 ist diese Fischerei ein Regal. Im J. 1650 gewann man 224 Stück, darunter 45 ganz helle und 16 grosse; im J. 1673 waren es 294 Stück, im J. 1681 104, darunter 73 glänzende. Von diesen Perlen hatte eine Herzogin von Sachsen-Zeitz ein Halsband, wofür der Hofjude 40000 Thlr. bot. — Nach neueren Mittheilungen des statistischen Vereins zu Dresden wurde gewonnen:

in den Jahren	Thaler	für	
1719—1804	10000	11280	Stück Perlen.
1805—1825	2150	2560	„ „
1826—1836	890	1550	„ „

Also Summa in 106 Jahren (nach Abzug von 11 leeren Jahren) 13050 Thaler für 15400 Perlen. Vom Ertrage der ersten Periode wurden 1805 die schönsten Perlen zu einem Halsband von 3000 Thaler Werth gesammelt, jetzt im grünen Gewölbe. Im Allgemeinen war nach obiger Tabelle die Menge und Güte der Perlen im Abnehmen.

[Zucht.] Für eine geordnete Zucht und Betriebs-Wirthschaft der Perlbänke sind namentlich die Vogtländischen Erfahrungen maassgebend, wie sie Eberhard mittheilte.

1) Man zerstöre nicht die Muscheln wegen einer Perle; vielmehr lässt sich leicht, vermittelst der von Eberhard abgebildeten Instrumente, die Perle aus dem Mantel exstirpiren ohne Schaden der Mutter, welche im Wasser neue Perlen zeugen kann. Viel Schaden thaten gelegentlich Kinder und in früheren Kriegen die Landsknechte. — Für die mit Bart-Byssus festsitzenden Orientalischen Perlmuscheln ist diese Regel kaum anwendbar, weil die neue Anheftung losgerissner Thiere nicht leicht erfolgen wird. — Die Zahl der kleinen Perlen wird bei dieser Methode viel geringer sein, als beim wilden Betrieb, dagegen die grossen Perlen zahlreicher.

2) Wo die Muscheln sich zu dicht drängen, werden die überflüssigen verpflanzt.

3) In jeder neuen Kolonie sorge man dafür, dass etwa gleichviel Männchen und Weibchen vorhanden seien.

4) In jeder Kolonie sorge man dafür, dass einzelne Mitglieder perlhaltig seien, insofern die Perlbildung wesentlich durch Ansteckung (Endozoen) befördert wird.

5) Das Wasser werde geschützt vor mechanischen und chemischen Störungen durch Grundeis, Holzflösse, Sturm, Strömung, Brandung, Schlamm, Sand, Schmutz, Fabriken-Auswurf, ebenso

vor dem etwaigen Trockenlegen bei den jährlichen Mühlen-Ausbesserungen.

6) Der Boden sei weich, mässig feinkörnig, enthalte Schlamm und Sand; vom Boden ist zum Theil die Farbe der Perlen abhängig.

7) Je tiefer im Wasser und je mehr im Schatten die Muschel liegt, desto schöner die Perlen.

8) Ueber die künstliche Anregung zur Perlbildung in den Muscheln, entweder durch Anbohrung der Schale und Einbringung fremder Körper nach Linné oder namentlich durch Ansteckung mit Endozoen (durch Fütterung??) nach Filippi sind zunächst neue Versuche anzustellen, um zu entscheiden, ob auf diese Art leicht und sicher wahre freie Perlen zu erzielen sind.

[Falsche Perlen.] Für Nachahmung von Perlen haben die für Fälschungen besonders geeigneten Franzosen das Verdienst der Erfindung und Ausbildung. Ein gewisser Jaquin erfand zur Zeit der Katharina von Medicis die Kunst, aus den perlglänzenden Fettkrystallen der Schuppen kleiner Fische, namentlich Cyprinus alburnus, eine Lösung zu bereiten, welche auf Glas verdunstend eine Perlfläche zurücklässt. Auf der Londoner Ausstellung von 1851 waren solche Perlen vorgelegt von Truchy und von Vales in Paris. Die zur Nachahmung des Perlglanzes dienende Substanz konnte entschieden nicht besser gewählt werden, als aus dem eigenthümlichen silberglänzenden Pigment der Fische, welches aus unendlich feinen Krystallblättchen besteht und so noch unter dem Mikroskop das prachtvollste Bild des Irisirens zeigt.

Steine in den Gallenwegen.

Die Kenntniss der Gallensteine datirt erst von der Eröffnung der Leichen, weil der etwa sonst bei Lebenden vorkommende Abgang derselben durch den After nicht richtig aufzufassen war, der Abgang durch Nabelfisteln zu selten ist. Während Harnsteine in viel älteren Zeiten bekannt waren, so wurde die mit Gallensteinen verbundene Krankheit nur als Gelbsucht diagnostizirt. Die erste Erwähnung nach Sektionen findet sich bei Benivieni 1567, bald darauf bei Vesal, Fallopia, Fernel; Letzterer fand sie zuerst im Stuhlgang. Später ergab sich allmählig eine Uebersicht des von Gallensteinen abhängigen Symptomen-Complexes, namentlich Steinkolik mit Ikterus. Die Gallensteine selbst wurden dann lange Zeit nur als Ursachen weiterer Erkrankungen berücksichtigt, nicht ihrem Wesen und ihrer Entwicklung nach verfolgt. Die ersten chemischen Untersuchungen stammten etwa von Galealli 1748, nächstdem von J. F. Meckel (Mém. de l'Acad. de Berlin 1754. 1759.), welcher namentlich den Unterschied zwischen unverbrennlichen und brennbaren Steinen näher bezeichnete. Seit der Entdeckung des Cholestrins wurden die chemischen Untersuchungen von Fourcroy u. A. erfolgreicher. In neuster Zeit wurden besonders die Arbeiten von Bramson, Platner, Hein, Seifert wichtig (Henle und Pfeufer's Zeitschrift. Bd. 4. S. 191. 293. Bd. 10. S. 123.).

Während des Fortschritts chemischer Untersuchungen waren die morphologischen zu sehr vernachlässigt. Genauere anatomische Beschreibungen und Abbildungen von Gallensteinen waren schon früher in vielen zerstreuten Schriften gegeben. Die von Walter (Anatomisches Museum. Th. 1. Berlin 1796. 4°.) gegebene, mit vortrefflichen Abbildungen unterstützte Beschreibung stellte zuerst die mit blossem Auge sichtbaren Strukturverhältnisse klar dar, indem sie namentlich den Unterschied concentrischer Schichtung und radialer Krystallisation hervorhob. Feinere Untersuchungen mit der Lupe gab nur Prochaska (Opp. minora. P. 2. Vienn. 1800. p. 244.), wobei er z. B. trefflich die geschichtete Rinde von körniger Uebergangsformation und krystallinischen Kern unterschied. Seitdem ist die Kenntniss der Strukturverhältnisse nicht bedeutend gefördert, wie diess z. B. Rokitansky's zwar sehr klare aber oberflächliche Darstellung zeigt (Path. Anat. Bd. 3. S. 371.). Die chemischen Untersuchungen von Bramson u. A. hatten zum Theil deshalb weniger Nutzen, weil die Struktur nicht genug untersucht, auf die sogenannten Kerne der Gallensteine ein falsches Gewicht gelegt ward.

[Entferntere Ursachen.] Was die Aetiologie der Gallensteine betrifft, so ist als entfernte Ursache ihre Abhängigkeit von Klima und Boden daraus zu ersehen, dass Gallensteine in Europa weit häufiger sind als Harnsteine, dagegen z. B. in Egypfast nie vorkommen sollen. Für kleinere Ländergebiete innerhalb Europa's machte Canstatt einige statistische Angaben, doch ist diess ohne Werth, weil die Angaben bisher sehr unsicher sein mussten. Seifert schliesst daraus, dass Orte mit kalkreichem Wasser, namentlich auf Triasformation, die Gallensteinbildung befördern, wie auch Sömmering diese Meinung anführt. Nach dem häufigen Vorkommen in den Leichen der Charité kann man annehmen, dass in Berlin Gallensteine bei 1½ pCt. bis 2 pCt. der Bevölkerung vorkommen (Harnsteine ½ bis 1 pro mille.).

Unter den Thieren sind Gallensteine bei den pflanzenfressenden Haussäugethieren beobachtet, theils Steine in der Gallenblase, theils Concretionsmassen in den Gallengängen.

Das weibliche Geschlecht zeigt nach fast einstimmiger Erfahrung häufiger Gallensteine, als das männliche; nach Hein's gründlichen Zusammenstellungen fanden sich unter 620 Gallensteinkranken 377 Frauen, 243 Männer = 3:2. Von welchen näheren Verhältnissen dies abhänge, ob von mehr sitzender Lebensart oder Pflanzenkost der Frauen, von der Menstruation u. s. w. ist nicht zu erörtern.

Dem Alter nach steigert sich die Anlage zu Steinen mit zunehmenden Jahren, etwa bis zum 50. Jahr, was zum Theil mit der allgemein zunehmenden Neigung zu Cholestrin- und Kalk-Ablagerungen zusammenhängt; vom 50. Jahr an werden seltner noch neue Steine gebildet, das Wachsthum der alten bleibt stehen, viele Steine mögen als Reste einer alten Bildung bei langsamem Metamorphismus noch 20 Jahre und länger bestehen, viele Steine allmählig aufgelöst werden, namentlich alle kleinen polyedrischen, so dass nach dem 70. Jahr fast nur schwarze Pfefferkornsteinchen oder Cholestrin-Solitäre übrig bleiben. Die meisten Steine finden sich bei 50jährigen Frauen. Das seltne Vorkommen der Steine bei Kindern scheint wesentlich von ihrer geringen Neigung zu Verkalkung abzuhängen; denn es finden sich nicht selten bei skrophulösen Kindern Blasenkatarrh mit Bildung der braunen sagoartigen und breiig derben Gallertkugeln, aber die volle Versteinerung derselben scheint selten zu Stande zu kommen, so dass sie bald abgehen. Unter Hein's Fällen betraf einer ein 16jähriges Subjekt; zahlreiche Steine fand ich bei einem 15jährigen Knaben mit Speckleber nach Knochenkaries, wo die Steinbildung wieder mit vermehrtem Kalk- und Cholestringehalt zusammenhängen mochte. In noch jüngeren Kindern sind ebenfalls schon Gallensteine gefunden. Von Valleix, Bouisson, Portal, Cruveilhier sollen Steine schon bei Neugebornen gesehen sein; von Portal namentlich bei einem Kind, welches mit Gelbsucht am 25. Tage starb, ein erbsgrosser Stein im *Ductus choledochus* (Mal. du foie. p. 325.), möglicherweise in Folge von angeborner Syphilis.

Ausserdem wurden zu den Ursachen der Gallensteine besonders sitzende Lebensart bei Gelehrten, Chlorotischen, Bettlägrigen, Melancholikern, Fettleibigen gerechnet, ferner spirituöse Getränke, unpassende Nahrung, sowie phlegmatisches, melancholisches oder cholerisches Temperament, Vernachlässigung des Aderlasses, Metastase, Erblichkeit.

Es lässt sich nicht eine bestimmte Allgemein-Anlage als der Steinbildung günstig aufstellen, wie dies etwa bei den Harnsteinen möglich ist; vielmehr finden sich Gallensteine bei Personen von verschiedenstem Habitus und Constitution. — Einzelne Fälle von Bagliv, Bianchi u. A. zeigten das gleichzeitige Vorkommen von Harn- und Gallensteinen, wie sich z. B. nach Kenntmann bei Friedrich III. Churfürst von Sachsen fand, ähnlich in anderen Fällen; Hoffmann fand dies bei einem alten gichtischen Mann; ein sehr grosser Gallenstein (Nr. 16994 des Berliner Museums) stammt von einer 64jährigen Frau gleichzeitig mit einem grossen Nierenstein, wo sich seit 20 Jahren Symptome gezeigt hatten. Solche Fälle galten als Beweis einer spezifischen allgemeinen Steinanlage oder Lithiasis des Körpers, welche mit der Gicht verwandt sei. Ein gewisser Zusammenhang ist auch sicher anzunehmen, zunächst besonders begründet in gleichzeitiger Allgemeinanlage zu Katarrh der Gallen- und Harnwege. — Insofern sich Gallenblasenkatarrh nicht allzu selten bei Typhus und namentlich bei Cholera findet, so können auch diese Krankheiten die erste Veranlassung zu Steinbildung geben; danach lässt sich denken, dass auch Sumpfwechselfieber gleiche Folgen habe. — Skrophulose zeigt keine merkliche Beziehung. In Lungenschwindsüchtigen über 20 Jahren, namentlich nach dem 40. Jahr, finden sich nicht selten zahlreiche Gallensteine als Grund zu Ikterus u. s. w.. so dass hier die tuberkulöse Allgemeinanlage eine wesentliche Ursache der Steine ist. — Sehr bestimmt finden sich Gallensteine häufig bei allgemeiner Cholestrin- und Speckentartung der Leber, Milz, Niere nach starker Schwindsucht, Knochenkaries u. dgl. — Fettreichthum des ganzen Körpers ist der Gallensteinbildung günstig. — In einzelnen Fällen, bei alten fetten Frauen besonders, steht die Gallensteinbildung in Verbindung mit isolirter Krebsentartung der Gallenblase, so dass man bei der Sektion von 50 bis 80jährigen Frauen eine grosse Zahl kleiner und grösserer vieleckiger, brauner Steine in einer bis $^1/_2$ und 1 Zoll dicken, harten Krebsmasse oder meist in weicher unregelmässig wuchernder und erweichter Markmasse findet, dabei gelegentlich Anfälle von Ikterus und Kolik, Fisteldurchbruch der Blase mehr oder weniger vollständig zum Duodenum hin oder zum Bauchfell, mit Anfällen von abgesackter Peritonitis, mit allgemeiner krebsiger Peritonitis in Form kleiner Knötchen. Gewöhnlich ist dieser Krebs der Gallenblase solitär, selten mit Krebs des Magens, der Leber, fast nie ohne Steine. Ein eigenthümlicher primärer Katarrh scheint hier einerseits in der Schleimhaut allmählig zu Krebsentartung, im Sekret zu Steinbildung zu führen.

Eine mit der Gallensteinbildung in wesentlichem Zusammenhang stehende Entartung des Leberparenchyms findet sich nie. Ueber Anomalie der Galle hiebei ist nichts bekannt.

Sehr selten bilden sich Gallensteine als Inkrustation um fremde Körper, wie dies anderweitig erwähnt ist.

[Nächste Ursache.] Ueber die nächste Ursache der Gallensteine sind verschiedene Theorien aufgestellt. Im vorigen Jahrhundert entstand die noch jetzt zum Theil bequeme, wesentlich mechanische Grundansicht, dass „in stockender Galle die gröberen, dicken, schleimichten, erdigen Theile leicht gerinnen und Steine bilden.“ Allein lange Zurückhaltung der Galle in der Blase führt an sich durchaus nicht zur Steinbildung, vielmehr wird dabei schiesslich die eigentliche Galle resorbirt und statt ihrer nur farbloses Schleimserum in die Blase sezernirt. Mit der mechanischen Ansicht verband sich meistens zugleich eine chemische, wonach durch durch Fäulniss oder Zersetzung der Galle die Steine entständen oder durch eine Gerinnung von Säuren u. dgl. Maclury stellte die Ansicht auf, dass zu starke Magensäure noch den Inhalt des Duodenums und der Gallenwege zur Gerinnung bringe. Eine andre, wesentlich chemische Ansicht ward zunächst durch Thénard begründet, welcher die Ausscheidung des steinbildenden Gallenfarbstoffs wesentlich von vermindertem Natrongehalt der Galle ableitete. Schärfer bewies Bramson, dass eine Farbstoff-Verbindung mit Kalk die Hauptrolle spiele. Andererseits wurde zum Theil schon von Thénard die Gallensteinbildung chemisch vielfach vom Cholestrin abgeleitet, weil es in den meisten Steinen sehr reichlich ist, manche Steine nur hieraus bestehen. — Nach einer dritten alten, zuletzt von J. A. Hein trefflich hervorgehobenen Ansicht ist Schleim und Katarrh wesentliche Ursache. Geistreich spricht dies Voigtel aus (Path. Anat. 1805. Bd. 3. S. 105.): alle Steine entstehen in Folge eines veränderten Schleims, die geschichteten durch eine Gerinnung bei zu dickem Blasenschleim, die strahligen durch Krystallisation bei zu dünnem Schleim — welche Deutung freilich noch wesentliche Fehler hat.

Nach der oben gegebenen allgemeinen Darstellung über Steine ist die nächste Ursache der Gallensteine das Zusammentreffen eines stagnirenden katarrhalischen Schleims mit einem in jeder Galle enthaltenen, passenden Versteinerungsmittel. Bramson's Untersuchungen geben hiezu die näheren Aufschlüsse.

Die Versteinerung des Schleims kommt wesentlich in ähnlicher Art zu Stande, wie Fett-, Cholestrin- und Kalk-Entartung in den verschiedensten atrophischen und nekrotischen Geweben. Die Grundbedingung der Gallensteine ist zunächst Kalkablagerung in dem sich zersetzenden Schleim; der primäre Kalkniederschlag im Schleim findet aber in den Gallenwegen weiterhin passende Stoffe, welche er sekundär in unlösliche Masse verwandelt. Zunächst scheint nur durch überwiegenden Kalk-Einfluss die Ausfällung des Cholestrins aus der Galle (wie anderweitig aus Blutserum) zu Stande zu kommen. Hauptsächlich aber und der Galle spezifisch angehörend entstehen so als mächtigere Sedimente die durchaus constanten Kalk-Farbstoff- und die seltneren Kalk-Gallenharz-Verbindungen. Diese braunen Stoffe maskiren den Kalk so, dass er leicht als Nebensache gelten kann, doch scheint aller Niederschlag als Folge von primärer Verkalkung zu betrachten zu sein; die Gallensteinbildung ist eine Verkalkung von Schleim mit Zutritt weiterer Ausfällungen aus der Galle; nur der Kalkniederschlag ist primär, das Uebrige sekundär.

[Bestandtheile überhaupt.] Die Anzahl der überhaupt in Gallensteinen vorkommenden Stoffe ist gross und wesentlich unbeschränkt. Wesentliche und nie fehlende Bestandtheile sind zunächst eine meist quantitativ kleine Menge von Schleimstoff und eine Farbstoff-Kalkverbindung, in gewissen Steinen zugleich eine Gallenharz-Kalkverbindung. Der Schleimstoff ist gelegentlich als Eiweiss bezeichnet. Der Farbstoff, von starker Färbungsintensität, daher oft bei selbst dunkler Steinfärbung nur in kleiner Menge vorhanden, bringt durch zahllose Modifikationen und quantitative Verschiedenheiten eine unendliche Menge verschiedener Farbennüancen hervor. Ausserdem fehlt fast niemals wenigstens eine Spur von Cholesterin, doch vermisste dies Hein einmal, während er in einem anderen Fall 8 pCt., im Durchschnitt aber sogar 82 pCt. fand; der Gehalt von Cholestrin ist durchschnittlich um so grösser, je langsamer und älter die Steine gebildet wurden, dann je nach dem individuellen Cholestrinreichthum der Galle des Kranken. Obgleich das Cholestrin häufig als wichtigste Substanz für die Steinbildung betrachtet ward, so ist es doch unwesentlich, lagert sich erst sekundär metamorphistisch ab. — Seltenere Stoffe sind Elain, Margarin, Gallensäure, Cholsäure u. s. w. Unter diesen Stoffen scheint eine Verbindung der schwefelhaltigen Taurocholsäure oder des Gallenharzes für die metallischglänzenden und schwarzen Steine wesentlich zu sein. — Von Salzen finden sich in den Aschen: kohlensaurer Kalk, phosphorsaurer, schwefelsaurer Kalk, Kochsalz, weniger häufig Natronsalze, Magnesia, Alaun, Kieselsäure; von den meisten der genannten Salze ist es nach Seifert zweifelhaft, dass sie präformirt vorhanden gewesen seien. Sehr bestimmt ist mikroskopisch die Anwesenheit von präformirtem kohlensauren Kalk in manchen Steinen zu erweisen, doch gehört dies nur zu den Ausnahmen. Oxalsaurer Kalk soll auch zuweilen gefunden sein, ist jedoch entschieden unwesentlich. Jedenfalls ist der grösste Antheil Kalk gewöhnlich als Farbstoffverbindung vorhanden, diese Verbindung aber ohne constante stöchiometrische Proportion, 3 bis 6 pCt. Kalk. — Die Aschenmengen überhaupt variirten nach Seifert zwischen 8 und 50 pCt.

Von ungewöhnlicheren Stoffen wurde Harnsäure in Gallensteinen gefunden von Stöckhardt, welcher dies nicht für selten hält — ein noch zweifelhaftes, übrigens höchst interessantes Vorkommen, welches den bisher einzigen Beweis liefert, dass gelegentlich Harnsäure von der Leber sezernirt wird. — Ausserdem wurde fast regelmässig Eisen gefunden, gelegentlich Mangan, nicht selten Kupfer; letzteres nebst Eisen besonders in den cholestrinarmen, schwarzen, pulverigen oder metallglänzenden Steinen so reichlich, dass Seifert sie quantitativ bestimmen konnte, während in den gewöhnlichen Steinen nur Spuren von Eisen nachzuweisen sind. Nach dieser Analogie ist auch das gelegentliche Vorkommen von Wismuth, Arsenik und anderen durch die Leber sezernirten Metallen aus Speisen und Arzneien in Gallensteinen zu erwarten. (Deutliche Spuren von Kupfer wurden von Haller und Gorup-Besanez auch in normaler Galle beim Menschen und Ochsen gefunden.)

Abgesehen vom Schleim, Farbstoff, Gallenharz und Cholestrin, sind die qualitativen und quantitativen Verhältnisse der übrigen Gallenstoffe für die primäre Steinbildung Nebensache; für den sekundären Metamorphismus der Steine hat vorzüglich Cholestrin eine Bedeutung.

Ueber die normale Zusammensetzung gesunder Galle lässt sich keine klare Einsicht geben, noch weniger über die kranke Galle. Jedenfalls ist von keiner Analyse einer bei Steinkranken in der katarrhfreien Zeit gefundenen Galle an Lebenden oder Leichen jemals eine Erklärung der Steinbildung zu erwarten; daher die wenigen derartigen Analysen von Muratory und Bley ganz werthlos. Eine chemische Untersuchung der verschiedenen Zersetzungsprodukte der Galle während eines steinbildenden Katarrh-Anfalls dagegen wäre wichtig, könnte allein die Bramson'sche Theorie genauer unterstützen und vervollkommnen.

[Farbstoff-Kalk als primäres Versteinerungsmittel.] Das auffallendste und nie fehlende characteristische Versteinerungsmittel ist eine Verbindung des Kalks mit Gallenfarbstoff, welcher hierbei als Säure zu fungiren scheint.

Es ist nicht wesentlich von Vortheil, bestimmte Arten von Gallenfarbstoff zu unterscheiden als Biliphäin, Biliverdin, Cholepyrrhin u. s. w. Alle diese Arten sind nicht präformirt verschiedene Stoffe, sondern nur verschiedene Entwicklungsstufen, Modificationen desselben Grundstoffs; ihre Verschiedenheit ist hauptsächlich abhängig von verschiedenartiger chemischer Verbindung des Farbstoffs mit Sauerstoff, Natron, Kalk, anderen Alkalien, oder mit Säuren; so ist nach Heintz (Poggend. Ann. Bd. 84. S. 106.) Biliphäin ein Biliverdin, welchem $\frac{1}{2}$ Atom Sauerstoff entzogen ist. Es liessen sich ausser den bisher spezifisch benannten Arten des Farbstoffs mit gleichem Recht noch viele andere aufstellen, weil die Zahl verschiedener Entwicklungsformen gross ist.

Der Gallenfarbstoff in allen seinen verschiedenen Verhältnissen von Farbe, Löslichkeit u. s. w. ist daher wesentlich als eine Grundsubstanz zu betrachten. — Derselbe ist an sich in Wasser unlöslich; in der Galle aber ist er stets als Natronverbindung enthalten, und als *solche so löslich, dass er selbst bei* grösserer Concentration eine nicht unlösliche Masse bildet. Entziehung von Natron aus der Galle kann den Farbstoff unlöslich machen; dies geschieht in der That, und zwar auf dem Wege des Wahlverwandtschafts-Austausches, indem zunächst in katarrhalisch sauergährender grüngewordener Galle vermuthlich milchsaures Natron entsteht, während das zur Pigment- und Cholestrin-Lösung nöthige taurocholsaure Natron zersetzt wird; dann entsteht bei weiterer alkalischer Zersetzung der Galle mit ziegelrother Farbe der Galle ein vermehrter Kalkgehalt der Galle, dadurch eine Zersetzung der Farbstoff-Natron-Verbindung und eine neue Farbstoff-Kalk-Verbindung.

Während normaler Gallenfarbstoff in Wasser und Alkohol löslich ist, so ist der der Steine unlöslich. Die unlösliche Modifikation wird aber wieder löslich in Alkalien und ebenso in taurocholsaurem Natron. Durch Einäscherung unlöslicher Rückstände erhielt Bramson stets kohlensauren Kalk; dass dieser nicht präformirt war, ist daraus zu schliessen, dass sich aus den meisten frischen Gallensteinen durch Säuren keine Kohlensäure entwickeln lässt; dieser Kalk ist demnach unmittelbar an den Farbstoff gebunden. Weitere Versuche von Bramson und Platner ergaben, dass lösliche Kalksalze zwar im Allgemeinen den Farbstoff aus schleimfreier Galle nicht niederschlagen, wohl aber Chlorcalcium, welches das kalisch oder ammoniakalisch gelöste, reine Pigment fällt; dass ferner Kalk-Sedimente z. B. von kohlensaurem und phosphorsaurem Kalk den Farbstoff fällen; Chlorbaryum wird absichtlich benutzt, den Farbstoff aus spirituöser Lösung zu fällen. — Ein wesentliches Erforderniss für genauere chemische Deutung der Steinbildung wäre hiernach vorzüglich noch die Bestimmung der Rolle, welche der

Schleim spielt, um den Kalk mit dem Farbstoff zu vereinigen.

Fällung des Farbstoffs wird entschieden in allen Fällen bewirkt durch relativen Mangel an taurocholsaurem Natron im Verhältniss zum Kalk; — dies hängt ab entweder von Vermehrung des Kalks oder Verminderung jenes Natronsalzes; Verminderung des Natronsalzes könnte wieder abhängen entweder von *ursprünglichem Mangel in der Gallensekretion, oder von* sekundärer Zersetzung der Galle. Letztere kommt für die Steinbildung fast allein in Betracht. Die Gegenwart von Schleim bedingt nach allen chemischen Versuchen eine schnelle Zersetzung des taurocholsauren Natrons, wobei es in Taurin und cholsaure Salze zerfällt; so wirkt in der lebenden Blase vermuthlich nie der normale Schleimgehalt, selbst nicht bei längerer Stagnation, wohl aber der katarrhalische Schleim.

Die Ausfällung des Gallenfarbstoffs geht durch die Vermittlung von katarrhalisch abgestossenen Epitelien und Schleim wahrscheinlich wesentlich in der Art vor sich, dass bei der sauren und alkalischen Gährung der Galle zunächst das taurocholsaure Natron zersetzt und das Pigment so seines Lösungsmittels beraubt wird; gleichzeitig entsteht während des alkalischen Zersetzungsstadiums, im Schleim znnächst eine Ablagerung von kohlensaurem Kalk, aus dem die Kohlensäure sekundär durch das Pigment ausgetrieben wird; wobei durch die Sedimentverdichtung des Kalks der Farbstoff als unlösliche Verbindung mit fortgerissen wird. Wie man in den frischen, gallertartigen Schleimkugeln eines Blasenkatarrhs in dieser Art das mikroskopische Pigment-Sediment deutlich entstehen sieht, so lassen sich durch Maceration mit Säuren die Epithelienzellen oft deutlich noch in alten festen Gallensteinmassen nachweisen.

Ob bei den Blasenkatarrhen verschiedener Personen bald ein weicher, leicht wieder auflöslicher, nicht zur Steinbildung und namentlich zur Farbstofffällung geeigneter, bald ein gallertartig derber und schnell und stark braun versteinernder Schleim entsteht, dies hängt vermuthlich von dem nach Klima, Habitus, Alter u. s. w. verschiedenen Gehalt des Bluts und der Galle an Kalk ab. Vorzüglich eine kalkreiche Galle wird bei vorhandenem Katarrh die Entstehung von Steinen begünstigen — in dieser Beziehung steht die Steinbildung unter allgemeinem, zum Theil dyskrasischem Einfluss; bei Kindern trotz häufiger Katarrhe der Gallenblase doch selten Verkalkung des Schleims und Steinbildung, wohl aber bei älteren Menschen immer zunehmende Steinbildung.

[Gallenharz-Kalk als Versteinerungsmittel.] Neben dem Farbstoff-Kalk bildet sich nach Bramson's Untersuchungen vermuthlich immer eine unlösliche Verbindung von Kalk mit Taurocholsäure oder Taurin, überhaupt mit schwefelhaltigem Gallenharz-Stoff. Dieser Gallenharz-Kalk ist besonders reichlich in den dunkelgrün und stahlblau metallisch-glänzenden, spröd geschichteten, sowie in den zackigen, schwarzen, bröcklig-amorphen Gallensteinen. Dies ist daraus zu schliessen, dass die Asche solcher Steine immer vorzüglich reich an schwefelsaurem Kalk gefunden wird, welcher nicht präformirt war, sondern während der Verbrennung auf Kosten kohlensauren Kalks aus einem Kalk und Schwefel enthaltenden Körper entstand, wie denn aus dem erwärmten Pulver durch rauchende Salpetersäure deutlich Schwefelwasserstoff zu entwickeln war. Als schwefelhaltiger Stoff der Galle ist nur das Taurin mit seinen Verbindungen bekannt und obgleich Seifert Gründe gegen jene Annahme Bramson's anführt, so bleibt doch vorläufig keine bessere übrig. Die Entstehung dieser Gallenharz-Kalk-Verbindung ist ebenso aus Vermittlung durch Schleimgährung abzuleiten, wie beim Farbstoff.

Die Gallenharz-Kalk-Formation scheint theils primär je nach den individuellen Eigenthümlichkeiten der Galle abgelagert zu werden, theils vielleicht häufiger allmählig sekundär einzutreten, durch Metamorphismus. Wie sehr gewöhnlich primäre Farbstoffkalkformation durch Cholestrin verdrängt wird, so wird sie gelegentlich durch metallglänzende Gallenharzmasse ersetzt, was unten näher zu erörtern ist. Daher die aus Gallenharzmasse bestehenden Steine, besonders bei alten Leuten, zum Theil als Reste sich rückbildender Steine zu betrachten sind.

[Cholesterin.] Das Cholesterin lagert sich in allen Gallensteinen zum kleineren Theil primär, zu grösserem Theil erst sekundär in Folge eines Metamorphismus ab, hat somit hier wesentlich dieselbe Bedeutung wie alle ähnlichen Cholestrinablagerungen in allen Rückbildungen, altem Exsudat, Hydrocele, Hygrom, Echinokokkus-Sack, Abscess, Fistelgang, Struma, Arterien-Atherom, in jedem Cholesteatom — da es überhaupt gar keine selbstständige Cholestrinablagerung giebt, jedes Cholesteatom u. dgl. nur eine besondere Rückbildungs-Form einer *organischen Masse* darstellt.

Soweit sich überhaupt über die Entstehung des an sich räthselhaften Cholestrins Vermuthungen aufstellen lassen, so entsteht es im ganzen Stoffwechsel des Körpers durch eigenthümliche Rückbildung als ein zur Exkretion bestimmter Stoff. Zweifelhaft ist es, ob das in Cholesteatomen, alten Abscessen u.s.w. befindliche Cholestrin am Ort selbst (aus Fetten u. dgl.) entsteht oder hier aus dem Blute ausgeschieden wird. Im Blute ist vermuthlich immer einiges Cholestrin gelöst enthalten, wahrscheinlich sehr reichlich bei der Kachexie, welche zu Speckentartung von Leber, Milz und Nieren führt und wobei Cholestrinstoffe sich sehr reichlich auch in den Arterienhäuten des ganzen Körpers ablagern. Nach Becquerel und Rodier ist namentlich bei Greisen der Cholestringehalt im Blut vermehrt. Am constantesten findet es sich in der Galle, worin es nach Bouisson nie fehlt, von Frerichs nur bei Fettleber vermisst ward; bei akuten Krankheiten und Ikterus soll seine Menge hier vermehrt sein; am wahrscheinlichsten ist das Cholestrin der Galle ein reines Exkret, nicht ein in der Leber gebildetes Sekret, wie Hein u. A. annahmen.

So bestimmt viele Aerzte und Chemiker gerade von der Krystallisations-Tendenz des Cholestrins die Bildung der Gallensteine primär abgeleitet haben, so wenig passt dies in der That. Zunächst scheint alle Sedimentirung von Cholestrin sekundär abzuhängen von Freiwerden von Kalkbasen in Flüssigkeiten. Ausserdem ist die Krystallisation des Cholestrins nur Nebensache. Nur in völlig trockner wasserarmer Masse kann krystallinisches Cholestrin-Sediment primär zu dichten Klumpen gebunden werden, wie in den Cholesteatom-Massen, welche aus Akne-Inhalt oder alten Epidermis-Eiter-Sekret entstanden, doch ist dies wesentlich von Cholestrin-Gallensteinbildung verschieden. In Flüssigkeiten wie Galle, Hydrocele- oder Hygrom-Inhalt, Augenlinse u. dgl. bleiben Cholestrinkrystalle immer ein flimmerndes Sediment, ohne zu Klumpen zu verkleben. Nur die Betheiligung von Schleim und die komplizirten Verhältnisse des Metamorphismus machen die Bildung aller perlglänzenden und namentlich der strahligen Cholestrinsteine möglich, aber primäre *Cholestrinsteine giebt es nicht.*

Die primäre Cholestrin-Ablagerung kommt nicht wesentlich in Betracht. Während des Stadiums der Sauergährung des Katarrh-Schleims mit grüner Farbe der Galle wird allerdings alles gerade in der abgesperrten Blase vorhandene, vorher alkalisch seifig gelöste Cholestrin pulverig oder krystallinisch niedergeschlagen und im Schleim mit eingehüllt; doch ist diese primäre Menge sehr gering.

Die sekundäre Cholestrin-Entartung erfolgt als ein Verdrängungs-Metamorphismus, wie es mit der Phosphat-Urat-Entartung der Oxalate, mit der Verkalkung von Lipomen, mit zahlreichen anderen zum Theil geologischen Prozessen zu vergleichen ist. Durch langes Liegen in normaler Galle oder in alkalischem, kalireichem Schleimsekret der hydropischen Blase wird immer mehr von Schleimstoff und von dem daran gebundenen Farbstoffkalk aufgelöst, neues Cholestrin tritt an die Stelle.

In vielen Fällen scheint hiebei Cholestrin im Ueberschuss abgelagert zu werden, so dass der Stein aufquillt, namentlich bei der wagrechten Cholestrin-Krystallisation, woraus die perlglänzenden Steine hervorgehen; hievon ist die Bildung der Cholestrin-Maulbeersteine abzuleiten, ebenso die Entstehung convexer Flächen an ursprünglich geradflächig geschliffenen Tetraeder-Steinen. Jedenfalls ist die sekundäre Cholestrin-Aufquellung relativ nicht so stark, wie die der Oxalat- und Uratsteine bei der Phosphat-Entartung. In anderen Fällen, namentlich bei radialen Cholestrinsteinen, ist keine Aufquellung vorhanden.

[Sitz der Gallensteine.] In Betreff des Sitzes von Gallensteinen ist der Satz aufzustellen, dass überall da eine Versteinerung mit Gallenstoffen vorkommen kann, wo mit absterbender Schleim- oder sonstiger organischer Substanz Galle längere

Zeit in Berührung steht. Frische vordringende Abscesse, Tuberkel, Krebsknoten und Echinokokken der Leber zwar nehmen keine Ablagerungen von Gallenfarbstoffen an, wohl aber alle dieselben Geschwülste während ihrer Rückbildung; daher namentlich in verschrumpften Echinokokkus-Bälgen neben Verkalkung oft auch starke Pigmentkalk-Ablagerung; in alten Tuberkeln so regelmässig gallige Ablagerung, dass Rokitansky deshalb die mindestens unbewiesene Theorie aufstellte, dass sie stets primär aus Gallenganggeschwüren entständen, ebenso dass die galligen Massen alter Abscesse durch Eröffnung eines Gallengangs entständen; alle diese Pigmentablagerungen können auch durch einfache Endosmose von den Gallengängen aus vor sich gehen. Hieher gehört vielleicht auch der unten näher zu erwähnende Fall von Deway, wo vielleicht Venengerinnsel von chronischer Pylephlebitis endosmotisch durch Gallenstoffe versteinert waren. — Alle nekrotisch sich exfoliirenden Schleimhautstücke des Darms bei Typhus und Ruhr erhalten alsbald von der überfliessenden Galle eine Infiltration und Krustenentartung; doch werden solche Theile früher abgestossen, als volle Versteinerung möglich ist. — Uebrigens hat man in Bezug auf primären Sitz und Bildungsstätte der eigentlichen Gallensteine nur Leber und Gallenblase zu unterscheiden.

[Steine der Leber und Lebergänge.] In den Gallengängen bilden sich Steine höchst selten, noch weit seltner im Parenchym der Leber. Förster erwähnt einen apfelgrossen, 4 Unzen schweren Stein der Göttinger Sammlung, welcher in einem Leberabscess aus durchbohrendem Magengeschwür sich als Inkrustation um einen Pflaumenkern gebildet hatte; nähere Angabe seiner Zusammensetzung und Struktur fehlt (Spez. pathol. Anat. 1854. S. 121.). Etwas häufiger als die am Ort entstandenen finden sich in den grossen Lebergängen kleine und grössere Steine, welche in der Blase gebildet und hieher ausgestossen wurden, ohne in den Darm gelangen zu können, so dass der ganze *Ductus choledochus* mit den Lebergängen dabei voll von Steinen ist.

Alle nicht eingewanderten, sondern primär in den Lebergängen gebildeten Steinmassen zeichnen sich aus dadurch, dass sie unförmlich höckerige Massen sind, ohne glatte Oberfläche, ohne geschichteten Bau, formlos körniger Struktur; öfters unregelmässig höckerige Platten und Scherben, seltner kleine schwarze zackige Steine, wie Pfefferkörner, zuweilen unregelmässige Stäbchen, welche deutlich aus Einschrumpfung weichen Teiges entstehen, die Stäbe gelegentlich etwas verzweigt, von Platner einmal korallenartig gesehen, in seltenem Fall die Stäbe *nicht solid, sondern röhrenförmig*, wie solche namentlich beim Ochsen schon von Glisson gefunden waren; dergleichen härtere Massen fanden sich in seltnen Fällen durch alle Lebergänge verzweigt, völlig nach Art der breiig weichen Massen und dendritischen Krup-Röhren-Gerinnsel, welche bisweilen nach Typhus in den Gallengängen gefunden wurden. Niemals bilden sich regelmässig geschichtete Steine innerhalb der Gallengänge.

Alle derartigen Ablagerungen entstehen in cylindrischen oder sackigen Erweiterungen, Ektasieen von Gallengängen, entweder nach einem sehr heftigen Katarrh, dessen Fibrin- oder Schleimsekret wegen Muskelerlahmung der Gallengangwände nicht ausgetrieben und bei längerer Stagnation innerhalb der immer mehr sich erweiternden Gänge von der daran vorbeifliessenden Galle versteinert wird, oder nach primären Verschwärungen, Vereiterungen, Abscessen, welche entweder primär von Gallengängen ausgingen oder sekundär sich in sie öffneten. In allen diesen Fällen bilden sich die Steinmassen erst während des Heilungsstadiums der katarrhalischen oder eitrigen Entartung, wenn die Sekretion sich mässigte und eindickte; daher sind die Kapseln alter, pfefferkornähnlicher Lebersteine ganz cystenartig glatt, als Reste geheilter Abscesse. Wo man zahlreiche Steine in Abscessen fand, wurden letztere gelegentlich als Folge der primären Steine betrachtet, sind jedoch vielmehr ihre Ursachen gewesen. In den unregelmässigen Steinmassen aus solchen Abscessen lassen sich ausser Epitelienresten stets auch deutliche Gewebsreste, namentlich Blutgefässe nachweisen.

Die Aetiologie dieser verschiedenen Lebersteine fällt demnach völlig zusammen mit der von Katarrh, Krup und Geschwüren der Lebergänge, deren Heilungsreste die Steine darstellen. Krupöse röhrenförmige Absonderungen, durch alle Lebergänge verzweigt, sind besonders nach Typhus beobachtet; Geschwüre der Gallenwege nach akutem Typhus oder chronischem Wechselfieber, namentlich in Ostindien, ebenso als Folge von Syphilis oder Quecksilberkrankheit der Leber. In allen solchen Fällen sind die frischen Inkrustations-Massen mannigfaltig gefärbt; der Durchschnitt einer mit solchen Abscessen durchsetzten Leber bietet die bunteste Färbung aller Gallen-Nüancen dar, namentlich glänzend Ziegelroth und Grasgrün; diese Pigment-Sedimente sind gebunden entweder an den Geschwürsboden der Eiterungen oder an das schleimig-eitrige Sekret. In einem 1½ Zoll weiten Abscess des Hauptgallengangs bei Syphilis fand ich eine wallnussgrosse Breimasse der Art in Uebergang zu festerer Versteinerung.

[Steine der Gallenblase.] Die Steine der Gallenblase entstehen höchst selten als Inkrustationen um fremde Körper. So führt Bouisson eine Nadel und einen Kern von Blutkoagulum an. Bei einer 68jähigen Frau, welche sehr viel Spulwürmer im Magen und Gallengängen hatte, fand Lobstein einen solchen auch im Choledochus als Kern eines Gallensteins. Beim Ochsen sollen inkrustirte Leberegel der Blase häufiger vorkommen. Kundmann, der als ziemlich zuverlässiger Beobachter die Leberegel beiläufig wohl kannte, fand bei einem 56jährigen Mann mit Quartana und dunklem Ikterus in der Gallenblase eine leichte, brüchige, pomeranzenfarbige, pflaumengrosse Steinmasse, in deren sinuösen Höhlen sich noch nach 24 Stunden ein Wurm bewegte (Seltenh. d. Natur. Bresl. 1737. S. 908.).

Abgesehen von diesen seltnen Fällen entstehen alle Blasensteine direkt aus einem Katarrh, dessen Schleimsekret durch Zersetzung zu Kalk-, Galle- und Cholestrin-Niederschlägen führt. Die erste Anlage jedes Steins, seine Kern-Masse, entsteht ebenso wie seine spätere Wachsthumsmasse aus Schleimstoff; niemals ist die Entstehung des Kerns anders begründet, als das weitere Wachsthum.

Bei der allgemeinen Darstellung der Geschichte der Concretionen wurde schon gezeigt, dass der steinbildende Blasenkatarrh wesentlich ein solcher ist, welcher lange Zeit mit periodisch alternirender Intermittenz besteht. — Ein einmaliger akuter Blasenkatarrh, wie er bei Typhus, Cholera u. dgl. häufig ist, wird nicht zur Steinbildung führen, ausser bei chronischem Nachkatarrh der Gallenwege; denn die bei einmaligem Katarrh entstehenden gallertartigen Schleimklumpen werden, wenn sie nicht bald durch einen neuen Katarrh vergrössert werden, durch Resorption und Verschrumpfung schnell so verkleinert, dass sie nicht in der Blase zurückbleiben können, sondern ausgestossen werden. — Der Mechanismus des Wechselkatarrhs der Gallenblase besteht wesentlich darin, dass ein continuirlich bestehender, geringer, durch keine Krankheits-Symptome sich verrathender Katarrh der Lebergänge und des Choledochus sich auf die Gallenblase verbreitet, dann durch Anschwellung des Cysticus sich in der Blase abschliesst und so periodisch wird; jeder Anfall von Blasenkatarrh gelangt zu einem akuteren Maximum, bis er wieder heilt, der Blasengang sich wieder öffnet und ein neuer Anfall aus dem noch fortbestehenden Katarrh des Hauptgallengangs entsteht.

Jeder einzelne Anfall eines Blasenkartarrhs verläuft in folgender Art: die Schleimhaut schwillt an, verschliesst daher den *Ductus cysticus* ganz, die ganze Blase sehr geröthet. Die Blase war mit Galle gefüllt, von jetzt an dringt keine Galle mehr ein, dagegen wird durch reichliches Schleimsekret die Blase bis zum Maximum der Spannung ausgedehnt. Jetzt entstehen in dem stagnirenden Blaseninhalt allmählig Zersetzungen, ähnlich wie die Gährung in jedem stagnirenden Urin, namentlich bei Harnblasenkatarrh.

In dem primär alkalischen Sekret der Blase zeigt sich zunächst in einem ersten Zersetzungs-Stadium als ein auch in Leichen völlig beweiskräftiges Merkmal saurer Reaktion eine Farbenveränderung in Smaragd- oder Grasgrün, anstatt des normalen Braungrün oder Gelbbraun; da in der Galle die Diagnose mit Lakmus unzuverlässig ist, so ist diese eigenthümliche und deutliche Farbenveränderung sehr wichtig, ebenso wie die Farbe bei grünem Erbrechen und Stuhlgang nur von saurer Reaktion abhängt. Hiebei ist der grüne Farbstoff grossentheils noch wässrig gelöst, daher die gleichzeitig vorhandenen Flocken von gehacktem Schleim farblos, das Ganze hellgrün milchig. Gleichzeitig entsteht auch eine unlösliche grüne Verbindung, mikroskopische, unregelmässige Klümpchen, zum Theil grüne Färbung in Epitelien; ausserdem sieht man mikroskopische Fettnadeln und Cholestrintafeln. — In höchst seltenen Fällen bleibt ein schleimiger Gallen-Niederschlag in dieser Art längere Zeit grün, so dass primäre grüne Steinschichten entstehen; meistens geht das grüne Stadium des Katarrhs nothwendig in rothe Umwandlung über.

Auf der Höhe des Katarrhs entsteht theils mechanisch durch den Exsudatdruck und die Spannung der Blase, theils chemisch durch den Umschlag des Sekrets zur alkalischen Reaktion im zweiten Zersetzungs-Stadium eine Rückbildung des Katarrhs. — Der Inhalt zeigt sich jetzt als eine gelbrothe oder etwas bräunliche, flockige Flüssigkeit, mit vielen kleinsten und bis erbsgrossen, sagoartig halbdurchsichtig weichen Gallertklümpchen, selten zugleich mit einem eigenthümlichen weissen Bodensatz. Die mikroskopische Untersuchung zeigt Folgendes: 1) Die Grundflüssigkeit ist völlig klar und farblos, so dass bei dieser Zersetzung aller Gallenfarbstoff zugleich mit dem Gallenharz und Schleim ausgefällt ist. 2) Als rein krystallinische Sedimente finden sich feinste Margarinnadeln sporadisch und in Garben und Bündeln, ferner seltne grosse dicke Cholestrintafeln, einzelne tonnenförmige Krystalle von kohlensaurem Kalk, endlich eigenthümliche farblose Säulen eines anorganischen Salzes. 3) Eine grosse Zahl abgestossener Epitelzellen, meist tief gallengelb infiltrirt und zwar entweder homogen oder meistens entschieden körnig, zum Theil mit sehr deutlicher Betheiligung von Kalk, einzelne feinkörnig kalkig. Diese Epitelzellen in verschiedenen Zuständen von Verkalkung und Auflösung. 4) Selten finden sich zugleich andre, mehr bauchige Zellen, jede an einer Stelle mehrere kleine oder meist eine grössere kuglig geschichtete, braune Concretion von der Grösse eines Eiterkörperchens enthaltend, als zierlichen Diminutiv-Gallenstein, aus Kalkfarbstoff bestehend. 5) Die Hauptmasse der körnig-flockigen, weichen Sedimentmassen besteht aus halb oder ganz zerfallenen Epitelzellen und einer formlos bröckligen, wolkigen Schleim-Pigment-Kalk-Verbindung von gelbrother, zum Theil ziegelrother Farbe, hier und da mit Einschlüssen von fetttropfartigen farblosen Kugeln, braunen Gallenharz-Tropfen. 6) Sehr gewöhnlich finden sich einige wenige kleine concentrischschalige Linsenkrystalle von kohlensaurem Kalk. Zahlreich finden sich diese gelegentlich, wo sie ein weisses Sediment der Blase bilden. Dann lässt sich zum Theil deutlich erkennen, dass ihre Anfänge in der unter Nr. 4. erwähnten Art in Zellen entstehen. Diese Concretionen finden sich in merkwürdiger Mannigfaltigkeit verschiedenster sonderbarer Formen bis zu $^1/_{50}$ Linie Durchmesser. Die kleineren rund kuglig, die grösseren immer mehr linsenförmig flach, gelegentlich mit abweichender Form, wie Lupinen-Samen und Fleischpastetchen oder Andeutungen von Navikula- und Citronen-Form; alle sind sehr zierlich und regelmässig (nach den Sekretions-Perioden) geschichtet, wie Stärkmehlköner, die grösseren zeigen ausserdem vom Mittelpunkt aus mehr oder weniger weit hin sehr scharfe strahlige Zeichnung; chemisch bestehen die kleineren Bildungen aus Kalk mit viel organischer galliger Substanz, die grösseren enthalten mehr Kalkbase. — Nicht selten sind viele derartige Steinchen zu grossen Gruppen verklebt. — Von den gelbbraunen platten Concretionen finden sich seltene Uebergänge durch hellgelbe Färbung zu rein farblosen, navicellenförmigen Steinchen rein aus kohlensaurem Kalk, dem Kalkstaub der Froschnerven zum Theil ähnlich, $^1/_{500}$ bis $^1/_{50}$ Linie gross, sehr regelmässig citronenförmig mit 2 Polen geschichtet und zugleich zuweilen mit Andeutung einer Centralhöhle. — Dieser Stadium des Blasenkatarrths ist demnach stets mit Niederschlag von etwas Kalk verbunden, gelegentlich starkes Kalksediment. Offenbar besteht das Wesentliche dieser ganzen Zersetzung darin, dass durch die alkalische Gährung alle Gallensteinbestandtheile unlöslich wurden. Der Schleim namentlich wird durch chemische Verbindung mit Salzen und besonders mit kohlensaurem Kalk, zu einer gallertartigen, schwerlöslichen Masse; während ohne diese alle übrigen Sedimente keinen festen Zusammenhang erhalten und pulverig bleiben, also nach Wiedereröffnung des Blasengangs ausgestossen werden würden, so nimmt dagegen diese Schleimgallert alle anderen Sedimente auf und ballt sich zu Klumpen. — Die Anfangs unförmlich wolkigen, sehr weichen Gallertklümpchen werden bei längerer Aufbewahrung dichter, kleiner, runden sich ab, wie in der Pillenmaschine.

Derartigen Zustand des Gallenblasen-Katarrhs findet man nicht selten in Leichen von Typhus, Tuberkulose u. A. ohne Steine. Es scheint der Katarrh oft vorzukommen ohne Steinbildung. Sobald der Blassenkatarrh sich mässigt, so eröffnet sich der Blasengang wieder; alle kleineren Gallertklümpchen werden alsbald entfernt, nur die grösseren werden zurückgehalten; von da an tritt neue Galle hinzu und aus ihr findet fortdauernd neuer Niederschlag von Kalk, Gallenfarbstoff und namentlich Cholestrin in die Gallertmassen statt, so dass diese ganz zu Steinchen verhärten. Dabei werden die Steinchen offenbar auch während des katarrhfreien Intervalls etwas vergrössert, verdickt durch endosmotische Intussusception von Niederschlag; hierbei wird, wie es scheint, allmählig von aussen nach innen die primär gelbrothe Gallertmasse durch immer stärkern Absatz von Pigmentkalk dunkelbrauner und derber. Doch müssen sich die bis jetzt gebildeten Gallertklumpen oder Steinchen schliesslich nothwendig verkleinern und aufgelöst oder ausgestossen werden, können nicht zu Kernen grösserer Steine werden, wenn nicht unter neuem Katarrh immer neue Appositions-Schichten entstehen.

Wahre dauernde Steinbildung erfolgt, sobald von den im ersten Katarrh gebildeten Gallertkugeln eine oder mehrere zurückgehalten wurden und neue Katarrhe hinzutreten. Dann findet man wieder denselben grünen und später ziegelroth sedimentirenden Inhalt, röthlichbraune Gallertkugeln von frischer Bildung frei in der Flüssigkeit. Daneben kleine Steine von $^1/_4$ bis 2 Linien Dicke, welche schon früher gebildet waren, alle ziemlich weich noch und zerdrückbar aus einer mehr oder weniger grossen Zahl von Schichten bestehend. Derartige kleine Steine sind dann mit einer neuen Appositionsschicht aus dem letzten Katarrh bedeckt; sie bilden hauptsächlich die festen Centra für Ablagerung der gelbrothen Gallert, welche als weicher Belag den Stein unvollkommen oder ringsum bedeckt. Nach Aufhören des Anfalls versteinert auch die neue Schicht, von da an immer neue Appositionsschichten.

In der so geschilderten Art erfolgt das weitere Wachsthum der Steine genau in gleicher Art, wie ihre erste Entstehung. Dagegen war es ein verfehltes Bestreben einzelner Schriftsteller, z. B. von Hein, Bramson, die erste Bildung eines Kerns als besonders wichtig und schwer zu erklären zu betrachten und als einen spezifisch anderen physiologischen Akt hinzustellen, anatomisch an jedem Stein ein besonderen Kern nachweisen zu wollen, nach dessen Erklärung dann die weitere Deutung des Wachsthums ziemlich willkürlich und leichtfertig aufgestellt ward. Hein sprach dies extrem dahin aus, dass zwei verschiedene Krankheitsprozesse nöthig seien, einer zur Kern-, der andre zur Hüllen-Bildung. Es ist weiterhin darzustellen, dass der grösste Theil der als primäre Kerne betrachteten centralen Massen nur durch sekundären Metamorphismus entstanden sind; dass also z. B. verkehrter Weise Bramson die primäre Kalkfarbstoffverbindungen vorzüglich im Kern suchte, anstatt umgekehrt in den jüngsten Schichten der Rinde.

Verschiedenheiten in dem Schichten-Wachsthum der Steine zeigen sich darin, dass von vorn herein entweder zahllose Steine oder nur ein Stein entsteht; dies muss in chemischen, feinen Unterschieden der Schleim-Gallert-Masse begründet sein, je nachdem sie sich in eine oder viele Massen ballt; im Zusammenhang damit steht auch zum Theil die weitere Beschaffenheit der Steinmasse, indem z. B. fast nur in Solitärsteinen die eigenthümlich rothbraune Masse mit gelbem Strich vorkommt.

Andere Verschiedenheiten liegen überhaupt in den Schwankungen des Gallengehalts an Versteinerungsstoffen, wonach in verschiedenen Katarrh-Anfällen primär hellere oder dunklere, metallglänzende, cholestrinreiche Schichten entstehen. Hiebei kommen zuweilen regelmässig periodische Abwechselungen vor. In einem Fall bei einem 65jährigen Säufer mit seniler Gehirn-Nekrose fanden sich 1 bis 3 Linien grosse, noch frische, weiche, zahlreiche Steinchen, alle vom Centrum zur Oberfläche hin aus abwechselnden Lagen einer reichlicheren, weichen, gelbrothen und einer dünneren, harten, **braunen** Masse bestehend; an den grössten Steinen waren etwa 10 solcher Doppellagen zu unterscheiden, dabei der innerste Kern überall gelbroth, die Rinde braun; mikroskopisch waren an der dicken gelbrothen Lage keine feineren Primitivschichten zu unterscheiden, sie bestand aus den gewöhnlichen formlosen Elementen der Steinschichten; die braune harte Masse dagegen bestand sehr zierlich aus zahlreichen, feinsten, jaspisartigen Blättchen, welche nach der chemischen Reaktion gegen Säuren viel kohlensauren Kalk enthielten; die braune und die weiche gelbrothe Substanz zeigten keine solche Uebergänge, dass man erstere als Umwandlung aus letzterer ansehen durfte. Nach solchem Vorkommen scheint jeder neue Anfall bald primär weiche, bald festere Schichten-Absätze geliefert zu haben. Andererseits bleibt doch die wesentlich andere Deutung möglich, dass jede primär gelbrothe weiche Schicht während der katarrhfreien Zeit sekundär von aussen her dunklerbraun versteinere, so dass dadurch jede primär einfache Lage in zwei getrennt wird; dieser Deutung widersteht der Umstand, dass jede dunkelbraune Lage aus vielen Primitivblättern bestand.

Die Dicke der von jedem einzelnen Katarrhanfall gebildeten Schicht ist schwer zu bestimmen, scheint zwischen $1/_{20}$ und $1/_{6}$ Linie zu schwanken, so dass in 6 bis 20 Anfällen Steine von 1 Linie Grösse gebildet würden. Jahre lang kann das appositionelle Wachsthum der Steine unter ewigen, symptomatisch nicht bemerklichen Katarrh-Anfällen bestehen, bei fortdauernden Schwankungen in wöchentlichem, monatlichem oder jährlichem Cyclus, indem namentlich im Winter stärkere Zunahme stattfindet. Sobald endlich der Katarrh heilt, so werden auch die Steine nicht vergrössert.

Die weiteren Schicksale der Gallensteine sind theils **äussere** Beziehungen zu der Umgebung, indem sie weiter aus der Blase ausgestossen werden, theils **innere** Umwandlungen, indem die Steine während ihres Aufenthalts in der Blase fortwährendem Stoffwechsel durch Endosmose unterliegen. Zunächst speziellere äussere Beziehungen und Ortsveränderungen der Blasensteine.

[**Hydrops der Gallenblase.**] Häufig führt die Steinbildung in der Blase endlich dahin und beendigt sich selbst damit, dass ein Stein sich im Ausführungsgang einklemmt. Die gewöhnliche Folge ist einfach die, dass von jetzt an keine Galle mehr eintritt; die gerade vorhandene Galle zersetzt sich, dient zum Theil noch zur Vermehrung der Steinmassen, wird übrigens völlig resorbirt, der Inhalt der Blase ganz farblos. Weiter hin enthält die Blase nur farbloses, wässriges Schleimsekret mit mehr oder weniger Cholestrin- und Kalk-Trübung. Bei reichlicher Sekretion wird sie bis zum doppelten und sechsfachen Volumen ausgedehnt, fast bis zu Kindskopfgrösse, mit dünn gespannten, durchsichtigen Wänden, wobei allmählig die Schleimhaut ganz glatt und einer serösen Haut ähnlich wird. Fälle von solchem *Hydrops vesicae felleae* wurden fälschlich als „farblose Galle" beschrieben. Man findet in der ziemlich klaren Flüssigkeit viele in Auflösung begriffene hydropische Epitelialzellen, Cholestrintafeln, Fettkörnchen, Kalkkrystalle u. s. w. Zuweilen ist von vorn herein wenig dickschleimiges, eiterähnliches, stark cholestrinhaltiges Sekret vorhanden. Der normale Ausgang jedes Hydrops der Blase ist zuletzt Resorption des Wassers, die Blase schrumpft eng um die Steine ein, enthält nur wenig dicken Cholestrinbrei, ihre schwartig dicke Wandung erhält fettig-kalkig-atheromatöse Entartung bis zu voller harter Verkalkung mit immer dickeren geschichteten Infiltrationen und Kalkscherben, wobei das Schleimhautansehen völlig verloren geht. Die verschrumpfte Blase ist dann eine kleine Knochenkapsel oder wie bei einem 70jährigen Weib kaum zu finden, indem schliesslich auch die darin enthaltenen Steine sich breiig erweichen und auflösen. — Eine Verwachsung des Cysticus kann auch durch Verschwärung entstehen, wobei der Einklemmungsstein schon vorbeipassirte — (Derselbe Hydrops kann auch ohne Stein-Einklemmung durch Entzündung des *Ductus cysticus* entstehen.). Symptome dieses Hydrops sind oft kaum merklich, die schmerzlose Geschwulst gelegentlich deutlich von aussen zu fühlen. Hülfe wäre nur auf operativem Wege möglich, ist aber meist unnöthig, weil der in Leichen häufig zu findende Hydrops der Blase ein jahrelang gefahrlos stationäres Leiden ist. Obgleich jetzt kein Reservoir für die Galle mehr besteht, die Galle also aus der Leber continuirlich zum Darm abfliessen muss — mit Ausnahme einer einigermassen zum Ersatz dienenden, komplementären Erweiterung des Choledochus und der Gallengänge, welche nie ganz fehlt — so leidet doch die Verdauung niemals merklich, kein vermehrter Appetit u. dgl., das Leiden bleibt unbemerkt bis zum Tode.

Theils von der Einklemmungsstelle des Steins aus, theils auch von der ganzen durch Steine gereizten Blasenschleimhaut aus entsteht zuweilen Geschwürsbildung der Gallenblase; in Folge davon allmählige oder akute *Perforation, meist mit vorausgehender* örtlicher Peritonitis, oft mit Verklebung der Blase an andere Organe, daher mit Fistelbildung nach Magen, Duodenum, Kolon oder Bauchdecken hin, durch welche sich die Steine entleeren.

In seltenen Fällen bilden sich bei Steinen der Gallenblase sinuöse Aussackungen, erbsen- bis kirschgrosse Divertikel, welche schliesslich enghalsig werden können, so dass der eng von ihnen umschlossene Stein ganz ausserhalb der Blase zu liegen scheint; niemals jedoch obliterirt der Divertikelhals gegen die Blase hin ganz. Die Divertikel entstehen besonders an Stellen, wo durch Entzündung die Muskelbewegung gelähmt war, an Geschwürsnarben u. dgl. Ob Divertikel auch ohne Steine entstehen können, wie an der Harnblase, ist zweifelhaft.

[Stein-Verschluss des *Ductus choledochus*.] Wenn Blasensteine über den *Ductus cysticus* hinaus in den Choledochus gelangten, so gehen sie unter Kolikschmerzen entweder in das Duodenum ab, oder bleiben dicht vor der Ausmündung des Choledochus in dem schräg durch die Darmwand verlaufenden Stück eingeklemmt. Gelegentlich verstopft eine ganze Reihe von Steinen den Choledochus und dann vielleicht auch die Lebergänge; die Gallenblase selbst entleert sich, während die durch Stauung erweiterten Lebergänge Alles aufnehmen; hier darf man nie glauben, dass die polyedrischen Steine in den Lebergängen selbst entstanden seien. Nur unregelmässig breiige neue Versteinerungen entstehen jetzt zum Theil als Verklebungsmasse der Steine. Selten etwa nimmt der Choledochus gar keine Steine auf, sondern ist wulstig verengt und leer, wie in einem Fall von Andral, während die erweiterten Lebergänge voll von Steinen waren, die Blase in die Bauchhöhle perforirt.

Die Folgen sind Anstauung der Galle bis in die letzten Lebergänge, Erweiterung derselben bis zu äusserster, schmerzhaft unbehaglicher Spannung, endlich Ueberwindung ihrer Exosmose-Sufficienz mit Nachlass des subjectiven Spannungs-Gefühls und schnell zunehmendem Ikterus. Wenn der Stein nicht ganz schliesst und Galle noch an sich vorüberfliessen lässt, kann dieser Ikterus mit gelegentlichem Erbrechen, Verstopfung, thonigem Stuhl zur Abwechslung mit Durchfall, Monate lang andauern; in chronischem Verlauf erweitern sich alle Lebergänge bis zu kleinsten Verzweigungen ausserordentlich, finger- und federspulendick, während durch Druck das Leberparenchym atrophisch wird (wie bei Hydronephrose). Schliesslich ist nicht allzu seltener Ausgang die Vereiterung der letzten Zweige der Gallengänge, mit Bildung von 30 bis 40 erbsgrossen Abscessen voll primär ikterischen Eiters, lokale Peritonitis auf ihnen, Verklebung, gelegentlich Berstung in die Bauchhöhle mit heftigerer Peritonitis. Diese kann chronisch so verlaufen, dass immerfort die Bauchorgane plastisch verkleben, während das aus dem Gallengang-Abscess aussickernde Sekret sich zwischen Netz, Därmen, Magen, Milz, Zwerchfell und Bauchwand langsam eine mehr oder weniger breite, schmutzigrothe, gelbliche oder grasgrüne Strasse der Ausbreitung bis in's kleine Becken hin bahnt; dabei hier und da grosse abgesackte Peritonäalräume voll gallig citriger Flüssigkeit.

Bei längerer Einklemmung des Steins im Choledochus entsteht zuweilen Verschwärung und Durchbruch des Steins nach der Bauchhöhle oder Duodenum und Magen.

Der unvollkommene oder vollkommene Verschluss des *Ductus choledochus* ist demnach in vieler Beziehung gefährlich. Mit inneren Mitteln ist wenig gegen das Leiden zu thun, nur schmezlindernd, krampfstillend. Chirurgisch ist von grosser Wichtigkeit als oft einziges Rettungsmittel die Eröffnung der durch Stauung ausgedehnten Gallenblase, nach ihrer vorherigen plastischen Verklebung mit der Bauchwand durch ein Causticum. Hiedurch allein kann die schliessliche Berstung des Choledochus, der Blase oder der Lebergänge verhütet werden; es mag nach Umständen lange Zeit eine Gallenfistel bleiben; indem dann keine Galle mehr zum Darm gelangt und zur Verdauung verwandt wird, entstehen Verdauungsbeschwerden, doch das Leiden bleibt gefahrlos. Zwei Fälle von glücklicher Heilung in dieser Art beschrieb Fauconneau-Dufresne.

[Gallensteine im Darm und Koth.] Nach dem Darmkanal hin gelangen nicht selten kleine Steine ohne falsche Wege, durch den erweiterten Gallengang, grössere Steine aber nur durch Fistelöffnungen nach dem Magen, Duodenum oder Kolon hin. Man hat den Abgang taubenei- und selbst hühnereigrosser, bis 1 Unze schwerer Steine mit dem Koth beobachtet, nach mehr oder weniger langer Kolik, mit oder ohne Ikterus, Kothbrechen u. s. w. Nie gehen dergleichen Steine durch den unversehrten Gallengang. Uebrigens heilt der perforative Abgang ziemlich oft. Vom Magen aus werden sie erbrochen, vom Kolon aus einfach mit dem Koth entleert. Vom Duodenum aus gehen sie gelegentlich ohne Mühe ab, in anderen Fällen bewirken sie Einklemmung im Dünndarm oder auch im Dickdarm, akuten Ileus, Entstehung eines grösseren Darmsteins, worin der Gallenstein als Kern bleibt. Bei einer 70jährigen Frau fand ich einen fast wallnussgrossen Stein in der durch eine linsengrosse Oeffnung mit dem Duodenum kommunizirenden Blase, deren normaler Ausführungsgang übrigens obliterirt war und welche nur wenig Schleim enthielt; der Dünndarm zwar übrigens normal, aber mit zahllosen, bis haselnussgrossen, erworbenen Divertikeln versehen, welche vielleicht entstanden waren in Folge des Durchgangs eines zweiten grossen Gallensteins durch den Darm mit vorübergehendem Ileus und Lähmung der Darmwände. Zahlreiche Fälle mit ihrer Komplikation finden sich bei Fauconneau-Dufresne (De l'affection calculeuse du foie. Paris 1851.).

[Stein-Durchbrüche.] Abnorme Durchbrüche von Steinen kommen vor meist aus der Gallenblase, seltner aus dem *Ductus choledochus*. Wenn die durch Steine verschlossene Blase in Verschwärung geräth, so verwächst ihre Peritonäalfläche mit den Nachbartheilen und so kommen Fisteln zu Stande. Aus diesen Fisteln entleert sich immer das angesammelte Eitersekret; häufig aber bleibt der Stein in der nun zusammenfallenden Blase zurück, die Blase behält ihre abnorme Ausmündung, während der *Ductus cysticus* ganz obliterirt.

Selten ist die Perforation nach dem Magen hin, wie Baillie und Weber davon Fälle beschrieben (fälschlich sie für angeborne Kommunikation haltend, die nie in solcher Art vorkommt). Das Leiden ist daran zu diagnostiziren, dass nach lange Zeit vorausgehenden Symptomen von einfach chronischer Gastritis bei schliesslichem Ikterus endlich plötzlich Gallenbrechen eintritt, welches länger anhält, während die Galle im Stuhl fehlt, wie Andral einen Fall von einem 63jährigen Mann erzählt, mit Ausgang in Heilung (Clin. méd. 4. éd. t. 2. p. 347.). Nach Ausstossung des Steins bleibt meistens ein Fistelgang zurück, doch fand ich auch bei einer 52jährigen, an Schwindsucht gestorbenen Frau die Gallenblase zu haselnussgrossem Säckchen verschrumpft und durch einen dicken, festen, soliden Narbenstrang an eine tief eingezogene Stelle des Magens dicht über dem Pylorus festgeheftet.

Am häufigsten erfolgt Durchbruch in das Duodenum, entweder von der Blase aus oder aus dem Hauptgallengang. Im letzteren Fall kann nach Ausstossung des Steins der Kranke dennoch an den Folgen des früheren Gallenverschlusses sterben, an Berstung eines Lebergangs in die Bauchhöhle u. dgl. Die mehr als 4 Linien dicken Steine gehen meist auf diesem Wege ab, zum Theil also sehr grosse Steine; von taubeneigrossen Steinen ward mehrmals weiterhin Ileus durch Einklemmung im Dünndarm beobachtet, ebenso z. B. von Puy-Roger durch Einklemmung zahlreicher verklebter Gallensteine. In einem Fall von Brayne war einer Frau vor $1\frac{1}{2}$ Jahren ein $1\frac{1}{8}$ Zoll dicker Stein abgegangen; man fand bei der Sektion den Fistelkanal zwischen Blase und Duodenum zur Dicke einer Rabenfeder verkleinert. — Die Verdauung leidet bei diesen Fehlern nicht, ausser bei Ileus.

Selten entsteht Kommunikation der Blase mit dem Kolon. Hier hat die volle Elimination des Steins keine Schwierigkeit, die Blase obliterirt hinterdrein, ein Abfluss der Galle direkt nach dem Kolon hin wird nie aus der Blase stattfinden, wie dies in einem unvollkommen untersuchten Falle von einer 72jährigen

Frau Günsburg vermuthete. Der Fehler wird durchaus ohne Nachtheil bleiben, ohne Störung der Verdauung.

Durchbruch von Steinen nach den Bauchdecken hin und besonders nach dem Nabel ward in seltnen Fällen gesehen. Walter erwähnt drei Fälle von 60 bis 70jährigen Frauen mit chronischem oder akutem Durchbruch von 2 bis 70 Steinen; ebenso erwähnt Büttner die Entleerung von 38 Steinen nach dem Nabel hin. Nach Entleerung der Blase wird sie in seltnen Fällen wieder gangbar werden können, meistens vernarben. In einem solchen Fall von Monro (Morbid. anat. of the gullet. 1811. p. 313.) entstand bei einer Frau 8 Monat nach dem Beginn von Verdauungsbeschwerden eine Geschwulst am Nabel, welche punktirt ward und Eiter entleerte; binnen 14 Tagen noch 2 spontane Durchbrüche in der Nähe; erst 18 Monate später entleerten sich spontan die Gallensteine; jetzt kamen Speisen, Luft, Koth und Eiter gleichzeitig, nebst viel Galle, dabei weisse Stühle.

Ausserdem können von der Gallenblase aus Eitersenkungen mit Steinen nach verschiedenen Richtungen gehen. — Nach Columbus starb Ignatius von Loyola an Gallensteinen, welche von der Blase aus zur Pfortader durchbrachen. Einen ähnlichen Fall beschrieb Deway von einer geistesschwachen 47jährigen Frau: vor 8 Jahren lange Zeit Tertianfieber mit Brechen und Durchfall, seit 7 Jahren Schmerz der Leber und Ikterus, zuletzt Verstopfung, heftigster Ikterus; bei der Sektion fand sich die Gallenblase fast vernarbt, einen nussgrossen Stein enthaltend, der Cysticus obliterirt; die Pfortader enorm erweitert, im Hauptstamm ein grosser, braunschwarzer, geschichteter, cylindrischer Körper, welcher aus Cholestrin, Farbstoff, Gallenharz, Pikromel, Magnesia-Salzen bestand; die Leber klein, weich, grün; es bleibt zweifelhaft, ob dies ein ausgewanderter Blasenstein war, oder ein durch Pylephlebitis entstandenes Venengerinnsel, welches bei dem langdauernden Ikterus nicht wie gewöhnlich verkalkte, sondern durch Gallenstoffe versteinerte (Gaz. méd. de Paris. 1843. — Auszug bei Fauconneau-Dufresne a. a. O.).

Was die näheren Verhältnisse der Gallensteine an sich

betrifft, so ist hier Zahl, Grösse, Struktur, Stoffwechsel, Eintheilung derselben in Arten zu erwähnen.

[Zahl. Grösse. Form.] Die Zahl der Gallensteine steht im Allgemeinen in umgekehrtem Verhältniss zur Grösse. Bestimmte eigenthümliche Fälle, deren nähere Bedingungen noch unbekannt sind, haben die Bildung eines einzigen solitären Gallensteins zur Folge; welche bei den Arten der Gallensteine näher zu beschreiben sind. Dieser wahre Solitär ist wesentlich zu unterscheiden von der allgemeinen Verklebung vieler Steine zu einem Klumpen. Anstatt eines solitären Steins sind zuweilen auch 2, 3 vorhanden. Gewöhnlich finden sich gleichzeitig 20 bis 40 polyedrische Seine. Zuweilen unzählige kleine Steine, wie denn Hoffmann bei einem seit 20 Jahren mit Steinsymptomen behafteten Manne bis 3646 zählte, und in Otto's Sammlung zu Breslau ein Fall von 7802 Steinen ist.

Wo mehrere und viele Steine beisammen sind, haben sie fast immer, wie Sömmering zuerst bemerkte, völlige Aehnlichkeit und zeigen dadurch, dass sie gleichzeitig entstanden. Alle Eigenthümlichkeiten der einzelnen Schichten, wie sie den täglichen und monatlichen Schwankungen der Gallensekretion entsprechen, wiederholen sich in gleicher Folge in allen Steinen. Doch kommen in derselben Blase auch unähnliche Steine vor, wie davon Walter viele Beispiele erwähnte. In einem Fall fand er bei einer 35jährigen Frau einen taubeneigrossen, rein strahligen Cholestrinstein, neben 23 kleinen, eckigen geschichteten Steinen; offenbar datirte der grosse Solitär aus einem weit früheren Alter, wonach eine Zeit lang Stillstand der Steinbildung, dann neue Bildung der kleinen Steine. Hein fand unter 632 Fällen 28 mit ungleichen Steinen. Es finden sich namentlich einzelne grössere Steine von anderem Bau neben zahlreichen kleinen; zum Beweis, dass ein zweiter Nachschub neuer Bildung von Steinen stattfand. — Vorzüglich von den vielfachen Steinen nahm Hein an, dass sie aus den Lebergängen in die Blase einwanderten, weil man durchaus nur annehmen könne, dass in der Blase nur ein Stein auf einmal sich bilde; doch ist dies unrichtig.

Die Grösse der Gallensteine ist bedeutend bei Solitären, welche zum Theil die ganze Blase ausfüllen als lang-eiförmigcylindrische Massen bis 3 Zoll lang, 1¼ Zoll dick, bis eine Unze schwer; in einem Fall von J. F. Meckel (1755) 5 Zoll lang, mit 4 Zoll Umfang.

Die Form der Gallensteine geht immer von der Kugel als selbstständiger Grundform aus. Von ihr leiten sich weiter theils active, theils passive Formen ab. Passiv in Folge der äusseren Form und Muskelbewegung der Blase werden solitäre Steine später mehr oder weniger oval oder cylindrisch, gelegentlich mit knieförmiger Biegung nach einer Verziehung der Gallenblase. In gleicher Art erhalten je 2 oder 3 und 4 Steine in der Blase zusammen etwa die Form eines zerbrochenen, eiförmigen Cylinders mit Schliffflächen der Berührungs-Facetten. Bei Anwesenheit sehr vieler Steine in der Blase entstehen vieleckige Formen, zuweilen alle Steine unregelmässig polygonal, in anderem Fall überwiegend regelmässige Würfel, oder regelmässige Tetraeder. — In obliterirten Gallenblasen verkleben oft mehrere oder alle Steine zu einer gemeinsamen Masse, oder zu einem einzigen „vielkernigen" Stein.

Active, aus inneren chemisch-physikalischen Verhältnissen der Steine hervorgehende Entwicklung eigenthümlicher Form kommt namentlich den Cholestrin-Maulbeersteinen, den pfefferkornartigen Pigmentsteinen und vielleicht den moosartigen Kreidesteinchen zu. Bei den Cholestrin-Maulbeeren ist die warzige Form Folge des Metamorphismus mit Aufquellung und Krümmung der Schichten. Bei den schwarzen Pigmentsteinen scheint der zackigen Form eine Krystallisationstendenz zu Grunde zu liegen.

Das absolute Gewicht der Gallensteine verliert an Wasser durch Trocknen ⅕ bis ½, während zugleich centrale Klüfte sich erweitern und neu entstehen. — Das spezifische Gewicht ist immer grösser als das des Wassers, da auch das Cholestrin schwerer als Wasser ist; scheinbare Ausnahme, dass Steine schwammen, rührten nur von Luftaufnahme beim Trocknen her.

[Struktur.] Alle ächten Gallensteine haben primär eine horizontal geschichtete Struktur nach Art der neptunischen Ablagerungen der Erde. Jede Schicht besteht aus einer wesentlich formlosen Mischung von Schleim, Kalk, Farbstoff, Cholestrin, dabei einige deutlich nachzuweisende Reste von eingeschlossenen Epitelien, den organischen Ueberresten in geologischen Schichten entsprechend. — Die geschichtete Struktur wird allmählig durch die Rückbildungs-Tendenz in den Steinen in eine krystallinisch-vertikale, strahlige verwandelt. — Zwischen diesen Extremen der Struktur finden sich in jedem Stein Uebergangs-Formationen.

[Metamorphismus.] Die primär rein horizontalen, derben Schichtungsmassen der Gallensteine haben wesentlich keine krystallinische, anorganische, sondern formlos organische Struktur. Sobald die Schichten fertig gebildet sind, macht sich eine Desorganisations-Tendenz weiterhin immer mehr bemerklich. Sie wirkt theils durch Auflösung und Resorption, theils durch Bildung einer meist senkrechten, zuweilen wagrechten Krystallisation, endlich durch senkrechte Zerklüftung. Aus den Schichtenformationen werden viele Theile ausgelaugt, dadurch wird der ganze Bau poröser, oder an die Stelle des Aufgelösten wird neue andere Krystallmasse ablagert; in allen älteren Schichten wird immer mehr Farbstoffkalk durch den endosmotisch eindringenden Ueberschuss von Natron wieder zersetzt, gelöst und ausgelaugt, an seine Stelle aber meist um so mehr Cholestrin abgelagert, als Verdrängungs-Ersatz-Masse oder als Lückenbüsser. So herrscht hier ein fortdauernder Stoffwechsel und Metamorphismus. Diese Desorganisation erscheint der Räumlichkeit nach entweder als eine primär centrale und centrifugal fortschreitende oder als peripherische, centripetale; in beiden Fällen lässt sich wieder eine horizontale perlglänzende und eine radiale strahlige Krystallisation des Cholestrins unterscheiden, erstere häufiger bei der peripherischen, letztere bei der centralen Entartung. — Ausser diesem Verdrängungs-Metamorphismus giebt es keinen wesentlich anderen in Gallensteinen; namentlich ist die Annahme von Jäger (Meckel's Archiv. 1832. S. 66.) unstatthaft, dass alle Gallensteine sich zum Theil in Kohle verwandeln.

[Centrale Entartung.] Die centrale Entartung findet sich unbedingt und mehr oder weniger stark in allen Steinen, wachsenden oder stillstehenden. Die Krystallisations-Tendenz des Cholestrins tritt dabei besonders senkrecht hervor, doch auch wagrecht nicht selten. In den jüngsten, braunen, peripherischen Schichten sind die Elementarstoffe formlos körnig, enthalten viel Schleimstoff und Farbstoffkalk, wenig unkrystallinisches Cholestrin. In den tieferen Schichten lagert sich immer mehr Cholestrin ab; zunächst bildet sich meistens in jeder Schicht der Gegensatz aus, dass ihr Hängendes brauner, primärer bleibt, ihr Liegendes aber viel Cholestrin aufnimmt. Hierbei entsteht nicht selten eine horizontale Krystallisation, theils mitten in der formlosen Grundmasse, theils vorzüglich zwischen den Schichten, — nach Art der concentrisch geschichteten Cholesteatome, wo die Schichtung durch Epidermis-Zellen bedingt ist und dadurch ebenfalls Perlglanz entsteht. Gelegentlich sammelt sich im Liegenden und im Zwischenraum zur nächstunteren Schicht soviel Cholestrin an, dass förmliche Lager entstehen. Blättert man hier die Deckschichten ab, so erscheint die Oberfläche solcher Cholestrinlager durchaus perlglänzend; man kann aus verschiedenen Epochen der Steinbildung perlglänzende Umwandlungs-Formationen unterscheiden.

[Senkrechte Krystallisation des Cholestrins.] Während die horizontale Krystallisation mehr ausnahmsweise vorkommt, so ist es dagegen ein nothwendiger und nie fehlender Vorgang bei der stärkeren Cholestrin-Ablagerung, dass sich die Krystalle immer mehr senkrecht radial stellen. In feinen Durchschnitten der etwas älteren, sich umwandelnden Schichten von mässig harter Gallensteinmasse lässt sich mikroskopisch meistentheils deutlich erkennen, dass die feine horizontale Schichtenstreifung von einer senkrechten Streifung durchsetzt wird, ähnlich wie in der glatten Oxalformation der Harnsteine. Deutlicher zeigt sich dies an Durchschnitten für das blosse Auge und die Lupe. In den bräunlichen, homogen körnigen Schichten bilden sich immer bestimmter senkrechte Strahlensysteme von weisslichen, flimmernden Cholestrin-Krystallen aus, in der blättrig verästelten Zeichnung von Eisblumen u. dgl. Während hier immer mehr senkrechtes Cholestrin abgelagert wird, wird immer mehr unlöslicher Farbstoff-Kalk resorbirt, die ganze Masse weisslicher; so sieht man die radiale Streifung in den tiefen Schichten immer überwiegender werden, doch bleibt die horizontale Schichtung bis zu einer gewissen Gränze noch überwiegender Hauptcharakter. — Alle diese Massen, worin primär horizontale und sekundär radiale Struktur sich durchdringen, stellen die Uebergangs-Formationen zwischen reiner Schichtung und reiner Strahlung dar, die Uebergangssubstanz in Walter's Concrementa corticata. — Da die primäre Schichtenbildung ein einmaliger Akt ohne Selbsterhaltungs- und Regenerations-Vermögen war, der sekundäre Metamorphismus aber durch Krystallisation diesen fortwährend aufzuheben sucht, so muss schliesslich in jedem Stein nothwendig irgend einmal die Schichtung völlig durch die Krystallisation überwunden werden. Der Ausgang ist dann in Bezug auf die Struktur ein doppelter, entweder in Erweichung und Zerfallen, oder in solid strahlige Krystallisation, Beides gegen die mit noch deutlicher Schichtung versehene Formation scharf abgesetzt. Genau genommen dürfen die beiden Ausgänge in Erweichung und solide Krystallisation nicht coordinirt werden, sondern die Erweichung ist fast nothwendige Durchgangsstufe zu der höheren Entwicklung neuer Krystallisation; die Erweichung bleibt oft auf ihrer niederen Stufe stehen, andererseits kommt gelegentlich direkte strahlige Krystallisation ohne vorherige Erweichung vor.

[Centrale Erweichung.] Wenn die Radialstreifung in der geschichteten Formation und namentlich gleichzeitig die weiter zu erwähnende senkrechte Zerklüftung zu stark überhand nahm, so zerfällt zunächst immer das Ganze in einen mehr oder weniger flüssigen oder dicken, oft ganz torfartig festen Brei, welcher selbst zu einer steinharten Conglomerat- oder Breccienmasse versteinern kann. Der dunkelbraune Brei besteht meist aus unregelmässigen Farbstoffkalk-Körnern mit grossen Cholestrin-Krystallen, daneben Büschel von Magarin-Nadeln sehr gewöhnlich, seltner einzelne Krystallbildungen von kohlensaurem Kalk u. dgl. Allen diesen breiig oder hart krystallinisch gemischten Formationen entsprechen im geologischen Stoffwechsel die krystallinisch-breiigen, plutonischen Gesteine Granit, Porphyr u. s. w. — Oft ist das ganze Centrum der Steine in dieser Art erweicht: die Erweichungshöhle ist seltner rundlich höckerig begränzt, meistens vielmehr von zackiger Form, wie das Knochenkörperchen und Drusenhöhlen, mit vielen spaltigen Ausläufern von Klüften. Die Ausfüllungsmasse hat verschiedene Farben, gelb, rothgelb, braun, schwarz, selten grünlich. Die älteren Autoren haben dergleichen Erweichungshöhlen oder negative Kerne gelegentlich als frische Galle betrachtet, welche von Steinschichten eingekapselt sei. Solche Erweichungshöhlen sind es namentlich, welche beim Eintrocknen der Gallensteine sich mit Luft füllen, so dass dann die Steine auf dem Wasser schwimmen. Diese Erweichung der Gallensteine gleicht wesentlich der centralen Nekrose-Erweichung in jedem Abscess, in Krebs, Fibroid, Enchondrom u. s. w. Je älter die Steine werden, desto mehr schreitet die centrale Erweichung zur Peripherie vor, kann nach Umständen zur völligen Auflösung der Steine beitragen; während des äusseren Appositions-Wachsthum wird auch die centrale Höhle grösser.

[Centrale Krystallisation.] Innerhalb des Erweichungs-Breies kommt früher oder später, je nach dem Cholestrin-Reichthum eine neue, reine, solide Krystallisation zu Stande, bei welcher jede Spur der alten Schichtenstruktur ausgeschlossen ist; sie beginnt nothwendig zuerst im Centrum oder ältesten Theil des Steins und nimmt eben deshalb ein radiales Wachsthum an. Der Vorgang erscheint hauptsächlich als ein Process des Umkrystallisirens. Irgend eine Gruppe von Cholestrin-Krystallen im Centrum erlangt ein Uebergewicht und dient weiterhin als Stock und Kern, an welche alle übrige Cholestrinmasse anschiesst; zu Gunsten dieser mächtigen Krystalle lösen sich die zerstreuten kleinen Krystalle der Uebergangs-Formation und Breimasse wieder auf, um hier assimilirt zu werden. Sehr selten scheint diese reine Krystallisation direkt und unmittelbar in Uebergängen aus der obengeschilderten Uebergangsformation hervorzugehen, indem die Schichtung allmählig verschwindet, doch zeigt sich zuweilen auch ein allmähliger direkter Uebergang, wie derselbe bei der centripetalen Cholestrin-Metamorphose ganz gewöhnlich vorkommt. Jene Vorläuferschicht von Erweichungsmasse ist in verschiedenen Steinen bald breit, bald schmal zu finden, wie es einer langsamen oder einer schnellen Umkrystallisation entspricht. Häufig ist die Erweichungs-Zone um den centralen Krystallkern so gering, dass sie ganz zu fehlen scheint, so dass die geschichtete Formation sich plötzlich und unvermittelt zur strahligen umzuwandeln scheint; doch immer lässt sich auch hier der Uebergangsbrei erkennen. Schlagend zeigte mir einmal ein Fall, dass die Central-Krystallisation eine weitere Entwicklungsstufe aus der Centralerweichung ist, indem hier unter vielen Steinen, welche nur eine centrale Breimasse hatten, einzelne auch einen Krystallkern enthielten.

Ebenso wie die centrale Erweichung, so schreitet auch die centrale Krystallisation in immer älteren Steinen weiter nach der Peripherie vor. So lange an der Oberfläche immer neue Schichten abgelagert werden, behält der Stein immer den Gegensatz von geschichteter Rinde und strahligem Kern. Sobald das Appositions-Wachsthum stillsteht, so geht die krystallinische Umsetzung bis zur Oberfläche vor, der Stein erhält ein durchaus homogenes strahliges Gefüge. Die Oberfläche bleibt dabei im Anfang meistens glatt, wie die primäre Schichtung, wird aber weiterhin ungleich wegen ewig fortgesetzter Umkrystallisation des Cholestrins, welches sich in immer grössere Krystalle formirt; obgleich der Stein im Allgemeinen seine Form behält, so bilden sich doch zahlreiche spezielle Krystallisation-Centra, deshalb zunächst eine rundlich höckerig, Rogenstein-artige Beschaffenheit des Cholestrinsteins. Bei höherem Alter des in Rückbildung ohne Wachsthum begriffenen Steins wird die ganze Oberfläche krystallinisch, dabei entweder weiss oder gelb und braun; es findet sich die ganze Oberfläche fein flimmernd, wie mit Glaspulver bestreut. Bei noch höherem Alter entsteht eine Form der Oberfläche, welche Kühn passend mit der Krystallisation des schwefelsauren Baryts verglich, höchst zierliche und eigenthümliche Anordnung, lange mäandrisch verzweigte Kämme oder Riffe, aus rollen- oder säulenartig dicht verklebten rhombischen Krystallköpfen bestehend, wie es z. B. der Stein Nr. 4972 des Berliner Museums ausgezeichnet zeigt. Dergleichen älteste Krystallsteine werden zuweilen schliesslich von aussen her allmählig chemisch angenagt und aufgelöst, so dass man flache rundliche Gruben an ihnen sieht, wie bei dem mit dem Koth abgegangenen Stein Nr. 6772 des Berliner Museums. In anderen Fällen mag der Krystallstein zuletzt zerspllittern, so dass nur einzelne dicke Cholestrinplatten in der Blase verbleiben.

[Senkrechte Zerklüftung.] Die Grundbedingung zur Zerklüftung mit der zum Theil davon abhängigen centralen Höhlenbildung liegt darin, dass jede organisch feucht durchtränkte Substanz bei längerer Dauer und warmer Maceration allmählig einschrumpfen muss, wenn sie nicht gleichmässig regenerirt wird, weil dann der Reihe nach die leichtest verweslichen Theile aufgelöst und ausgelaugt werden, die dauerhafteren Theile aber als schrumpfendes Gerüst bleiben. Hierin besteht das Wesen jeder Vernarbung und Narbenverkleinerung; das Narbenzellgewebe verschrumpft mit der unwiderstehlichen Gewalt aller hygroskopischen Schrumpfungsprozesse, weil jede trockner werdende Faser kürzer wird; die Narbenschrumpfung aber zeigt sich in zweierlei Weise, centripetal solid sternförmig in den meisten Narben, wo die Narbenumgebung nachgiebig ist, und centrifugal hohl drusenförmig bei festen steifen Umgebungen, so dass Abscesse und Blutheerde in Gehirn, Leber, Niere und namentlich in Knochen zu cystenartigen Hohlnarben werden. — In gleicher Art entsteht die Zerklüftung der Gallensteine, wie dies J. A. Hein richtig darstellte, durch Austrocknung der früher weicheren, wasserhaltigeren Steinmasse, indem die Schichten des Farbstoff-Kalk-Schleims theils der Fläche nach sich verschmälern und deshalb in Mosaik-Stücke nach Art der Glasur von Töpferwaaren zerreissen, theils der Dicke nach dünner werden, wobei sie nicht centripetal, sondern nach der von immer neuer Hüllenschicht befestigten Aussenfläche hin einschrumpfen.

Die weiteren Folgen dieser Zerklüftungen sind hauptsächlich: Zerfallen und Erweichung der primären Formation mit Bildung einer Centralhöhle, Bildung von basaltartigen oder mosaikartigen Säulen, Verwerfung der Horizontalität der Schichten mit pyramidal convexer Krümmung jeder Mosaiksäule und mit äusserer Maulbeerform, Ablagerung sekundärer Massen und namentlich brauner Anflüge oder weisser krystallinischer Efflorescenzen in den Gangspalten, endlich das gelegentliche spontane Zersplittern von Steinen. Letzteres fand ich mehrmals, zwar nur in hydropischen Blasen mit abgesperrtem Blssengang, doch so dass es bestimmt auch in normalen Blasen zu erwarten ist; dies spontane Zerfallen kann nach Umständen Radikalheilung der Lithiasis bewirken.

Die schon erwähnte centrale Erweichung zu breiiger Masse erfolgt wesentlich unter Mithülfe des höchsten Grades der senkrechten Zerklüftung, so dass dadurch zackig sternförmig begränzte Centralhöhlen entstehen, mit Detritus und mit endosmotisch neu aus der Galle aufgenommenen Stoffen angefüllt. Von allen Richtungen her münden senkrechte Klüfte oder Gangspalten in die Centralhöhle ein, und diese vermitteln hauptsächlich den endosmotischen Stoffwechsel, wie die Porenkanäle der Pflanzenzellen, die Strahlen der Knochenkörperchen. — Wenn man frische Gallensteine nach ihrer präformirten Zerklüftung zerbricht, so sieht man an den Kluftwänden häufig einen dunkelbraunen Anflug von eigenthümlicher Farbstoff-Verbindung, während die darunter versteckten Schichtenköpfe und Schichten gleichzeitig heller, cholestrinreicher sind; in anderen Fällen sieht man hier einen körnigen weissen Belag, welcher sich mikroskopisch als feinste Efflorescenz von zierlichen Büscheln und Garben von biegsamen Fettnadeln ergiebt. Diese Substanzen haben durchaus die Bedeutung der sekundären Gangmassen in geologischen Verhältnissen; sie entstehen wie die tauben oder edlen Ausfüllungen der Gänge mit Erden oder Metallen wie Salzkrusten, die Schwefelkrusten, gasaushauchenden Erdspalten u. dgl. dadurch, dass einzelne früher in den ganzen Schichten vertheilte Stoffe in gelöstem Zustand nach der freien Oberfläche hin, hier nach den Schichtenköpfen hin sich verbreiten, um hier bei Verlust von Lösungsmittel wieder fest zu krystallisiren.

Indem die Steinschichten verschrumpfen, zerreissen und zerklüften, so bilden sich durch die Spalten zahlreiche polygonale Säulenstücke, ähnlich wie im eintrocknenden Schlamm und Basalt u. dgl. Jede Säule steht senkrecht radial, besteht aus zahlreichen Schichten, spitzt sich nach dem Centrum des Steins hin pyramidal zu, wie es in den Harnsteinen ähnlich ist. Immer ist mit der radialen Klüftung auch radiale Krystallisations-Tendenz nothwendig verbunden. — Bei dieser Abtheilung von Mosaiksäulen muss die Horizontalität der Schichten schon durch jede Gangspalte um ein Minimum abgeändert werden, weil das centrale Ende jeder Säule immer stärker schrumpft, als das peripherische, so dass hier namentlich bei immer stärkerer Erweichung und Resorption eine convexe Krümmung der Schichten erfolgt; doch bleiben unter gewöhnlichen Verhältnissen die Schichten ziemlich wagrecht. Eine stärkere Abweichung von der Horizontalität der Schichten aber stellt sich unter nicht scharf zu erkennenden Verhältnissen ein, die aber denen des Oxalstein-Metamorphismus ähnlich sind; wie aus glatter Oxalformation die Maulbeersteinbildung hervogeht, so giebt es nicht selten Cholestrin-Maulbeersteine, deren Form weniger scharf warzig ist als die der Oxalatsteine, aber von gleichem Prozess ausgeht. Gelegentlich kommen solche Maulbeersteine mit weit schärferen Maulbeerzacken vor, (wie die höchst eigenthümlichen Tetraeder-Steine von Walter Taf. 3. Fig. 196.), die knollig verzweigten Steine (Nr. 2118 des Berliner Museums). — Die Bildung stärkerer Krümmungen hängt (ähnlich wie beim Metallthermometer u. dgl.) davon ab, dass in jeder Schicht der Säule die äussere Fläche absolut oder relativ grösser, die innere Fläche ebenso kleiner wird; das Kleinerwerden geschieht durch Resorption und Auflösung fester Theile aus den Schichten mit deren Verschrumpfung, das Grösserwerden und die Verbreiterung der Schichten durch Aufquellung vermittelst neu eingelagerten Cholestrins. Radiale Krystallisation des Cholestrins wird bei diesen Schichtenkrümmungen immer deutlicher, so dass dadurch rosettenartige Strahlensysteme entstehen. Vermöge jenes Breiterwerdens heben sich die Schichten der einzelnen Säulen von einander in immer schärferer Convexität ab, es entsteht die Maulbeerform; die jetzt appositionell neu hinzukommenden Schichten lagern sich von vorn herein nicht horizontal, sondern convex ab. Diese Verhältnisse sind an Gallensteinen weniger scharf zu sehen, als in Harnsteinen beim Oxalat- und Urat-Metamorphismus, doch deutlich genug. Am genauesten ist die Bildung der Convexkrümmungen und Warzen zu sehen in dem oberflächlichen Säulensystem. Wo sich ein höckerig warziger, rein aus radialen Cholestrinkrystallen in Säulen bestehender Stein mit centraler

Drusenhöhle findet, da ist anzunehmen, dass er aus Säulensystemen mit centripetal fortschreitender Cholestrin-Umwandlung und schliesslich Verwischung aller Schichtung entstanden sei.

[Peripherische Entartung.] Die centrale Entartung bildet sich in jedem Steine auch während seines peripherischen Wachsthums. Wenn aber das äussere Appositions-Wachsthum der Steine stillsteht, entweder in normaler Gallenblase oder im Hydrops derselben bei obliterirtem Ausführungsgang, dann wird auch von der Oberfläche her ein schnellerer, centripetal nach der Tiefe hin vorschreitender Metamorphismus eingeleitet.

Das Wesentliche hiebei besteht — ähnlich wie bei der weissen centripetalen Phosphat-Entartung der Harnsteine — darin, dass von der Oberfläche nach der Tiefe hin immer mehr braune Pigmentmasse resorbirt, dafür immer mehr weisses Cholestrin abgelagert wird. Die Cholestrinirung findet dabei vorwaltend entweder horizontal oder vertikal statt. Bei der häufigeren horizontalen Cholestrin-Ablagerung wird die Rindenmasse des Steins perlglänzend, bleibt dabei glänzend glatt, schwillt meistens etwas an; wo man in hydropischer oder normaler Blase Steine mit perlweisser Oberfläche oder mit perlweissen tieferen Schichten findet, ist zu schliessen, dass hier gerade längere Zeit keine neuen Deckschichten abgelagert waren. Bei der vertikalen Krystallisation des sekundären Cholestrins wird die Oberfläche des Steins leicht höckerig, indem sich einzelne Mosaik-Säulensysteme mit radialer Krystallisation bilden; dabei die Farbe der Oberfläche weisslich oder gelb und braun.

Eine andere peripherische Entartung, welche ich nur an Steinen fand, welche längere Zeit in hydropischer Gallenblase gelegen hatten, ist die allmählige Verkalkung der Rinde. Die Verkalkungsschicht scheint hiebei aus Cholestrinformation zu entstehen, ist zum Theil sehr hart, weisslich, grünlich.

Peripherische Substanzverluste mögen häufig an Gallensteinen so vorkommen, dass die ganze geschichtete Rindenmasse gleichförmig allmählig aufgelöst wird, wenn keine neuen Katarrhanfälle stattfinden und die Galle auflösend wirkt. Anatomisch zu erkennen sind Substanzverluste nur dann, wenn die Auflösung nur partiell erfolgt, wo es dann dem Wurmfrass gleicht. Hievon liessen sich drei Formen unterscheiden. In der einen beobachteten Form an einem weissen Cholestrinstein scheint die partielle Ausnagung dadurch entstanden zu sein, dass nur gewisse Flecke durch Verkalkung geschützt wurden. In der zweiten Form, welche sich öfter in normaler Galle findet, ist eine der Auflösung besonders widerstehende, feine braunschwarze Deckschicht vorhanden, welche wie der Schmelz der Zähne das Innere vor Auflösung schützte, welche aber durch einzelne Berstungen und Risse die Aetzwirkung der Galle eintreten liess, ähnlich wie bei Karies der Zähne. In einer dritten Form sieht man an glatten oder warzigen oder krystallbesetzten Solitär-Cholestrinsteinen kleinere und grössere Ausnagungsflächen, wobei zum Theil einzelne Krystallstrahlen durch Zerklüftung zum Herausfallen gebracht wurden. Der durch den Stuhlgang abgegangene Stein Nr. 6772 des Berliner Museums zeigt diese Ausnagung stark.

[Spontane Auflösung.] Bei Darstellung des Metamorphismus der Steine ward gezeigt, dass fortwährend in den Intervallen der katarrhalischen Neubildung der Steine eine Wiederauflösung der Farbstoff-Kalkverbindung erfolgt, durch übermächtige Wirkung des Natron- und Kaligehalts der Galle, indem meist um so mehr Cholestrin an gleicher Stelle sich ablagert. Sobald das Appositionswachsthum der Steine stillsteht, führt diese Resorption nach Umständen zu völliger Auflösung der Steine; dies um so leichter, je weniger Cholestrin in der Galle, je geringer also der Metamorphismus. Viele Steine mögen durch gleichförmige centripetale Auflösung der Rindenschichten aufgelöst werden; nur die partielle Auflösung ist anatomisch zu beweisen, wie es eben dargestellt ist. Die spontane chemische Auflösung wird gelegentlich wesentlich unterstützt mechanisch durch spontanes Zerfallen und Splittern der Steine. — Homogene Cholestrinsteine mögen öfter zuletzt ganz zersplittern und abgeführt werden. In langjährig abgeschlossener Gallenblase bei einer alten Frau findet sich gelegentlich kein Stein mehr vor, sondern nur weisse breiige Masse aus Cholestrin.

Ueber die zur Rückbildung und Auflösung der Gallensteine erforderliche Zeit giebt es keine genügende Reihe von Beobachtungen. Jäger untersuchte die Leiche einer 73jährigen Frau, welche zuerst im J. 1817 durch den Stuhlgang etwa 100 Steine verlor, im folgenden Jahr ebenfalls 40 und wo sich nach dem nach 15 Jahren erfolgten Tode 26 „fast ganz gleiche" erbsgrosse, eckige, hellbraune Steine in den Gallenwegen fanden (Meckels Archiv. 1832. S. 66.). — In einem Fall, wo ich in Halle im J. 1849 bei einer 51jährigen Frau in der obliterirten Gallenblase neben wenig klarem Schleim etwa 25 Steine fand, wurde von den Verwandten angegeben, dass vor 30 Jahren Gelbsucht und Kolik vorhanden war; den näheren Zustand der Steine habe ich nicht berücksichtigt.

Im Allgemeinen nimmt nach dem 50. Lebensjahr die Bildung neuer Steine und neuer Schichten überhaupt ab, so dass man von da an selten noch geschichtete und braune Steine findet, vielmehr meist nur metamorphistische weisse, radial krystallinische. Von kleinen facettirten Steinen mögen jetzt viele aufgelöst werden; bei 70jährigen Menschen findet man vorzüglich nur noch grosse solitäre Cholestrinsteine oder kleine schwarze Steine aus schwer löslicher Masse ohne Cholestrin.

[Arten.] A. v. Haller theilte die Gallensteine ein in runde, weissere Solitäre und kleinere, eckige, braunere, zahlreiche Steine. — Eine passendere Eintheilung gab J. G. Walter (Observ. anat. Berol. 1775. fol. — Anat. Museum. Berl. 1795. 4.) in drei Klassen, *Concrementa striata, lamellata, corticata.* Die erste Klasse der strahligen Steine besteht aus reinen Cholestrinsteinen, welche durchaus radial krystallisirt sind, meist von rundlich glatter Oberfläche, eine Abart mit leicht fächrig warziger Oberfläche nennt Walter Maulbeersteine oder *moriformes.* Die zweite Klasse der blättrigen Steine, *concrementa lamellata*, ist selten und besteht aus lockeren, zwiebelschaligen und leicht zu trennenden Schichten. Unter die dritte Klasse der *concrementa corticata* oder der mit einer Rinde umzogenen Gallensteine bringt Walter fast alle gewöhnlichen concentrisch geschichteten dichten Steine. Zahlreiche vortreffliche Abbildungen zeigen die grosse Mannigfaltigkeit der Steine.

J. A. Hein macht folgende Eintheilung. I. Einfache, homogene Steine, aus einem Bestandtheil zusammengesetzt, 1) aus

Erden, 2) Farbstoff, 3) Cholesterin. II. Zusammengesetzte, gemischte Steine. 1) Einförmig gemengte Steine ohne Unterschied von Kern und Rinde *a*) klüftig, *b*) voll; 2) Steine mit Kern und Schale, dann der Kern *a*) erdig, *b*) Farbstoff, *c*) Cholestrin, *d*) gemengt.

Nach den hauptsächlichsten Form-Verschiedenheiten kann man als verschiedene Arten etwa folgende unterscheiden: 1) zahlreiche eckige, 2) zahlreiche warzige, 3) braune solitäre, 4) solitäre Cholestrinsteine, 5) körnig-strukturlose braune, 6) schwarze zackige, 7) metallglänzende, 8) aus kohlensaurem Kalk bestehende Steine. Diese Arten sind zum Theil verschiedene Entwicklungsstufen desselben Prozesses, ohne primäre Arten-Unterschiede.

1) Zahlreiche eckige Steine (Walter Taf. III. Fig. 238, 247, 249, 285 u. s. w. Walter *concrementa corticata*) von meist brauner Farbe in den verschiedendsten Nüancen von dunkelbraun, rothbraun, gelbbraun bis zu gelbweiss und selbst perlweiss, nicht allzu selten auch grüne Schichten, (Walter 234) gelegentlich auch kommen fast schwarze, metallisch-glänzende feine Schichten von besonderer Härte und Sprödigkeit zwischen den übrigen vor; sie sind von kleinster Grösse bis zu der einer Haselnuss, gewöhnlich 20 bis 50 und weit mehr gleichzeitig vorhanden, sind die häufigsten Gallensteine, bei Kindern, bis zum 60sten Jahr und später. Ihre Form polyedrisch von gegenseitigem Druck, oft sehr regelmässig würflich oder tetraedrisch. Auf dem Durchschnitt sieht man von aussen nach innen zahlreiche feinste Schichten in verschiedenen Farben; die jüngsten oberflächlichen Schichten rein horizontal ohne senkrechte Streifen, die tieferen Schichten mit immer stärker strahliger Cholestrinablagerung. Das Centrum dieser Steine ist meistens dunkler braun, gegen die geschichtete Substanz ziemlich scharf abgesetzt, aus breiigem oder trocken festem Detritus körnig zusammengesetzt. Seltener findet sich im Centrum ein Kern von strahlig krystallinischem Cholestrin, doch kommt dergleichen auch bei Steinchen von 1‴ Durchmesser vor. — Alle diese Steine sind im Allgemeinen um so cholestrinreicher, je langsamer sie entstanden und je länger sie in der Blase lagen. Dass sie in fortschreitendem Appositions-Wachsthum begriffen sind bei dauerndem steinbildendem

Prozess, zeigt sich daran, dass die Oberfläche aus braunen Schichten von formloser Struktur besteht und ebene Glätte besitzt ohne Convexitäten. Wenn seit längerer Zeit keine neue Schicht entstand, so werden die obersten Schichten allmählig perlweiss, fast ganz aus Cholestrin bestehend. Nach Umständen werden dergleichen Steine schliesslich, wenn sie nicht mehr wachsen, von der Galle chemisch wieder aufgelöst.

2) Zahlreiche warzige Steine, mehr oder weniger im Uebergang zu stärkerer Maulbeerform, grossentheils aus Cholestrin bestehend, ziemlich selten, theils in normaler Galle, theils bei abgesperrter Blase. Sie entstehen aus den vorigen, meistens sobald sie im Wachsthume stillstehen, dadurch, dass die einzelnen Mosaiksäulen, welche durch Zerklüftung des Steins entstanden, bei der allmähligen Cholestrinumwandlung warzenartige Erhebungen bekamen. Ihre Oberfläche ist meistens weisslich oder grünlich weiss, zum Theil mit beginnender Verkalkung; das Centrum entweder eine zackige, mit braunem Brei gefüllte Höhle, oder aus strahlig krystallinischem Cholestrin bestehend. Dergleichen Steine zerfallen zuweilen spontan.

3) Der braune Solitärstein, von runder oder ovaler, selten complicirterer Form mit völlig glatter Oberfläche (Walter Fig. 230, 231, 232, 158) besteht wie die zahlreichen vieleckigen Steine aus feinsten Schichten von brauner Masse in variabeln Farbennüancen; doch ist es für die meisten Solitärsteine charakteristisch, dass meistens die Farben- und sonstigen Unterschiede der Schichten sehr gering sind, der ganze Stein also auf dem Durchschnitt sehr homogen erscheint; charakteristisch auch, dass die Masse häufig rothbraun erscheint mit gelbem Strich. Diese Steine entwickeln sich bis zur Grösse eines Taubeneies und fast eines Hühnereies in vermuthlich langjährigem Verlauf. In der Regel, wenn sie den Durchmesser von 1″ überschreiten, beginnt im Centrum die Entstehung eines strahlig krystallisirten, scharf abgesetzten weissen Cholestrinkerns, welcher sich durch Metamorphismus vergrössert, während der Stein selbst äusserlich wächst; besonders glänzend erscheint dieser Kern, wenn die scharf abgesetzte Rindensubstanz dunkler braun gefärbt ist (Walter Fig 231. 233; einen solchen Stein aus der Leiche einer

Branntweintrinkerin bildet J. F. Meckel ab in Hist. de l'Acad. de Berlin. 1759. p. 35.). — Wenn das Wachsthum solcher Steine stillsteht, namentlich bei abgeschlossenem *Ductus cysticus*, so wird die peripherische Masse auch von aussen her allmählig schichtenweise mit immer stärkerer Cholestrinablagerung infiltrirt; die Steine erscheinen dann gebildet aus einer gelbweissen geschichteten Rinde und einem ziemlich rein weissen strahligen Kerne. Bei noch längerem Stillstand des Wachsthums schreitet die centrale Krystallisation bis zur Oberfläche vor, so dass sehr alte Steine gar keine geschichtete Rinde mehr besitzen. Selten findet sich ein solcher Stein peripherisch mehr oder weniger tief angefressen (wie der Stein bei Walter Nr. 158, 2½ Drachme schwer, von einem 71jährigen Mann nach starker Kolik durch den Stuhl abgegangen, bis ins Centrum aus rother geschichteter Masse bestehend).

4) Der solitäre Cholestrinstein, (Walters zahlreiche Abbildungen auf Tafel II.) oval von der Grösse eines Kirschkerns bis zu der eines Taubeneies und weit mehr, gelegentlich bei sehr alten Leuten in obliterirten Gallenblasen zu finden, auch im Stuhlgang zum Vorschein kommend, entsteht aus dem vorigen Steine, sobald die centrale Krystallisation bis zur Oberfläche alle Schichtensubstanz umgewandelt hat. Auf dem Durchschnitt ist der Stein solid strahlig, schön glänzend aus Cholestrinkrystallen zusammengesetzt, meist von weisser Farbe (welche nach 50jähriger Aufbewahrung gelblich wird), gelegentlich durch Beimischungen bräunlich gefärbt. Die Oberfläche ist von vornherein glatt, wird dann flach höckerig, bei sehr alten Steinen endlich durchaus krystallinisch entweder wie mit glänzenden rhombischen Tafeln besät, oder aus eigenthümlichen Krystallsäulen gebildet. Selten findet sich ein solcher Stein durch auflösende Gallenwirkung an der Oberfläche wie wurmförmig angenagt. Schliesslich zersplittern diese Steine gelegentlich in Krystalltafeln. Diese strahligen Cholestrinsteine theilt Walter ohne wesentlichen Werth ein in durchsichtige und undurchsichtige, andererseits in solche mit glatter und mit höckeriger oder Maulbeeroberfläche.

5) Der körnig strukturlose braune Stein, selten von der Grösse eines Kirschkerns bis zu der einer Wallnuss, nur

solitär bei alten Leuten, von höckeriger, harter, dunkelbrauner Oberfläche. Von allen andern Gallensteinen weicht er ab durch seine steinerne Härte, schwere Schneidbarkeit bei sandiger Schnittfläche. Auf dem Durchschnitte ist die Masse unregelmässig körnig mit einigen Hohlräumen ohne Spur einer geschichteten oder strahligen Struktur, mikroskopisch aus körniger Farbstoffmasse bestehend mit sehr vielen linsenförmigen Krystallbildungen von kohlensaurem Kalke und mit wenigem Cholestrin. Diese Masse scheint aus der gewöhnlichen geschichteten Steinmasse durch einen eigenthümlichen Metamorphismus, namentlich reichlichen Kalkniederschlag zu entstehen.

6) Die schwarzen zackigen Steine von kleinster Grösse, pulverig wie schwarzer Sand bis zu Strichen von 3''' bis höchstens 4''' Durchmesser, dann immer von eigenthümlich fein warziger oder zackiger dendritisch ästiger Form, ziemlich hart, doch spröde und zu schwarzem Pulver zerdrückbar. Die Steinchen finden sich oft in grösserer Zahl, von 20 bis 40. Eine besondere Struktur ist nicht zu erkennen, die Bedingung zur ästigen Form unklar. Diese Steine finden sich besonders bei alten Leuten und scheinen durch einen eigenthümlichen Metamorphismus als letzte Reste zu entstehen; doch liessen sich die früheren Entwicklungsstufen nicht beobachten.

7) Die metallisch glänzenden Steine sind häufig locker geschichtet und leicht abblätternd, wie Walters *concrementa lamellata*, übrigens zuweilen ohne alle geschichtete Struktur, ziemlich homogen; zuweilen ganz mürbe weich, in andern Fällen spröd, hart und brüchig fein geschichtet. Die ganz aus solcher Substanz bestehenden Steine sind selten, andererseits kommen zuweilen metallisch glänzende Schichten vereinzelt in anderen Steinen vor. In kleinsten Theilen hat ihre Substanz die Eigenschaft grünblau metallisch zu schillern und zwar scheint dies von eigenthümlichen Strukturverhältnissen abzuhangen, die sich aber mikroskopisch nicht näher analysiren lassen. Diese Masse scheint aus gewöhnlicher braun geschichteter Formation sich durch einen eigenthümlichen Metamorphismus zu bilden, wie aus folgendem Falle wahrscheinlich wird. Bei einer 71jährigen an Lungenschwindsucht gestorbenen Frau fand sich die Gallenblase

ohne Galle, nur etwas Cholestrinschleim und einen fast Taubeneigrossen Stein enthaltend, durch eine kleine Oeffnung in's Duodenum mündend, der *Ductus cysticus* obliterirt. Der Stein hatte wesentlich den Habitus der gewöhnlichen braunen Solitärsteine, indem seine grössere Rindenmasse aus braunrother geschichteter Substanz bestand; sehr abweichend aber war, dass sich im Centrum kein strahliger Cholestrinkern gebildet hatte, sondern anstatt dessen eine metallglänzende, dunkle Masse. Dass diese durch sekundäre Umwandlung aus der primär braunrothen Masse entstand, geht daraus hervor, dass die Ränder der metallisch-glänzenden Kernmasse unregelmässig verwischt in die geschichteten Massen eingriffen, ebenso daraus, dass man mitten in der braunen geschichteten Formation einzelne Lager metallisch glänzender Masse in ähnlicher Art entstehen sah. Die centrale dunkle Masse hatte übrigens keine Spur von geschichtetem oder krystallinischem Bau; sie zeigte sich nur von vielen unregelmässigen Klüften zerrissen, in denen stets weisse Efflorescenzen von Fettnadeln sich gebildet hatten.

Die schwarzen zackigen und die metallisch glänzenden Steine überhaupt kommen darin überein, dass es oft schwer zu entscheiden ist, ob ihre Farbe aus Schwarzbraun oder Schwarzgrün abzuleiten ist. Beiderlei Steine enthalten sehr wenig Cholestrin; ihre Asche ausgezeichnet reich an schwefelsaurem Kalk; daher erscheinen sie nach Bramson und Seifert vorzugsweise aus der schwefelreichen Gallenharz-Kalkverbindung zu bestehen. Die Ursache des Unterschiedes der zackigen und der metallisch glänzenden Steine ist chemisch unklar; niemals nahm in Hein's Versuchen die pulverig schwarze Masse einen Metallglanz an.

Ueber angeblich hauptsächlich aus reiner Kohle bestehende Steine gab Powell und Henry eine Mittheilung, doch ohne Werth.

8) Steine, welche hauptsäschlich aus kohlensaurem Kalk bestehen, sind sehr selten; von 632 Fällen sah Hein nur 5: schwer zu zerbrechen, nicht zu schneiden, spröd brüchig, Grösse und Zahl gering, zackig, höckerig, scharfkantig mit fein auslaufenden Spitzen, wie breitblätteriges Moos und Rennthierschaufeln, aussen dunkel matt braun, innen mit weissem kreidi-

gem Bruch; sie bestehen grossentheils aus kohlensaurem Kalk, zu 70 bis 80 %, daneben Phosphate, etwas Schleimstoff. — Ausgezeichnete Exemplare solcher Steine in der Sammlung der Krukenberg'schen Klinik zu Halle; Abbildung bei Bouisson De la bile. 1843. pl. 2. f. 2. — Die eigenthümliche Form dieser Steine scheint wesentlich von innerer Krystallisations-Tendenz des kohlensauren Kalks abzuhängen. — Ihre Entwicklungsgeschichte ist unbekannt, vielleicht verkalkte und dann freigewordene Zottenpolypen.

[Symptome.] Sehr gewöhnlich bestehen Gallensteine lange Zeit ohne alle Symptome, werden erst bei der Sektion entdeckt. Gelegentlich machen sie sich bei Lebzeiten durch ein drückendes Gefühl kenntlich, nach Bourgois durch ein sthethoskopisch hörbares Klappern, in anderen Fällen durch starken Schmerz am *Processus xiphoideus*, in der Magengegend, in der ganzen Lebergegend. Sehr charakteristisch ist Schmerz der rechten Schulter und des Arms, zuweilen des Gesässes. — Der Erweiterungsfähigkeit des Gallengangs nach können ohne Verschwärung in den Darmkanal entleert werden Steine bis etwa von 4 Linien Durchmesser, nach übrigens mehr oder weniger starker Einklemmung. Noch grössere Steine werden nicht auf natürlichem Wege, sondern auf falschen Wegen durch Fisteln entleert. Während des Durchgangs eines Steins durch den Gallengang mit Einklemmung entstehen die heftigsten Kolikschmerzen, von Frauen mit Wehen verglichen, daneben Erbrechen u. dgl.; ausserdem Ikterus, Stuhlverstopfung, dunkler Urin, farbloser Koth. Wo in Folge der Steine eine Verschwärung der Gallenblase erfolgt, treten verschiedene Symptome auf, Peritonitis, Fistel-Durchbrüche nach dem Duodenum oder Magen und Dickdarm und nach der äusseren Haut.

Die Gallensteinkolik pflegt besonders 2 bis 3 Stunden nach dem Essen einzutreten. Man unterscheidet einen anhaltenden brennenden Schmerz von periodischen reissenden, wobei kalter Schweiss, Uebelkeit, Ohnmacht u. s. w. Der Schmerz geht auf den ganzen Leib über. Die Diagnose von etwa idiopathischer Leber-Neuralgie, von Nierenkolik u. A. oft schwer.

Das einzig sichre Symptom ist der Abgang von Steinen,

auf welchen möglichst zu achten ist. Hiebei ist ein wesentlicher Unterschied der Symptome darin begründet, dass kleine Steine, wie man deren schon 300 im Stuhlgang fand, ohne Verschwärungen der Gallenwege abgehen können, grosse Solitäre nur durch Fisteln. Nach der anatomischen Untersuchung derselben ist gelegentlich die weitere Prognose des Krankheitsverlaufs zu bestimmen. Aus der polyedrischen Form von Steinen ist sicher stets zu schliessen, dass mehrere oder viele Steine gleichzeitig in der Blase waren. Von runden oder eiförmigen Steinen ohne Schliffflächen weiss man, dass sie solitär in der Blase gebildet waren. Zu der Bestimmung, ob der steinbildende Prozess noch im Fortschritt, die Steine im Wachsthum begriffen waren, oder ob vielmehr die Steine stillstanden oder selbst in Rückbildung begriffen waren, hiezu dient die Beschaffenheit der Oberfläche. Nur diejenigen Steine, welche von glatten braunen Schichten umgeben sind, stehen im Wachsthum; dagegen alle Steine mit glatter weisser Oberfläche im Beginn der Rückbildung; alle höckerig maulbeerartigen, mehr oder weniger reinen Cholestrin-Steine in noch älterer Rückbildung, noch mehr die Cholestrin-Steine mit krystallinisch zackiger Oberfläche; endlich gehören zu den sich auflösenden Steinen die oberflächlich angenagten oder in pyramidale Stücke zerfallenen. Nach dem Verhalten solcher Steine lässt sich zum Theil auch beurtheilen, ob sie aus einer abgesperrten und hydropischen Gallenblase stammten oder aus normaler Blase.

[Kur.] Für die Behandlung der Gallensteinkolik bestehen besonders die Gesichtspunkte, wonach die Steine entweder als mechanische Krankheitsursachen und fremde Körper mechanisch, und als Folgen einer Krankheit chemisch behandelt werden. Ausserdem antiphlogistische und antikatarrhalische, endlich symptomatische Kur für die Anfälle von Steinkolik.

Unter den mechanischen Kurmitteln stände obenan der Steinschnitt in die Gallenblase, welcher schon von Petit nach Analogie der gelegentlichen spontanen Auseiterungen von Gallensteinen aus dem Bauch vorgeschlagen ward; wegen der Gefahr von Peritonitis ist diese Operation bisher nicht ausgeführt. — Elektrizität soll von Hall in Philadelphia schon 1821 angewandt sein. — Gymnastisch kann die Entleerung von Steinen befördert werden, insofern öfters nach starkem Reiten und Fahren Gallenkolik mit Abgang von Steinen beobachtet ist, z. B. in einem berühmten Fall von Musgrave nach langem Ikterus; van Swieten räth ausserdem, die Gallenblasengegend öfter zu reiben, was zur Anregung peristaltischer Bewegung der Blase entschieden beitragen kann. Reichliche Körperbewegung mag namentlich zur Verhütung von Steinbildung beitragen, insofern besonders sitzende Lebensart die Steinbildung begünstigt. — In gewissem Sinn gehören zu den mechanischen Hülfen die Brech- und Laxirmittel, indem sie mit der ganzen Darmbewegung auch die Peristaltik der Gallenwege anregen; in der That ist in vielen Fällen nach Brechmitteln und hinterdrein nachgeschickten Purganzen der Abgang vieler Steine beobachtet.

In Absicht einer chemischen Auflösung sind besonders drei Methoden zu einiger Berühmtheit gelangt, weil sie sich einer angeblich rationellen Begründung erfreuten, die Graskur, alkalische Wässer, und das Durande'sche Mittel. — Glisson zuerst hatte beobachtet, dass das Rindvieh besonders im Winter bei dem Mangel an Bewegung und Heufutterung im Stall Gallensteine erhalte und diese im Frühjahr beim Grasfressen bald verliere. Nach dieser Analogie wurde die Graskur bald von F. de la Boe, Sylvius, Boerhave, Hoffmann, Bianchi, van Swieten warm empfohlen. Ein armer Mann aus van Swietens Praxis hatte die Geduld, 2 Jahre lang (mit Ausnahme weniger Wintermonate) fast nur von Grasabkochung mit Zusatz von Honig oder Fleischbrühe zu leben, so dass er sich ganz daran gewöhnt hatte und aus dem Geschmack des Grases die Preiswürdigkeit der Wiesen taxiren konnte; er verzehrte so viel Gras, dass ihn die Bauern später von den Wiesen trieben; er wurde von hartnäckiger Gelbsucht geheilt; dabei ist nicht angegeben, dass Steine im Stuhlgang gefunden seien. Die Graskur ist in Vergessenheit gerathen, dafür das Durande'sche Mittel im Mode-Ansehen.

Von den alkalischen Mitteln wurde besonders der Gebrauch des Seifenwassers durch van Swieten empfohlen. Die Anwendung der Molkenkur gehört theilweise in diese Kategorie.

ebenso die der pflanzensauren Salze und Pflanzensäfte. Ausserdem stehen mit vollem Recht verschiedene alkalireiche Bäder im Rufe der Heilung von Gallensteinen. Die Wirkung aller dieser Mittel mag zum Theil darin bestehen die Bildung von unlöslichem, natronlosem Gallenfarbstoff und namentlich von Farbstoffkalk zu verhüten.

Nachdem das Cholestrin als Hauptbestandtheil der Gallensteine entdeckt war und demgemäss für die Hauptursache der Gallensteine erklärt ward, so erlangte alsbald seit 1790 das von Durande mit allem Selbstvertrauen angepriesene und rationell scheinende Mittel, Schwefeläther und Terpentinöl, eine grosse Berühmtheit. Bis zur Stunde ist nicht zu entscheiden ob das Mittel Erfolge hat; Fauconneau-Dufresne (a. a. O. S. 447.) giebt bestimmte Beobachtungen für die Wirkung an; mit grösserem Recht macht Reimer (Deutsche Klinik. 1853. 4.) auf die Haltlosigkeit aller sogenannten Beweise für das Durande'sche Mittel aufmerksam. Jedenfalls wirkt das Mittel nicht durch chemische Auflösung der Steine. Obgleich dies schon Sömmering (De concr. biliariis. 1795. p. 45.) zu beweisen suchte, indem er Gallensteine in der Retorte mit Terpentinöl behandelte, so leitete dagegen schon Thénard die Wirkung des Aethers nur von seiner antispasmodischen Wirkung ab. Die den Kranken beizubringende und namentlich durch Aufnahme in's Blut an die Gallensteine gelangende Menge von Durande's Mischung ist unendlich klein und machtlos für chemische Lösung. Ueberhaupt ist das Cholestrin der Gallensteine für die Indikationen der Kur durchaus Nebensache, weil es nie die Entstehung derselben veranlasst, nur sekundär als Uebergang zur Entartung eintritt. Wohl aber kann das Mittel wirken als antikatarrhalisch, ähnlich wie Copaivbalsam u. dgl., indem es den der Steinbildung zu Grunde liegenden Katarrh aufhebt.

Antiphlogose ist symptomatisch bei heftig entzündlicher Gallensteinkolik anzuwenden, theils Aderlass, theils Blutegel, Breiumschläge, warme Bäder, Narkotika. — Ausserdem symptomatisch etwa Opium u. dgl. gegen den Schmerz.

Eine antikatarrhalische Kur erscheint nach der ganzen gegebenen Darstellung von der katarrhalischen Entstehung der

Gallensteine als das Wichtigste, doch sind auch hier die Indikationen weiterhin komplizirt und schwierig. Einerseits mögen gewisse alkalireiche Trinkwässer antikatarrhalisch wirken, wie Teplitz, Kissingen, Vichy, Fachingen, Püllna u. s. w. Fauconneau-Dufresne (p. 434.) giebt bestimmt den Abgang spontan zerbröckelter Steine nach dem Gebrauch von Vichy an. Andererseits mag der schon lange Zeit gerühmte Copaivbalsam hier ähnlich, wie gegen Harnblasen- und Harnröhrenkatarrh wirken; ebenso wirkt vielleicht das Terpentinöl als einzig wirksamer Theil der Durande'schen Mischung. — Nur durch antikatarrhalische Methode ist eine radikale Heilung möglich, Heilung aller Katarrhe, Aufhebung neuer Steinbildung, wobei die alten Steine allmählig von selbst aufgelöst oder ausgestossen werden.

Steine in den Harnwegen.

Seit den ältesten Zeiten der Medizin haben die Harnsteine und namentlich die Steine in der Harnblase praktisch und theoretisch ein besonderes Interesse erweckt. Bei Chinesen, Indern, Semiten und Europäern riefen sie das spezielle Handwerk der Steinschneider als einen der ersten Zweige der Chirurgie hervor. Nach ihrer Entstehungsweise erschienen sie wissenschaftlich als besonders räthselhafte Produkte von Krankheiten. Unwillkürlich wurden sie in den ersten Anfängen der Mineralogie systematisch unter die anorganischen Mineralien eingereiht, mit den Petrefakten verglichen; wie denn in einem der ältesten Drucke „Ortus sanitatis. De herbis, animalibus, lapidib. Mognatiae. 1491. fol.“ unter verschiedensten anderen Mineralien Kap. 137. die Sektion einer Leiche mit Gallensteinen als einer der ältesten Holzschnitte über Pathologisch-Anatomisches gelten muss. Wissenschaftliches Studium der Harnsteine blieb lange Zeit schwach, bis endlich Scheele 1776 den Anfang genauerer Chemie machte, worauf dann Bergmann, Morveau, Fourcroy, Vauquelin, Marcet, Yelloly, Brugnatelli, Prout u. A. folgten. Die mächtige Literatur der Harnsteine hat Crosse (On urinary calculus. Lond. 1835. 4. p. 166—230.) zusammengestellt. Besonders werthvoll ist die Theorie von Austin (On the component parts of the stones in the urinary bladder. London 1780.) und die von Ph. v. Walther im Journal f. Chirurgie u. Augenheilk. Bd. 1. S. 190. u. 387. gegebene Darstellung, geistvoll und in den Hauptsachen richtig, wenngleich mit noch wesentlichen Fehlern.

[Theorien.] Die neueren Theorien über Harnsteinbildung legen entweder am meisten Werth auf ein schleimiges organisches Bindemittel, oder — und dies weit häufiger — auf das anorganische Versteinerungsmittel. Alle Theorien der letzteren Richtung sind wesentlich verfehlt, besonders wo sie noch mit vorgefasster Meinung von dem modernen Grundgedanken ausgehen, dass Gries, Gicht und Stein in genauerem Zusammenhang stehen.

Da die aus vorwaltender Harnsäure bestehenden Steine am häufigsten gefunden werden, Harnsäure bei Gries und Gicht so stark hervortritt, so wurde Uebermaass von Harnsäure-Bildung von Ph. v. Walther, Magendie u. A. als Hauptursache der Lithogenese überhaupt angeklagt. Magendie leitet Alles von Harnsäure allein ab, mit weitläufigen allgemeinen Betrachtungen über deren Haushalt. V. Austin stellte einen leicht katarrhalischen Zustand der Blase und Schleimsekret als Hauptsache hin. Ph. v. Walther vermittelt die beiden Ansichten in zweckmässiger Art; nach ihm ist ausser der vermehrten Bildung von Harnsäure zugleich veränderte Beschaffenheit derselben vorhanden und namentlich Absonderung eines klebenden Bindemittels vermöge eines katarrhähnlichen Zustandes; er erkannte richtig, dass ohne dies Bindemittel nur Sand und Gries, d. h. krystallinisches Sediment entstehe, was in geradem Gegensatz zu der unkrystallinischen Steinbildung steht; daher verhindert eben die Gegenwart des Schleims die Krystallisation der Sedimente; Walther vergleicht daher die Steine nach ihren halb organischen Entwicklungsverhältnissen wesentlich mit Geschwülsten u. dgl.

Nach der von uns schon oben bei der allgemeinen Besprechnng der geschichteten Concremente gegebenen Darstellung hängt die Harnsteinbildung ab von dem Zusammentreffen eines katarrhalisch stagnirenden, sauren Schleims mit einem passenden Versteinerungsmittel.

[Oxalsaurer Kalk als Versteinerungsmittel.] Das entschieden häufigste primäre Versteinerungsmittel ist der oxalsaure Kalk. Alle gewöhnlichen, ächten, festen, regelmässig geschichteten Harnsteine mögen sie später aus Phosphaten, Uraten oder Oxalaten bestehend gefunden werden — wie sie das Wesen der eigentlichen Steinkrankheit oder Lithiasis bilden, alle sind bedingt dadurch, dass das Schleimsekret eines chronischen, leichten, symptomatisch oft nicht bemerklichen Katarrhs zunächst durch Sauergährung eine chemische Verbindung mit Oxalsäure, dann weiter mit Kalk eingeht; der Schleimstoff wird dabei zunächst zu gallertartiger, schwerzersetzbarer Masse, später hornig, in ihm die Reste der ehemaligen Epitelialzellen immer mehr verschwindend. Die Schleimsubstanz dient dem kleesauren Kalk als organisches Gerüst, wie im Knochen der Knorpel dem Kalk. Die Stelle des Oxalats wird aber bei längerem Verweilen im warmen ewig erneuten Urin allmählig von Harnsäure, harnsaurem Ammoniak, endlich von Phosphaten eingenommen, oder es erfolgt nach Oxalat- auch direkt Phosphat-Entartung ohne Vermittelung von Uraten, kurz so dass immer der Oxalstein schliesslich in Phosphatmasse umgewandelt wird. Der Metamorphismus der Oxalsteine in Phosphatmasse tritt sogar zu irgend einer Zeit unfehlbar ein als nothwendiger Ausgang der Lithiasis, weil jeder grössere Stein schliesslich alkalisch-eitrigen Katarrh bewirkt. In gleicher Art, wie der Oxalstein, würde ein in der lebenden Blase liegender Knochen allmählig den Metamorphismus in Harnsalze erleiden, — wie denn beim geologischen Metamorphismus die Knochen noch weit abweichendere Umwandlungen erfahren.

Fast alle ächten gewöhnlichen Harnsteine entstehen also aus Sauergährung und oxalsaurem Kalk-Schleim. Der zu Grunde liegende Prozess kann ausschliesslich „steinbildender Katarrh“ heissen, im Gegensatz zu dem eitrig alkalischen Katarrh mit Phosphat-Sedimenten. — Wenn hiernach die meisten Steine dieselbe Entstehung aus Oxalmasse haben, so sind sie doch wesentlich in verschiedene Klassen einzutheilen, je nachdem die ursprüngliche Oxalmasse bleibt und der ganze Stein, glatt oder maulbeerartig, nur aus ihr besteht oder je nachdem später Harnsäure u. s. w. eintritt. Diese Verschiedenheit der Steine hängt wesentlich von der Intensität der spezifischen Stein-Anlage ab, welche beim Maulbeerstein die grösste ist.

[Phosphate als Versteinerungsmittel.] In alkalischem, schleimig-eitrigem Urin dienen Phosphate als primäre Versteinerungsmittel in relativ seltenen Fällen. (Weit häufiger gehen Phosphatsteine durch Metamorphismus aus primären Oxalsteinen hervor.) Diese namentlich als Einhüllungen fremder Körper in den Harnwegen oft schnell entstehenden und wachsenden Massen unterscheiden sich von den aus Oxalat hervorgehenden gewöhnlichen Steinen durch ihre bröcklig-sandige, unregelmässig lockere Krustenstruktur ohne scharfe concentrische Schichtung, weisse Farbe, niemals von fester Steinconsistenz. Auch hier geht die Steinbildung aus von einer Art von chemischer Verbindung der Tripelphosphate mit Schleim, ganz wie in den Kystein-Häutchen des faulenden Urins. Diese Phosphat-Schleim-Verbindung ist weit lockerer als die Oxalmasse. Meistens besteht auch alkalischer Blasenkatarrh endlose Zeit ohne Bildung irgend fester Steinmasse; er liefert zwar stets reichlich krystallinische Sedimente, doch so dass diese mit dem Schleim nur gemengt sind und also im Gegensatz stehen zur Bildung homogener, nichtkrystallinischer Steinmasse; sandig-schleimige Massen, welche leicht zu excerniren und zur Verwesung und Auflösung disponirt sind.

Der schleimig-eitrige Katarrh mit Alkalisirung des Urins und Bildung von Phosphat-Krystallen oder selten von primären Phosphat-Concretionen steht im Gegensatz zu dem die Oxalsteine und ihre abgeleiteten Formen bildenden Katarrh. Durch alkalischen Katarrh werden Oxalsteine allmählig zur Rückbildung und Auflösung gebracht; die Lithiasis heilt durch spontanen oder künstlich bewirkten Uebergang zum Gegensatz des alkalischen Katarrhs. Auch bei jedem akuten alkalisirenden Katarrh geht ein Stadium der sauren Schleimgährung voraus und sehr gewöhnlich finden sich weiterhin saure Remissionen und alkalische Exacerbationen wechselnd, doch ist hier die Acidität Nebensache ohne Bedeutung.

[Oxalsaurer Kalk des Urins.] Für die Deutung der Entstehung aller Oxalsteine und ihrer Metamorphismen ist der Ursprung der Oxalsäure des Urins das Wichtigste. Die Oxalsäure-Diathese und Oxalurie als Krankheitsform ward neuerdings mit Recht der Gegenstand vielseitigen Interesses durch die

Untersuchungen von Wöhler, C. Schmidt, Lehmann, Beneke u. A. Das Thema ist so verwickelt, dass die entgegengesetztesten Combinationen und Hypothesen aufgestellt werden können und ein sichrer Boden fehlt. Doch darf deshalb die Besprechung einer Theorie des Oxalsäure-Gehalts nicht ganz gemieden werden.

Im gewöhnlichen Rückbildungs-Stoffwechsel des lebenden gesunden Körpers steht die Bildung von Säuren und Alkalien einander diametral entgegen; der wichtigste alkalische Stoff, welcher aus der Zersetzung der stickstoffhaltigen Substanzen entsteht, ist Ammoniak; unter den organischen Säuren ist Oxalsäure von sehr allgemeinem Vorkommen.

Oxalsäure wird im Körper normaler Weise fortwährend gebildet, theils anstatt Kohlensäure, theils aus Kohlensäure mit Kohlenoxyd; sie sammelt sich an und erscheint im Urin, sobald ihre höhere Oxydation zu Kohlensäure verhindert ist und sobald die Kohlensäure-Ausathmung durch Lunge und Cutis nicht gleichen Schritt hält mit deren direkter Zufuhr aus Nahrung oder mit ihrer indirekten Produktion im Körper-Stoffwechsel.

Die direkte Zufuhr fertig präformirten oxalsauren Kalks ist ohne grossen Belang für seine Anwesenheit im Urin; nach Wöhler's Versuchen geht zwar freie Oxalsäure unverändert in den Urin, doch nach Schmidt und Lehmann kommt dies dem oxalsauren Kalk nicht zu; vielmehr wird er vermuthlich ebenso, wie alle neutralen Pflanzensalze nach Wöhler zunächst im Magen und bei der Darm-Resorption in kohlensauren Kalk zerlegt; dieser kohlensaure Kalk kann später im Blut und Urin und Blasenschleim wiederum zu oxalsaurem werden.

Der Einfluss übergrosser Kohlensäure-Zufuhr aus der Nahrung zeigt sich darin, dass alle Pflanzen-Nahrung gleichzeitig den Gehalt an kohlensauren Salzen und oxalsaurem Kalk im Urin vermehrt. Alle Pflanzenfresser haben oxalsauren Kalk im Urin, während Fleischkost keine begünstigende Beziehung, sondern vielmehr Gegensatz dazu hat. Am häufigsten finden sich nach Lehmann Krystalle von oxalsaurem Kalk beim Menschen im Urin nach Pflanzenkost, nach dem Genuss moussirender Weine und Biere, besonders Champagner, Gose, Weissbier, vermuthlich also auch namentlich nach Most, Aepfelwein, viel Grünfutter und Obst. Alle Speisen und Getränke, welche an Kohlensäure, doppeltkohlensauren und pflanzensauren Alkalien reich sind, vermehren den Oxalgehalt des Urins. In Zusammenhang damit möchte die Häufigkeit der Steinbildung in Wein- und Bierländern und unter ähnlichen Bedingungen stehen.

Uebermässige Bereitung von Kohlensäure im Stoffwechsel des Körpers wird etwa in solchen seltenen Fällen zu vermehrtem Oxalgehalt des Urins trotz normaler Lungenfunktion führen, wo der Stoffwechsel eigenthümlich gesteigert ist; zum Theil hievon mag die Vermehrung des oxalsauren Kalks im Urin abzuleiten sein, wie sie nach Lehmann in der Reconvalescenz von schweren Krankheiten, namentlich Typhus vorkommt.

Gehemmte Ausathmung der Kohlensäure als Ursach oxalreichen Urins zeigt sich nach Lehmann klar bei Lungen-Emphysem, chronischer Bronchitis, bei Lungen-Compression nach Ascites und Schwangerschaft; vermuthlich wird auch bei Kohlensäure-Vergiftung der Urin oxalreich. Die Oxalsäure vikariirt hier deutlich für Kohlensäure. — Hiernach ist zu vermuthen, dass im täglichen Cyclus die Oxalsäure Nachts zunimmt, weil hier die Athmung geringer, im jährlichen Cyclus aber zur Winterszeit.

Als Hauptursache der Oxalurie betrachtet Beneke eine Vermehrung oder gehemmte, retardirte Rückbildung der stickstoffhaltigen Blutbestandtheile. Dies schliesst er aus den Beobachtungen, dass z. B. bei Erwachsenen mit chronischem Gelenkrheumatismus der vermehrte Urat- und Oxalat-Gehalt des Urins schwand, sobald Entziehungskur, weniger Fleischkost angewandt ward; ebenso daraus, dass die Oxalate des Urins sich mit der Steigerung eines akuten Fiebers vermindern; endlich aus zahlreichen anderweitigen Beobachtungen und Versuchen. Alle diese Berechnungen sind jedoch unsicher.

Der oxalsaure Kalk des Urins ist hiernach abzuleiten von Bildung von Oxalsäure als primärem und direktem Zersetzungsprodukt aus wahrer organischer Gewebesubstanz beim Stoffwechsel, ebenso wie Kohlensäure. Ausserdem entsteht Oxalsäure vielleicht auch indirekt, indem nach Wöhler's Darstellung

Harnsäure sich innerhalb des lebenden Körpers in Harnstoff, Allantoin und Oxalsäure zersetzen kann; doch kommt dies vermuthlich kaum in Betracht, vielmehr entsteht wahrscheinlich umgekehrt Harnsäure sekundär aus Oxalsäure u. s. w.

[Normale Funktion des oxalsauren Kalks in den Harnwegen.] Wie die Oxalsäure ein nothwendiges Exkret oder Auswurfsstoff des Körpers im Urin ist, so hat sie wahrscheinlich zugleich eine zweckmässige Bedeutung für die normale Sekretion der Nieren und Harnwege. Oxalsaurer Kalk findet sich constant als Bestandtheil der Niere, des Harnblasenschleims (wie ausserdem im Schleim des Uterus und der Gallenblase). C. Schmidt stellte die Ansicht auf, dass aller oxalsaure Kalk des Harns aus dem von der Ureter- und Blasenschleimhaut abgesonderten oxalsauren Albuminkalk abstamme, der durch den sauren Harn zersetzt werde, daher man stets bei vermehrtem Schleim auch vermehrten Oxalgehalt des Urins finde. Jedenfalls gehört der oxalsaure Kalk wesentlich zur Funktion der Blasen-Epitelien und wird von ihnen bereitet; doch wird sicher der grösste Theil desselben schon in den Nieren ausgeschieden.

Keine einzige Drüse darf als blosse Exkretionsstätte schon im Blut präformirter Substanzen gelten, sondern immer ist zugleich chemische Umwandlung oder Sekretion betheiligt. Dies gilt namentlich für die Niere. Nur das Wasser wird hier rein mechanisch durch Druckverhältnisse in den Malpighischen Körpern excernirt; die Ausscheidung der spezifischen Urinstoffe aber bleibt trotz der Ludwig'schen Theorie so lange unverständlich, als nicht gezeigt ist, durch welche Mittel Harnstoff und Harnsäure in den Epitelien der Harnkanälchen gebunden und verdichtet werden.

Für die Exkretion des Harnstoffs aus dem Blut und die Sekretion der Harnsäure in den Nieren gewährt gerade der oxalsaure Kalk einige Aussicht zu genügender Deutung, abgesehen davon, dass hiebei auch die Extractiv- und Farbstoffe des Urins eine Rolle spielen mögen. Da der an sich sehr lösliche Harnstoff durch Oxalsäure zu unlöslicher Verbindung wird, so lässt sich z. B. füglich annehmen, dass zunächst die *Tunica propria* aller Harnkanälchen mit oxalsaurem Kalk geschwängert ist und dadurch die Aufnahme des Harnstoffs aus dem Blut befördert, der Rücktritt verhindert wird. Weiterhin ist anzunehmen, dass ebenso jede Epithelialzelle der Niere eine Quantität oxalsauren Kalks in solchem Zustand enthält, dass sie mit demselben noch Harnstoff binden kann, um ihn bald darauf wieder andererseits in die Harnkanälchen abzugeben, da der von den Malpighischen Körperchen kommende Strom fast reinen Wassers die Verbindung wieder löst. Bestimmter kann sich ähnliche Vermuthung gestalten für die Sekretion der Harnsäure, namentlich nach dem Typus der Niere von *Helix pomatia*. Bei der Gartenschnecke ist im Urin leicht eine grosse Menge Harnsäure nachzuweisen; hier enthält jede Epitelialzelle der Niere eine kleine concentrisch geschichtete bräunliche Concretion, ganz nach Art der grösseren Harnsteine des Menschen, mit kreuzförmiger Polarisation des Lichts, aus einem anorganischen Stoff, Uraten oder vielleicht Oxalaten gebildet. Diese Concretion füllt schliesslich die ganze Zelle und wird dann mit ihr im Urin ausgestossen. Ihre Entstehung ist nach Analogie der Blasensteine so zu erklären, dass die Epitelialzelle zunächst aus Kohlensäure oxalsauren Kalk macht, dann vermittelst dessen Allantoin und Harnstoff des Bluts zugleich zu einem oxalsauren Doppelsalz als Harnsäure verdichtet und als unlöslich niederschlägt, wobei der Kalk frei wird; so bereitet die Zelle immer neuen oxalsauren Kalk und Harnsäure, bis sie überfüllt ist und abstirbt. Der Mechanismus der endosmotisch-chemischen Thätigkeit einer harnsezernirenden, mikroskopischen Nierenzelle ist in gleicher Art zu denken, wie bei manchen Arten der Blasensteine im Grossen; die papierdünne Glasurschicht eines Steins, von oxalsaurem Kalk-Schleim gebildet, ist der Zellenmembran analog; sie lässt fortwährend Allantoin und Harnstoff endosmotisch eintreten, aber indem sich daraus Harnsäure bildet, wird das Wiederaustreten unmöglich; so sammelt sich immer mehr Harnsäure innerhalb der Glasur-Membran an, während diese selbst durch äussere Apposition immerfort wächst und der ganze Stein vergrössert sich gleichzeitig durch Apposition und Intussusception. Dieselben Verhältnisse gelten für allen trocknen breiigen Harnsäure-Urin der Vögel, Schlangen u. s. w. Beim Menschen wird die Harnsäure überall dann in der Niere gebildet, wenn nicht nur Harnstoff, sondern gleichzeitig Allantoin vom oxalsauren Kalk der Nieren-Epitelien gebunden wird; durch das aus den Malpighischen Knäueln gepresste, vorbeifliessende Wasser wird diese Harnsäure alsbald zu einem Natronsalz gemacht und wieder aufgelöst, ohne dass die Zellen sich abstossen oder bersten müssen.

Der oxalsaure Kalk spielt hiernach bei der Harnsekretion der Niere selbst eine endosmotisch-chemische Rolle, aus welcher sich zugleich die übrigen Eigenschaften des Urins erklären lassen. Namentlich kann der normale Mangel des Urins an Eiweiss und Fett davon abgeleitet werden, dass der oxalsaure Kalk ihren endosmotischen Durchtritt hindert; vielleicht ist dessen Verlust die Ursache, weshalb bei Speckkrankheit und Albuminurie die *Tunica propria* der Harnkanälchen sich mit Cholestrin-Speckstoffen infiltrirt und Fett und Eiweiss austreten lässt. Zugleich ist es nach dem anatomischen Verhalten der bei Albuminurie häufig in den Harnkanälchen gebildeten glashellen, gallertartigen strukturlosen Cylinder, welche gewöhnlich unrichtig als Faserstoff bezeichnet werden, wahrscheinlich, dass sie entweder aus oxalsaurem Albuminkalk oder aus Natron-Albuminat bestehen.

Der grösste Theil des oxalsauren Kalks des Urins ist zu betrachten als in der Niere gebildeter und secernirter oder excernirter Ueberschuss. — Für die Funktion der Epitelienzellen und des Schleims der Harnwege mag der oxalsaure Kalk ähnliche Bedeutung haben; Beides hat eine innige Beziehung, theils in der von Schmidt angedeuteten Art, zugleich aber vermuthlich so, dass der Blasenschleim auch sekundär durch starken Oxalgehalt des Nierensekrets oxalreich wird. Da die Schleimhaut der Harnwege wesentlich die Funktion hat, den Rücktritt der aus der Niere abgeschiedenen spezifischen Harnstoffe in's Blut auch bei langem Aufenthalt in der Blase und bei etwaiger Resorption des Urin-Wassers zu hindern, so mag eben hiezu der Oxalgehalt der Epitelien beitragen.

Der Urin der Harnblase ist also ein Gemisch aus Nieren- und Blasen-Sekret; der darin enthaltene oxalsaure Kalk ist theils aus dem Nierenharn abzuleiten, theils als durch fortwährende normale Auflösung und Zersetzung von Epitelien des Ureter- und Harnblasen-Schleims entstehend. Indem er sich dann mit letzterem zu eigenthümlich chemischer Verbindung vereinigt, dient er zur Steinbildung. — Mit der Anwesenheit von kohlensaurem Kalk im Urin scheint die Oxalsteinbildung primär nicht in innigerer Causal-Verbindung zu stehen; denn obgleich in den meisten Oxalsteinen ein Antheil kohlensauren Kalks sich findet, so scheint dieser doch erst sekundär durch Zersetzung des Oxalats zu entstehen.

Die eigentliche Entstehung steinbildender Masse aus den zwei Faktoren des katarrhalischen Schleims und oxalsauren Kalks muss wesentlich von einer spontanen Zersetzung, namentlich Sauergährung der Schleimschicht abgeleitet werden, auf welche zuerst Scherer's wichtige Untersuchungen aufmerksam machten.

[Sedimentbildende Harn-Gährung an der Luft.] Von der sedimentbildenden Harn-Gährung ist die steinbildende theilweise zu unterscheiden, obgleich sie nur nach ihr zu beurtheilen ist. Der normale frische Harn hat an sich meist eine, vorzüglich von saurem phosphorsauren Natron und Milchsäure abhängige Acidität; ausnahmsweise nach gewissen Nahrungsmitteln ist er alkalisch. Seine sedimentbildende Gährung kann sowohl in der Harnblase, als an der Luft erfolgen. Die Zersetzung an der Luft hat stets die zwei Stadien einer Anfangs sauren Gährung mit Bildung von Pilzen und Sedimenten von harnsaurem Natron und Harnsäure, einer späteren alkalischen Fäulniss mit Bildung von Vibrionen und Tripelphosphaten. Die Sauergährung dauert nach Umständen 4 Tage bis 8 Wochen, bis sie in's Alkalische umschlägt. — Von vorn herein wird der Harn immer saurer, macht Ikterusfarbstoff grün. Die wesentlichen Produzenten oder Fermente der Gährung sind die zersetzbarsten Harnbestandtheile Schleim und Farbstoff, die Produkte vorzüglich Milchsäure, auch Essig und aller Wahrscheinlichkeit nach neu gebildete Kohlensäure und Oxalsäure. Nach Zimmermann ist Oxalsäure allein die Ursache jedes Sediments; nach seinen Versuchen bilden sich im Brunnenwasser

Krystalle von oxalsaurem Kalk nach Zusatz von Harnsäure-Krystallen und er nimmt an, dass stets so viel freie Oxalsäure gebildet werde, als dem vorhandenen Kalk entspricht. Doch ist diese Darstellung Zimmermann's bisher wenig wahrscheinlich.

Bei dieser Sauergährung entsteht das erste Sediment von harnsaurem Natron wesentlich durch Veränderung der mit seiner Constitution und seinem Aggregatzustand innig zusammenhängenden Farbstoffe, vielleicht indem eine aus ihnen entstehende Säure das frühere neutrale zu einem unlöslicheren sauren Salz macht. Ein zwar meist nicht auffallendes aber wichtiges Sediment ist nächstdem das von oxalsaurem Kalk, welches aus der Sauergährung ebenfalls abzuleiten ist, und niemals fehlt. Die Harnsäre kommt im frischen Urin vermuthlich niemals frei vor, sondern nur an Natron gebunden; die Bildung neuer Säure bei der Gährung erst bewirkt das Freiwerden der Harnsäure vom Natron und ihren krystallinischen Niederschlag; zugleich wird jetzt vielleicht unter Vermittlung des neu entstehenden oxalsauren Kalks auch aus Allantoin und Harnstoff neue Harnsäure gebildet.

Die Sauergährung hat keine bestimmte Dauer, sondern kann zu jeder Zeit abgeschnitten und in alkalische übergeführt werden, sobald ein alkalisches Ferment künstlich zugesetzt wird. Beim spontanen Uebergang zu alkalischer Fäulniss bildet sich dies Ferment namentlich durch ammoniakalische Zersetzung des Schleims. Jetzt verschwinden die gefärbten Sedimente von Harnsäure und harnsaurem Ammoniak, und die weissen Sedimente von phosphorsaurem Magnesia-Ammoniak treten zugleich mit Infusorienbildung, üblem Geruch und Entfärbung des Urins auf; aus eigenthümlicher chemischer Verbindung der Tripelphosphate mit organischem Schleimstoff entstehen die Kysteinhäutchen der Oberfläche.

[Harngährung in der lebenden Harnblase.] In der lebenden Harnblase hat die saure und alkalische Gährung ähnliche Folgen der Sedimentbildung. Die näheren Umstände sind bisher nur bei der auffallenderen alkalischen Gährung untersucht, lassen sich für die Sauergährung daher nur nothdürftig vermuthen.

Grundbedingung dieser Gährung ist in den Harnwegen (ebenso wie in der Gallenblase und allen sonstigen Schleimhäuten) die Anwesenheit einer, wenn auch noch so geringen, Portion von sauer oder alkalisch sich zersetzendem Schleim. Bei dem normalen Epitelienwechsel wird jede überlebte und verwesende Zelle der Ureter- und Blasenschleimhaut ab- und ausgestossen vermöge ihrer Contractionen. Dies hört auf, sobald die ganze Blase oder ein Theil derselben an der Bewegung gehemmt wird, entweder durch Entzündung oder durch mechanische Ursache. Bei dem geringsten Grad allgemeiner oder theilweiser katarrhalischer Abweichung bleiben die vermehrten Epitelien als Schleim an der Schleimhaut anhängend[1], um sich zunächst sauer zu zersetzen; bei jedem höheren Grad entsteht alkalische Gährung. Die Veranlassung zum Katarrh giebt entweder primäre Entzündung der Blasenschleimhaut, ein von der Urethra übergehender Tripper, Krebsgeschwüre, tuberkulöser Katarrh und Geschwür, Distomen-Entartung, Freiliegen der Schleimhaut bei *Inversio vesicae congenita;* oder der Katarrh entsteht dadurch, dass die Harnentleerung mechanisch gehemmt ist durch Strikturen, Prostatageschwulst, Rückenmarkslähmung, wo dann der zu lange festsitzende Schleim in Gährung übergeht und durch seine chemische Reizung schliesslich wieder zu wahrem Katarrh führt. Am auffallendsten ist die Zersetzung bei krebsiger Ulceration oder eitrigem Katarrh, wo selbst bei Incontinenz der Blase der aus den Ureteren tröpfelnde und schnell ausgetriebene Urin bei der kurzen Berührung mit ammoniakalischem Schleim oft stark alkalisch wird. Nicht immer aber macht alkalischer Blasen-Schleim und -Eiter den ganzen Urin alkalisch gährend; vielmehr kann nach Hr. Prof. Reyer's mündlicher Mittheilung der Urin stark sauer reagiren, während zugleich die abgehenden Schleimflocken Tripelphosphat-Sedimente enthalten und innerhalb der Blase (auf etwaigem Stein) alkalische Sedimente reichlich sich bilden.

Die Sauergährung ist die Veranlassung zu allen ächten Steinen, aber nicht primär durch Vermittlung von Harnsäure u. dgl., sondern ausschliesslich mit seltenen Ausnahmen nur durch oxalsauren Kalk. Die alkalische Gährung dagegen hat gelegentlich unförmige sandige Massen und Inkrustationen zur Folge, selten die Bildung wahrer primärer Phosphatsteine. Die Bildung körniger oder krystallinischer Sedimente von Harnsäure, harnsaurem Ammoniak oder Natron und oxalsaurem Kalk innerhalb der Harnblase hängt wesentlich von saurer Gährung katarrhalischen Schleims ab und so kommen bei Fiebern und chronischen Krankheiten schon fertig gebildete Niederschläge von harnsaurem Ammoniak und Harnsäure im frischgelassnen Urin zum Vorschein. Allein gerade dieser Gries, obgleich er sehr gewöhnlich als Hauptsache bei der Anlage zu Steinen oder Lithiasis betrachtet wird, ist für die Steinbildung völlig gleichgültig, weil er nie die Fähigkeit haben kann, sich zu grösseren Klumpen zu vereinigen und namentlich mit Schleim eine chemische Verbindung einzugehen, sondern pulverförmig bleibt, selbst wenn er in Schleim eingehüllt ist und mit ihm eine Mengung bildet. So kommt Harnsäuregries auch als Niederschlag in den Harnkanälchen neugeborner Kinder vor und bei Bright'scher Krankheit; dann findet man die Salze auf und innerhalb der sauergährenden Epitelien, Schleim- und Gallert-Cylinder der Harnkanälchen abgelagert, aber auch hier ohne Beziehung zu Steinbildung. Der aus der Harnblase zum Vorschein kommende Harnsäuregries kann nur ein unter Umständen wichtiges Symptom sein, dass gleichzeitig unter Einfluss gleicher Schleimverhältnisse aus der nicht krystallinischen, chemischen Verbindung von oxalsaurem Kalk mit Schleim steinbildende Massen entstehen. Die von Scherer versuchte Anwendung der Harngährungs-Theorie auf Steinbildung war unvollkommen und verfehlt darum, weil er die Harnsäure für primären Versteinerungsstoff hielt.

[Oxalsaurer Kalk-Schleim.] Nicht von den im gelassenen Urin sich zeigenden krystallinischen Sedimenten, sondern nur von der gleichzeitig in der Sauergährung freigewordenen Oxalsäure und von dem in dem Ureter oder der Blase anhaftend bleibenden oxalsauren Kalk-Schleim ist die Steinbildung abzuleiten. Ganz ähnlich, wie bei der Entstehung der Gallensteine, bildet sich zunächst diese Verbindung als eine gallertartig weiche Masse, grossentheils strukturlos, doch gelegentlich mit zahllosen deutlichen Zellenresten, welche hier und da noch in Versteinertem zu erkennen sind; diese Gallert ist von vorn herein vermuthlich nur eine Verbindung mit Oxalsäure, ohne Kalk, der aber sogleich hinzutreten muss; sie ist nicht mehr wie der wahre Schleim fadenziehend zähe, sondern brüchig, übrigens aber in Form kleiner Flocken und Kugeln der Schleimhaut der Harnwege anklebend, wie ich dies nach der Beobachtung des Harnbeckens auch für die Harnblase vermuthe. — Die weitere Entwicklungsgeschichte der Steine aus dieser Substanz und ihr Metamorphismus je nach verschiedenem Grad der Lithiasis-Allgemein-Anlage ist später zu schildern, nachdem die entfernteren ätiologischen Momente der Lithiasis erwähnt sind.

[Entferntere Ursachen des steinbildenden Blasenkatarrhs.] Die entfernteren Ursachen der Steinbildung sind solche, welche einerseits den örtlichen Katarrh der Harnwege, andererseits die allgemeine Urin-Anlage zur Steinbildung bedingen. — Der örtliche Katarrh wird entweder durch mechanische Reizung angeregt, namentlich durch fremde Körper, worunter auch Endozoen, oder durch chemische Reizung. Letztere kann durch allmählige spontane Zersetzung des Urins entstehen bei vorhandenen Strikturen, Prostatageschwulst u. dgl., wie dies namentlich in England als Ursache der Harnsteine gilt; oder eine eigenthümliche Dyskrasie führt zur Lokalisation eines Katarrhs der Harnwege, direkt oder indirekt durch reizenden Urin. Ebenso wie eine abnorme Galle bei ihrer Exkretion schon die Gallengänge und Gallenblase und noch mehr den Darmkanal zu Katarrh anregen kann, so ist anzunehmen, dass gewisse Urinarten bei langer Einwirkung die Ureteren- und Blasenschleimhaut katarrhalisch machen. Wenn über derartige Ursache zum steinbildenden Katarrh eine Vermuthung gegeben werden darf, so fällt dies mit der sogleich näher zu berührenden skrophulös-tuberkulösen Anlage zusammen.

[Fremde Körper.] Alle fremden Körper in den Harnwegen können und müssen bei längerer Dauer zur schleimig-sandigen Inkrustation oder zu festerer, ächter Steinbildung führen. Selten ist die Reizung der Harnwege durch den fremden Körper so gering, dass nur Sauergährung des katarrhalischen Schleims oder steinbildender Katarrh mit langsamer Bildung von

Oxalat- und Uratsteinen erfolgt; dies gilt z. B. gelegentlich für Recidiv-Harnsteine, welche sich um einen bei früherer Operation liegengebliebenen Steinkern bildeten. Mir ist ein solcher Fall aus der Reyer'schen Sammlung bekannt, wo ein gemischter Oxalstein entstanden war aus einem durch die Egyptischen Endozoen-Eier veranlassten Polypen der Blasenschleimhaut. Ebenso beschrieb Sanlesson (Mus. anat. Holmiense. 1855.) einen *Calculus pedunculatus;* bei der Sektion einer alten Frau fand sich Inkrustation eines Schleimhautpolypen der Blase durch Urat. Diese Steine sind demnach zu vergleichen mit früher gestielten Gelenkmäusen, freien Körpern der serösen Höhlen, einzelnen Venensteinen u. A.

Die meisten und fast alle Steine, welche sich um fremde Körper bilden, sind primäre Phosphatsteine, indem sich die katarrhalische Reizung schnell bis zu schleimiger Eitersekretion und alkalischer Zersetzung des Urins steigert. Dergleichen Phosphatmassen haben oft ein sehr schnelles Wachsthum, und sind dem entsprechend von lockerem, mürbem Bau ohne wahre Schichtung.

Die verschiedensten fremden Körper sind als Kerne von Harnsteinen gefunden, und Voigtel giebt eine weitläufige Aufzählung solcher Fälle (Pathol. Anat. Bd. 3. S. 291. 1805.): sehr viele Stecknadeln von der Harnröhre her; Flintenkugeln sehr viel, mehrere nach 30 Jahren inkrustirt bis Hühnereigrösse; ein Ohrlöffel, bei einem Soldaten ein eiserner Löffel(?); bei Frauen ein Besenreis, Stroh, Gerstenkorn, Aehre, Stück Wachsstock; beim Mönch Bindfaden; gelegentlich ein Haarballen im Stein, entweder von aussen her, oder wahrscheinlicher von einer durchgebrochenen, haarhaltigen Eierstockscyste her, wie man dabei öfters Haare im Urin beobachtete. — Oefter ist eine Faserstoffmasse oder Blutgerinnsel der Kern des Steins. Ein seiner sonderbaren Form und dem ganzen Habitus nach von allen sonstigen Harnsteinen abweichender Stein, Nr. 2021. des Berliner Museums, von Walter als Nr. 128 abgebildet, aus der Leiche eines 70jährigen Mannes, gelbweiss, sehr hart, 9 Unzen schwer, $3^3/_4$ Zoll lang und $2^2/_3$ Zoll breit, erscheint wesentlich als eine versteinerte Faserstoffmasse; nach Behandlung mit Mineralsäuren bleibt ein dichtes, fast knorpelhartes, aus mikroskopisch unförmlichen Fasern bestehendes Gerüst von organischer, biegsamer Substanz zurück; dies entweder aus Blutgerinnsel oder möglicherweise auch aus diphtheritisch abgestossener Blasenschleimhaut entstanden, indem etwa nach Typhus solche Zerstörung entstand, ohne wie gewöhnlich tödtlich zu endigen. In der Sammlung des Dr. Trier in Altona bildet den Kern eines Steins ein Stück Hosenzeug, welches beim Fall auf die Dammgegend durch einen Pflock in die Blase getrieben und hinter welchem die Wunde wieder verheilt war. Ph. v. Walther fand beim Koch Friedrich's des Grossen als Kern eines 2 Zoll langen und ziemlich dicken Phosphatsteins eine vermuthlich durch die Urethra eingebrachte Haarnadel, Nr. 2017. des Berliner Museums. Oefter wurden auf ähnlichem Wege der Einführung abgebrochene Stücke von Bougies zu Steinkernen.

In Bezug auf die Richtung der Einwanderung fremder Körper sind absichtliche oder unabsichtliche Täuschungen oft entstanden. Die ältere Medizin liess lange Zeit den Volksglauben stehen, dass verschluckte fremde Körper zu Kernen von Blasensteinen werden können, z. B. Wachholderbeeren, Knochen; Schurig (Lithologia. 1744. 4. p. 407.) erzählt von einem als Harnstein inkrustirten Hausschlüssel, den der Portier des Prinzen von Hessen verschluckt hatte. Noch Teichmeyer konnte den Satz vertheidigen, dass eingeathmeter Mühlensteinstaub Ursache zu Harnsteinen sei. Höchst selten darf man der Angabe Glauben schenken, dass etwa ein spitziger Körper vom Mastdarm aus durch eine Fistel in die Blase gelangte; so wird Nr. 10959 des Berliner Museums eine wallnussgross phosphatisch inkrustirte Stecknadel aus der Blase eines 26jährigen Mädchens aufbewahrt, welche im 8. Lebensjahr verschluckt sein soll; ein gleicher Fall ist aus der Erfahrung von B. Langenbeck durch Frenzel (Diss. De rara calculi formatione. Berol. 1852.) beschrieben, wo eine als Kern von Blasenstein bei einem sechsjährigen Mädchen gefundene Nadel von 3 Jahren durch Verschlucken aufgenommen sein soll.

Jeder nicht um einen fremden Körper entstandene Harnstein erfordert zu seiner Erklärung nur den Nachweis spontaner Entstehung eines ersten Kerns, welcher weiterhin wieder als fremder Körper wirkt. Diese spontane Kernbildung geht stets aus von einem lokalen Katarrh der Harnwege mit örtlicher Schleim-Stagnation, z. B. in Egypten besonders die durch Endozoen angeregten umschriebenen Entzündungen der Blasenschleimhaut.

[Allgemein-Anlage der Steinkranken.] Die der Harnsteinbildung zu Grunde liegende Allgemein-Anlage ist auf den dualistischen Gegensatz aller Krankheits-Constitutionen zurückzuführen, in Verbindung mit Einwirkung von Klima, Nahrung u. dgl. Ausser beim Menschen wurden übrigens Harnsteine auch gefunden bei vielen Thieren, besonders häufig bei Ratten, dann bei der wilden Katze, Hund, Haase, Schwein, Pferd, Ochs, bei Fischen, namentlich dem Stör, bei Boa constrictor. (S. Franz Simon Mediz. Chemie. Bd. 2. 1842. S. 563. — Aeltere Literatur der Steine bei Menschen und Thieren s. im Catal. Bibliothecae Josephi Baeks auct. Dryander 1796. Vol. 2. p. 455. z. B. Art. Hippolithi, Beluga, vom Stör u. s. w.)

Phosphatsteine, welche sich primär als Einkapselungen um fremde Körper aus eitrigem Blasenkatarrh bildeten, sind fast ganz unabhängig von der Allgemein-Anlage. Die Bildung aller eigentlichen Oxalat- und Urat-Steine aber gehört wesentlich mehr derjenigen Constitution an, welche sich vorzüglich bei schlanken, mageren Menschen findet und besonders zu Skrophulose, Rhachitis, Schwindsucht, Hämorrhoiden u. dgl. Anlage hat. Dass namentlich die Engländer als Ursache der Lithiasis den allgemeinen Begriff der Dyspepsie angeben, hat wenig Werth, ist zu unbestimmt. Die Betheiligung constitutioneller Anlage geht daraus hervor, dass Personen mit verheilter Skrofulose und Lungenschwindsucht gelegentlich noch lange Zeit die Steinkrankheit behalten, mit zunehmenden Harnconcretionen. Die Zahl der in Leichen zu findenden Harnsteine ist für Berlin nicht gross, doch niemals fand ich dergleichen ohne noch bestehende oder verheilte Tuberkeln.

Im geraden Gegensatz dagegen steht die Harn-Lithiasis zu allen Albuminurie-Krankheiten der Niere und dem schleimig-eitrigen Blasenkatarrh mit Alkalescenz des Urins, zu Typhus, Intermittens u. dgl., namentlich auch zu Krebs der Harnblase. Bei diesen Zuständen kommen gewöhnlich nur Phosphatniederschläge vor ohne steinbildende Kraft; ein etwa früher entstandener Oxalstein wird vielmehr wieder phosphatisch aufgelöst, gelegentlich entsteht um einen fremden Körper ein primärer Phosphatstein.

Die Lithiasis ist deshalb vorzüglich eine Krankheit der Kinderjahre; auch angeborne Harnsteine sollen vorkommen, wie Voigtel (Path. Anat. 1805. Bd. 3. S. 289.) von einem Neugebornen angiebt und von einem dreiwöchentlichen Kind aus Stahl's Behandlung mit angebornem Harnleiden und einem pfirsichkerngrossen Stein; doch sind solche Fälle neuerlich nie beobachtet. Seltener, als gewöhnlich angenommen wird, entstehen die Steine vermuthlich in späteren Jahren, sind vielmehr auch da oft von der Kindheit zu datiren; gelegentlich finden sich Blasen- und Nierensteine bei 60 und 70jährigen Personen. Dem Geschlecht nach macht sich die Steinbildung mehr bemerklich bei Männern, während bei Frauen weit mehr Steine spontan abgehen. — Alle graduellen Unterschiede und Gegensätze der Allgemein-Anlage prägen sich aus im Chemismus der Harnsteine selbst und sind die Ursache ihrer verschiedenen chemisch-morphologischen Arten; das eine Extrem, der Maulbeerstein bei der stärksten Allgemein-Anlage zu Skrophulose und Tuberkeln meist in Kindern; die in der Mitte stehenden Harnsäure-Steine besonders bei Erwachsenen mit Symptomen von Magensäure u. dgl.; das andre Extrem, der in Phosphate verwandelte Stein meist bei Erwachsenen und Greisen mit Anlage zu septischen (asthenischen) Krankheiten.

[Endemische Ursachen.] Als entfernteste Ursachen der Steinbildung treten sehr bestimmt die periodischen Einflüsse von Tages- und Jahreszeiten, andererseits endemische Verhältnisse hervor. Eine grössere Uebersicht lässt sich bisher nicht geben. Kropf- und Kretinen-Gegenden scheinen die Steinbildung auszuschliessen. Ausserdem wäre im Allgemeinen gerade die Steinkrankheit (so wie Lepra, gelbes Fieber u. dgl.) sehr geeignet, nach ihrer statistischen Häufigkeit geographisch in ihrer Verbreitung über den Erdboden verzeichnet zu werden. Ueberall, wo Steinkrankheit endemisch oder häufig ist, kommt es darauf an, als die zwei nächsten Grundursachen eine allgemeine und eine örtliche Veranlassung aufzusuchen, theils in der Eigenthümlichkeit der Luft und Nahrung, theils in endemischen Ursachen, welche in dem zur skrophulös-tuberkulösen Krankheitsklasse neigenden Antheil der Bevölkerung den Ausbruch gefährlicherer, dahingehöriger Erkrankungen und die Lokalisation in Lunge und Darm hindern, dagegen in leichten Anomalien doch die Grundanlage durchscheinen lassen, so in Katarrh der Harnwege.

Besonders reich an Harnsteinen ist England. Nach Dobson's statistischer Zusammenstellung von 1779 (s. Marcet. On calculous disorders. Lond. 1817. p. 29.) ist in den Grafschaften Gloucester, Worcester, Hereford das Verhältniss der Steinkranken zu den Spitalkranken überhaupt wie 1:394, im Nordosten von England z. B. Manchester 1:420, im Nordwesten aber z. B. Liverpool 1:3200. Die Steinbildung schien hiernach stärker zu sein in den Cyder-Distrikten; das Trinkwasser hat keinen anderen Einfluss, als dass „hartes“, kalkreiches, alkalisches Wasser die Steinbildung wesentlich hemmt. Entschieden tritt in England die Bemerkung hervor, dass besonders Kinder der Armen Steinanlage haben, was hauptsächlich von schlechter Nahrung, überwiegender Pflanzenkost abzuleiten ist.

Seit den ältesten Zeiten war in Egypten die Steinkrankheit häufig, wie es schon Prosper Alpinus erwähnt. Genauere anatomische Untersuchung der die Eingeweide der Mumien enthaltenden Kanopen würde vielleicht die Steinkrankheit auf höchstes Alter hinausführen, entweder indem Steine selbst gefunden werden oder indem doch durch Nachweisung der sehr dauerhaften und charakteristischen Billharzien-Eier die eine wichtige Ursache festgestellt wird, wonach schon die nach Manetho's Tafel bis zum J. 5867 v. Chr. hinaufreichenden Dynasten der Tinit-Thebaner, Memphiten, Elephantiner, Heliopolitaner u. s. w. an Steinbeschwerden um so mehr gelitten haben mögen, je nachdem sie einige Anlage zu Tuberkulose hatten.

Das endemische Moment scheint in Egypten vorzüglich örtlicher Natur zu sein und in der Billharz'schen Entartung der Blase zu bestehen. Daneben ist das allgemeine Moment theils in der Lebensart, theils darin zu suchen, dass das Klima den Ausbruch schwerer Formen der tuberkulösen Krankheits-Reihe hindert, da es vielmehr nur die entgegengesetzte Reihe begünstigt. Billharz beschrieb zuerst in v. Siebold u. Kölliker's Zeitschr. f. Zoologie 1852. einen neuen Eingeweidewurm des Menschen, sehr den Distomen ähnlich und deshalb von ihm *Distomum haematobium* genannt. Der Art-Name ist sehr bezeichnend, der Gattungs-Name darf nicht füglich Distoma bleiben, ist durch Billharzia zu ersetzen. Dies Geschlecht weicht von allen bisher bekannten Arten von Trematoden ab durch getrenntes Geschlecht mit dem idealen Monogamie-Verhältniss, dass das Männchen sein kleines Weibchen mit sich trägt (im *Canalis gynaecophorus*).

Nach Billharz findet sich dies Thier unter mindestens 50 Prozent der im Militärspital zu Kairo zur Behandlung kommenden jungen Männer Afrikanisch-Asiatischer Rassen, nicht aber bei Europäern, im Blut der Pfortader und ihrer Zuflüsse lebend. Gleiche statistische Verhältnisse gelten vermuthlich für die ganze männliche und weibliche Bevölkerung von Kairo und weiter. Die sehr kleinen Weibchen legen ihre Eier stets in Kapillaren jenes Venensystems und namentlich in Schleimhäute ab; so finden sich die Eier nicht allzu selten in der Schleimhaut des Dünndarms und Dickdarms, namentlich aber und vielleicht ohne Ausnahme in der Schleimhaut der Harnblase und Samenblase. Zahllose weisse, spindelförmige, etwa $^1/_{20}$ Linie lange, mit der Lupe leicht zu erkennende Eier finden sich hier in Gruppen und rundliche Klümpchen vereinigt, so dass die einzelnen Gruppen leicht als weisse Körnchen mit blossem Auge zu erkennen sind; in jedem frischen Ei findet sich ein lebender, mit Wimpern besetzter Embryo, dessen Ausschlüpfen gelegentlich zu beobachten ist; leere und aufgebrochene Eier finden sich sehr oft, wo die Embryonen schon ausgekrochen sind. Ueberall wird durch Ablagerung von Eiern die Schleimhaut entzündlich, geröthet, verhärtet, mit katarrhalischem Schleim und Eiter bedeckt, zottig und wulstig wuchernd, mit kleinen Substanzverlusten und Blutungen. So sieht man oft in weiter Verbreitung rothe wulstige und geschwürsähnliche Flecke der Schleimhaut, örtlich scharf begränzte Katarrhstellen mit kleinen Blutungen. Das Leiden bleibt in endlos langem Verlauf meist ohne Beschwerden, ohne allgemeinen Blasen-Katarrh, und ist dabei am Lebenden stets leicht nachzuweisen durch die mit kleinen Schleim- und Blutklumpen im Urin abgehenden Eier; ebenso wie beim Uriniren gehen dergleichen vermuthlich sehr gewöhnlich bei der Begattung ab, kommen so in den Uterus der Frauen. Immer wieder heilen einzelne entartete Schleimhautstellen, nachdem die Embryonen auskrochen, und es bleiben nur rauhe bräunliche Flecke mit leeren Eischalen zurück, während unterdess neue Schleimhautstellen frisch erkranken.

Die Endozoen-Entartung für sich allein führt nur zur Vermehrung des Schleims im Urin. Nur in den verhältnissmässig seltnen Fällen, wo — unter Einfluss des schlanken oder arteriellen, tuberkulösen Habitus — der Blasenschleim an oxalsaurem Kalk überreich ist, entstehen Steine. So darf die Endozoen-Entartung als das eine Hauptmoment der Steinbildung angesehen werden. Das Verhältniss der statistischen Häufigkeit beider Leiden ist nicht zu bestimmen, da in Egypten überhaupt jeder leiseste Gedanke an genauere Statistik Schwärmerei ist, so lange es unter Türkischem Regiment steht; die Zahl der Stein-Operationen ist nicht zu berechnen, noch weniger die Zahl aller Steinkranken, namentlich auch der spontanen Heilungen von Steinen, welche vielleicht die grösste ist. — Seitdem darauf geachtet ward, fand Hr. Prof. Reyer bei jedem Steinkranken gelegentlich Billharzien-Eier im Urin. Unter den 124 Steinen der Reyer'schen Sammlung aber fand ich nur einmal Eier im Kern des Steins, wo sie in einem abgestossenen Schleimhaut-Polyp lagen.

Neben der örtlichen Ursache zur Steinbildung muss Egypten auch eine allgemeine bieten, welche die reichliche Bildung von oxalsaurem Kalk im Urin der Nieren oder im Schleim der Harnblase begünstigt. Dieser Ursache näher auf die Spur zu kommen, muss namentlich der Umstand dienen, dass nach den anatomischen Verhältnissen die Steinbildung in Egypten meist sehr bestimmt einen täglichen und namentlich jährlichen Rhythmus zeigt. Die Temperatur wechselt in Kairo so, dass die tiefste Winterwärme etwa 4 Grad Réaumur beträgt, der tiefste Stand des Thermometers beträgt in der heissesten Sommernacht 26 Grad; am beschwerlichsten ist das Klima durchschnittlich im September, wo sich die Hitze mit der durch die Nilüberschwemmung erzeugten Feuchtigkeits-Sättigung der Luft zur Schwüle vereinigt. Die Nahrung der niederen Stände in Egypten ist im ganzen Jahre fast reine Pflanzenkost, im Sommer vorzüglich trockne Mehlnahrung, Brod, Bohnen, Reis, im Winter dagegen viel Grünfutter zugleich, Kohl, Salat, Melochien, Bananen, Malven, Zuckerrohr, Mandarinen, Orangen.

Es muss nach diesen Jahresverhältnissen einigermassen dahingestellt und den Untersuchungen an Lebenden überlassen bleiben, welche Jahreszeit die Steinbildung begünstige. Vorläufig ist entschieden wahrscheinlich, dass dies der Winter sei, theils deshalb, weil die Gallensteine in Berlin diese Saison bestimmt einhalten, theils weil der Winter allein die leichteste Anlage des zu tuberkulösem neigenden Habitus als Ursach zum Oxalreichthum des Urins und Katarrh der Blase weckt, der Sommer dagegen die ammoniakalischere Harnbeschaffenheit des Urins und Auflösung des Steins begünstigt. Von wesentlicher Bedeutung für die Steinbildung mag die, allem Tuberkulösen günstige, vorwaltende Pflanzennahrung sein; daher mehr Fleischdiät zur Kur.

Als Widerspruch könnte es erscheinen, wenn in dem durch Heilwirkung für Schwindsüchtige berühmten Egypten dennoch der Harnstein-Reichthum von ähnlicher Anlage abgeleitet wird. Dagegen ist zu bemerken, dass nothwendig ein Theil jeder Bevölkerung vom mittleren Habitus der Krankheitsanlage mehr nach rechts, der andre mehr nach links abweichen muss, dass sich in allen Ländern die statistische Durchschnitts-Summe beiderlei Constitutionen das Gleichgewicht halten muss auf irgend eine Art. In Egypten hat sich das Verhältniss so gestellt, dass fast alle K i n d e r mehr oder weniger skrofulös sind. Am wenigsten zeigt sich dies wegen gesunder Lebensart bei den eingebornen Fellachs, die Drüsen-Anschwellungen schwinden schon im 2. Jahr; doch bleibt dieselbe Anlage bis etwa zum 14. und 18. Jahr mehr oder weniger deutlich, im Zusammenhang mit geistiger Regsamkeit und Klugheit, welche nach diesen Jahren in die stumpfe Torpidität und Geduld des Egypters übergeht. Sehr allgemein und stark bei allen Türkenkindern sind Skrofelleiden mit Drüsenschwellungen und sehr viel mit Rhachitis, meist ohne Knochenkaries; vom dritten, vierten Jahr an pflegt sich dies zu vermindern. Ausserordentlich gross ist die Sterblichkeit bei den Europäer-Kindern, und dies wesentlich an Krankheiten der skrofulös-tuberkulösen Reihe; am meisten im 1. und 2. Lebensjahr an Magensäure und entsprechenden Durchfällen, Wasserkopf u. dgl. — So bezahlt die Egyptische Bevölkerung ihren Tribut an diese Constitution vorzüglich in der Jugend mit akuten und gefährlichen Zuständen; unter denen, welche diese Zeit glücklich überstanden, behalten Viele weiterhin nur eine leichte Anlage, von welcher die Steinbildung als eine Folge anzusehen ist. — Ausserdem ist Egypten heilend überhaupt nur für diejenigen tuberkulösen Constitutionen, welche von nördlicherem Klima kommen, während es umgekehrt bei allen vom Süden kommenden Negern, Abyssiniern, Affen u. dgl. zu oft sehr heftiger Lungentuberkulose führt.

[Erste Anfänge eines Harnsteins.] Die Entwicklung der Harnsteine geht entweder aus kleinsten Anfängen continuirlich vor sich, so dass die Lithopöese stets wesentlich dieselbe bleibt und der ganze Stein homogen wird ohne wesentlichen Unterschied von Kern und Rinde; oder von vorn herein bildete ein fremder Körper den heterologen Kern einer weiteren Steinbildung. Alle nicht um fremde Körper gebildete Steine haben keinen eigenthümlichen Kern. Jede Steinbildung erhält eine praktische Wichtigkeit erst dann, wenn die Grösse des Versteinerten eine Ausstossung aus den Harnwegen verhindert oder sehr erschwert durch Einklemmung u. dgl.

[Fremde Körper.] Als fremder Körper wird nach Umständen jedes etwa in der Blase abgebrochene Sonden- oder Katheterstück zum Kern eines Steins, ebenso ein beliebiger ähnlicher Körper. Blutextravasate können zum Kern werden, wenn sie durch ihr Grösse und Derbheit oder durch Verklebung mit der Blasenwand vor dem Ausstossen geschützt sind. Zottige oder baumförmige Polypwucherungen der Blasenschleimhaut können sich zum freien Stein ausbilden wie die Beispiele von Endozoen-Polypen zeigen; die Anfangs flache Wucherung hebt sich hier nach dem Gesetz der Polypenbildung aller Häute allmählig gestielt ab mit Nabelstrang, wird während dessen von Steinschichten umgeben, welche nur durch den Strang unterbrochen und durchbohrt waren, bis endlich der Nabelstrang abriss und der Stein frei und völlig kugelig wird. — In diesen Fällen bleibt Kern und Schale der Steine wesentlich verschieden für immer, der Kern ist heterolog.

In allen anderen Fällen, wie sie bei weitem die häufigsten sind, ist kein von der übrigen Steinmasse verschiedener, eigentlicher Kern vorhanden, sondern das erste Centrum (wie alles Spätere) entsteht als Versteinerung von Schleimklümpchen, welche primär der Schleimhaut der Harnwege anklebten und dadurch nach Verbindung mit Oxalsäure und Kalk fähig wurden, in der Blase zu verbleiben. Die Harnsteine haben hiernach eine mehr beschränkte Entstehungs-Bedingung als die Gallensteine; da sich der Ausführungsgang der Gallenblase während ihres steinbildenden Katarrhs verschliesst, so erhält auch aller frei in die Blase abgestossene Schleim die Fähigkeit und Nothwendigkeit in gallertartigen Klumpen zusammenzubacken, welche nach Wiedereröffnung des *Ductus cysticus* oft gross genug sind, um in der Blase zu bleiben; da also bei jedem Anfall von Katarrh der ganze Schleim der Gallenblase zur Bildung der Steine verwandt wird, so ist das Wachsthum dieser Steine bedeutend schneller, als das der Harnsteine.

Uebergangsformen zwischen den Steinen mit heterologem Kern und ohne solchen stellen etwa diejenigen Steine dar, wo ein im Harnbecken gebildeter Stein später in die Blase gelangte und dort der Kern einer etwas abweichenden weiteren Schalenbildung ward, wie dergleichen Fälle häufig sein mögen. Ein ähnliches Verhältniss ist, wenn ein nach Lithotripsie gebliebener Steinrest zum Kern eines Nachsteins oder Recidivsteins wird.

Von den Steinen, welche einen primär eigenthümlichen heterologen Kern enthalten, sind solche zu unterscheiden, worin sich sekundär ein Unterschied von centraler und peripherischer Masse bildete, obgleich sie von vorn herein homogen waren. Unter den bei Operationen gefundenen Steinen zeigen sehr viele eine alkalisch-phosphatische Rindenmasse und eine Centralmasse aus Oxalkalk oder Harnsäure; sehr gewöhnlich fasste man dies Verhältniss so auf, dass um primären Harnsäure-Kern eine spätere Ablagerung von primären Phosphaten sich bildete als Rinde; allein immer sind die phosphatischen Rindenmassen vielmehr durch sekundären alkalischen, centripetal vordringenden Metamorphismus entstanden.

[Wachsthum.] Die Combination der verwickeltsten Verhältnisse ist so mannigfaltig, dass jeder Stein Neues bietet. Hier möge nur in kurzen Zügen eine kurze Uebersicht gegeben werden.

Die Vergrösserung der Harnsteine geschieht theils durch Apposition neuer Schichten aus dem als Mutterlauge dienenden Urin und Schleim, theils durch Intussusception mit Metamorphismus oder Stoffwechsel. Durch fortdauernden Endosmose-Austausch des Steins mit dem umgebenden Urin wird die Steinmasse bald ausgelaugt und poröser gemacht, bald mit neuen Ablagerungen bereichert. Sowohl Appositions- als Intussusceptions-Zunahme kann als Wachsthum bezeichnet werden. Unter sonstigen Naturkörpern haben die Krystalle ein hauptsächlich, doch nicht ausschliesslich, durch Apposition bedingtes Wachsthum, die Pflanzen- und Thier-Zellen ein hauptsächlich intussusceptionelles Wachsthum; ganz gleiche Verhältnisse des Wachsthums, wie die Harn- und Gallensteine haben andere grössere concentrische Concretionen, die Erdkugel u. dgl.

Die eigentliche Lithiasis dauert so lange, als täglich neue Schleimschichten entstehen, welche in der Regel durch oxalsauren Kalk versteinern. Dies kann nur so lange geschehen, als der Urin stark sauer ist, und findet also sein Ende, sobald sich der Gegensatz alkalischen, eitrigen Katarrhs ausbildete. Dann steht das Appositions-Wachsthum still, es entstehen keine neue Schichten, aber noch längere Zeit kann und muss der Stein anschwellen durch Intussusceptions-Wachsthum, indem dieses die Rückbildung und Auflösung des Steins einleitet.

Die Schnelligkeit sowohl des Appositions- als des Intussusceptions-Wachsthums ist in sehr seltenen Fällen sicher zu bestimmen, weil meistens bei chronischem Beginn der Lithiasis der erste Anfang unbekannt ist. Nach den oben geschilderten anatomischen Verhältnissen der Jahresschichten ist zu schliessen, dass Oxal- und Uratsteine jährlich um 2, 4, höchstens 6 Linien dicker werden. Nach Crosse wachsen diese Steine jährlich um 1 bis 2, höchstens 4 Drachmen Gewicht, je grösser desto schneller; in einem Fall hatte sich nach erster Lithotomie um ein Urat-Bruchstück binnen $7\frac{1}{2}$ Jahren ein Nachstein von 2 Unzen Gewicht gebildet, aus Harnsäure bestehend (a. a. O. Taf. 1. Fig. 3.). Unter den Steinen der Schledehaus'schen Sammlung befindet sich ein von einem 30jährigen Mann stammender, wallnussgrosser Harnsäurestein, nach 20jährigen Steinbeschwerden entfernt. Ebenso sprechen viele andere Fälle dafür, dass Uratsteine bis 10 und 20 Jahre stationär bleiben können ohne bedeutende Veränderungen. Auch Oxalsteine scheinen zuweilen lange Zeit stationär zu bleiben.

Alle Phosphatmassen wachsen weit schneller, als Oxal- und Uratmassen. Genau zu bestimmen ist dies besonders da, wo sich Phosphatsteine in plötzlichen Veranlassungen bilden, wie man denn Flintenkugeln, Sondenstücke u. dgl. oft sehr schnell von Steinmasse umhüllt gefunden hat. Je schneller diess Wachsthum, desto lockerer die Masse.

[Stoffwechsel im Stein.] So lange der Stein in der Harnblase liegt, verändert sich seine chemische Zusammensetzung fortdauernd durch endosmotischen Stoffwechsel, wie derselbe einerseits dem organischen Stoffwechsel aller lebenden Gewebe entspricht, andererseits durch den anorganischen Metamorphismus der Mineralien und Erdschichten.

Der gewöhnliche Stoffwechsel ist der, dass primäre Schleimsubstanz sich in Oxalat-Formation verwandelt, diese in Harnsäure, dann in harnsaures Ammoniak, endlich in Phosphate. Der hiebei stattfindende Prozess gehört bald zum Umwandlungs- bald zum Verdrängungs-Metamorphismus von Blum (Pseudomorphosen des Mineralreichs. 1843. S. 6.).

Der erste Metamorphismus-Akt besteht darin, dass Schleim sich chemisch mit Oxalsäre und Kalk verbindet; gehört also zum Umwandlungs-Metamorphismus. Weiterhin sieht man in höchst merkwürdiger Art an die Stelle der bräunlichen Oxalatformation gelbe Harnsäure treten; dieser auffallende Umstand, dass ein kräftiges und schwerlösliches anorganisches Salz durch die indifferente Harnsäure ersetzt wird, welche an sich keine chemische Verwandtschaft zum Oxalat zu haben scheint, ist schwer zu erklären. Es liesse sich annehmen, dass primär das Oxalat durch irgend welchen unbekannten Akt aufgelöst würde, und die Harnsäure nur passiv als Lückenbüsser an seine Stelle träte; dies wäre dann zu Blum's Verdrängungen zu rechnen. Wahrscheinlicher ist jene Veränderung als chemische Umwandlung zu erklären: die Oxalsäure lässt den Kalk fahren, um sich mit endosmotisch aus dem Urin angezogenen Stoffen, mit Harnstoff und Allantoin zusammen, zu Harnsäure auszubilden. — Der weitere Stoffwechsel der Harnsteine, wonach Harnsäure sich mit Basen verbindet, namentlich Ammoniak, gehört zum Umwandlungs-Metamorphismus, der Akt der Umwandlung in Phosphate ebenso, indem das durch Urat-Zersetzung freiwerdende Ammoniak die Phosphatbildung einleitet.

Der Metamorphismus entsteht durch immer neue Intussusception von Stoffen. Das Wachsthum des Steins durch Apposition und diese Intussusception bilden einen fundamental dualistischen Gegensatz, chemisch und morphologisch gleich scharf. Die Apposition geht von saurer Gährung aus und von Festwerden von Schleimstoff; sie ist unbedingt mit Bildung von horizontal concentrischen Schichten verbunden, wie im Neptunismus der Erde. Die Intussusception geht mehr oder weniger von Alkalisation aus, bestrebt sich alle Reste organischer Substanz aufzulösen, die Schichtenstruktur aufzuheben, an ihre Stelle krystallinische und zwar immer mehr radial perpendikuläre Struktur zu setzen, zugleich an die Stelle primärer Oxalate die sekundären Urate und tertiären Phosphate abzusetzen. Dieser Metamorphismus entspricht dem anderweitigen in Gallensteinen, wo allmählig immer mehr Cholestrin sekundär an die Stelle primärer Farbstoffniederschläge tritt. Bei den Gallensteinen ist näher dargestellt, wie dieser Stoffwechsel wesentlich verbunden ist mit den weiteren Eigenthümlichkeiten der strahlig radialen Krystallisation des Cholestrins, mit Zerreissung der Steinschichten und Bildung von basaltartigen oder mosaikartigen Schichtensäulen, mit Verwerfung der Horizontalität der Schichten bis zur Bildung von Maulbeerform, mit Efflorescenz sekundärer Gangmassen. Ganz ähnliche

Verhältnisse zeigen sich überall in den Harnsteinen, und zwar hier weit komplizirter und dabei deutlicher. — Jene Metamorphismus-Verhältnisse dienen zugleich wesentlich zur wahren Charakteristik des neptunisch-plutonischen Stoffwechsels der Erde. — Indem die peripherische Schichtenbildung der Concretionen als eigentlich organische Formbildung zu betrachten, so ist der Gegensatz von radialer Krystallisation und Metamorphismus entschieden ein Akt der Entartung, Desorganisation oder Rückbildung zu nennen, ist zu vergleichen mit Verwitterung und Verwesung anderer Körper. Ausser der radialisirenden Tendenz des Endosmose-Stoffwechsels der Intussusception ist wesentlich auch eine porösmachende, auslaugende, diploëtisirende hervorzuheben, wonach der Metamorphismus der Steine zu immer schwammigerer Lockerheit bis zu spontanem Zerfallen führt und wonach auch durch Resorption einzelner ganzer Schichten „klappernde" Harnsteine entstehen können, wie davon Kundmann ein 2 Zoll grosses Exemplar erwähnt (Seltenheiten der Natur. Breslau. 1737. S. 890.). — Gleich nach der ersten neptunischen Entstehung jeder neuen Schicht eines Steins beginnt die centralisirend radialisirende, plutonisirende Thätigkeit damit, dass neben der wagrechten Schichtung eine senkrechte Beziehung entsteht. Vorzüglich die anorganischen Salze gehen die senkrechte Beziehung ein; dies macht sich zunächst bemerklich durch Bildung senkrechter Klüfte, nach Art der Gangspalten der Geologen; zugleich bildet sich mikroskopisch eine immer deutlichere senkrechte Krystallisation durch die Schichten hindurch aus; später wird die geschichtete Struktur immer undeutlicher, die radiale überwiegender.

Der Intussusceptions-Metamorphismus zeigt sich in zwei entgegengesetzten Arten der Verbreitung, welche man kurz als centrale oder centrifugale und als peripherische oder centripetale unterscheiden kann. Der erstere kommt jedem Harnstein nothwendig und immerfort zu, der letztere nur denjenigen, welche zu wachsen aufhören; gelegentlich findet sich also beiderlei Verbreitung zugleich in einem Stein.

Der centrale oder centrifugale Metamorphismus kommt selten in reinster Form in den Harnsteinen vor, fehlt aber niemals ganz; im idealen Fall würde er sich so darstellen, dass ein Harnstein aus einer jüngsten, äusseren Rindenschicht von reiner Oxalmasse bestände, darunter eine sekundäre Harnsäure-Formation, nächstdem eine Schicht harnsaures Ammoniak, endlich ein Kern von Phosphatmasse. — Dieser centrale Metamorphismus entspricht dem allgemeinen Grundgesetz der Naturkörper, dass die zuerst gebildete Kernsubstanz appositionell wachsender Körper später zuerst desorganisirt und sich weiter verändert; daher gelegentlich in schnell entstandenen Krystallen sekundäre Wasserhöhlen sich bilden, in Kalkspathkrystallen centrale Erweichung, im wachsenden Weidenstamm centrale Eweichung, ebenso im Abscess, Krebsknoten, Fibroid. — Der centrale Metamorphismus kommt jedem Harnstein (wie jedem Gallenstein) deshalb zu, weil während der Apposition neuer äusserer Schichten die innere Steinmasse im warmen Urin nicht ohne Stoffwechsel bleiben kann, sondern sich zu immer stärkerer Alkalescenz umsetzen muss; der Stoffwechsel wird hier durch Endosmose und Spalten vermittelt. Je mehr neue Schichten aussen sich bilden, desto mehr rückt die im Centrum entstandene Umwandlung nach der Oberfläche hin vor.

Der peripherische oder centripetale Metamorphismus findet sich wesentlich nur da, wo keine neue Appositions-Schichten von oxalsaurem Kalk sich bilden, vielmehr unter Einfluss anderer chemischer Reaktion des Urins und Schleims ein intensiver Stoffwechsel im Stein sich ausbildet; am auffallendsten ist dies in allen Fällen, wo um einen Oxalat- und Urat-Stein die ursprünglich nur sehr leicht katarrhalische Schleimhaut der Blase oder des Nierenbeckens in heftigeren eitrigen Katarrh geräth und damit alkalische Schleimzersetzung entsteht. Von da an werden alle Steine, welche primär etwa ziemlich homogen aus reinem oxalsauren Kalk oder Harnsäure bestanden, mehr oder weniger schnell in centripetaler Richtung Schicht für Schicht ammoniakalisch und phosphatisch verwandelt, zeigen also etwa einen gelben oder braunen Kern und eine weisse Phosphat-Rinde.

Von der Stärke der Allgemein- und Lokal-Anlage zur Steinbildung hängt es hauptsächlich ab, ob in primären Oxalatsteinen sich ein sekundärer Metamorphismus ausbildet oder nicht. Hiernach bleibt ein ursprünglich homogener Oxalatstein entweder glatt oder wird Maulbeerstein oder wird in Urate und Phosphate verwandelt, kurz geht in die anderen Arten oder Entwicklungsstufen von Harnsteinen über. Daneben hängt die Umwandlung ab von sonstigen Eigenthümlichkeiten der im Urin vorhandenen Versteinerungs-Mittel, wozu auch die mannigfachsten Arzneien, Metalle u. dgl. concurriren können. — Die primäre Oxalmasse der Steine verhält sich, abgesehen von ihrem Appositions-Wachsthum, während seiner Lage in der Blase, wie jeder langsam in Mutterlauge macerirende Körper. Ausserhalb des Menschen würde der Maulbeerstein ebenso künstlich umgewandelt werden, wenn er lange Zeit in warmem, immer frischem Urin läge; wollte man statt des Urins verschiedene andere Mutterlaugen anwenden, so würde der Maulbeerstein schliesslich beliebig auch in Kieselsäure als Feuerstein, Opal, Chalcedon, in Eisenkies, Kupfer-Blei-Erz und alle geologischen Fossil-Substanzen verwandelt werden können. Andererseits würden verschiedene andere Substanzen, z. B. Knochen, Knorpel, Fleisch, unter Umständen durch Maceration in Urin-Mutterlauge zu Harnstein-Formation verwandelt werden können. — Bei dem Metamorphismus der geologischen Fossilien ist meistentheils wegen engster Umgebung eine Aufquellung des ursprünglichen Versteinerungs-Gerüstes z. B. des Holzes, der Krebsschale, des Fischskelets nicht möglich; unter günstigen Verhältnissen aber tritt sie vermuthlich immer ein, nach gleichem Gesetz, wie alle Knochen in Kalkwasser allmählig aufquellen und wie z. B. die Römerschädel an der Donau zolldicke Schädelwandungen erhalten haben.

[Sekundäre Krystallisation.] Die Krystallisations-Wirkung des Metamorphismus ist im Allgemeinen geringer, als bei den Gallensteinen; es finden sich seltner reine Krystalle in Harn- als in Gallensteinen. Der Grund liegt theils im Versteinerungs-Mittel, weil die Uratsalze wenig Tendenz zu eckiger Krystallisation haben, anderentheils namentlich darin, dass in den Harnsteinen ein weit grösserer Gehalt an organischem Schichtenstoff enthalten ist, welcher sehr dauerhaft und wenig verweslich und der Krystallisation hinderlich ist. Niemals findet man

Krystalle in den jüngsten Oxal- und Harnsäure-Schichten von Steinen, wohl aber immer häufigere, deutlichere und grössere Krystalle von Harnsäure und Oxalkalk nach dem Centrum der Steine hin, gelegentlich zahllose Harnsäure-Krystalle zwischen je zwei Schichten als sandiger Belag in sehr langjährig gebildeten Uratsteinen. Krystalle von phosphorsaurem Magnesia-Ammoniak oder Struvit zeigen sich gelegentlich ausgezeichnet, als oberflächlicher Belag oder Drusenausfüllung oder Durchwachsung u. s. w.; unter sehr ähnlichen Verhältnissen findet sich eine noch weit zierlicher strahlige Krystallisations-Durchwachsung in dem Stein Nr. 1938 der Walter'schen Sammlung in Berlin, aus einem 40jährigen Mann operirt. Diese sekundäre Krystall-Durchwachsung hat viel Aehnlichkeit mit grossartig verbreiteten Prozessen des geologischen Metamorphismus, wobei aus körnig-formlosen Mineralien allmählig krystallinische werden. — Sehr eigenthümlich sind 3 tetraedrische Steine Nr. c. der Reyer'schen Sammlung von einem 50jährigen kräftigen Mann, welche fast ganz in weisse Phosphate verwandelt sind; in ihnen ist das Centrum breiig sandig erweicht und diese Masse besteht rein aus Häutchen organischer Schleimsubstanz wie Kystein und aus grossen Struvit-Krystallen von einigermassen strahliger Anordnung. Diesen Steinen sehr ähnlich ist Nr. P. der Schledehaus'schen Sammlung. In einem seltenen Fall fand sich eine Ausnahme von der Hauptregel, dass die Harnsteine appositionell nur durch neue Oxalschichten wachsen, indem hier, beim Aufhören aller neptunischen Apposition, eine krystallinische Verdickung durch äusserlich angeschossene Struvite stattfand; ganz ähnlich verhält sich ein von Marcet abgebildeter Stein. — Marcet und Wollaston wollen auch Oktaeder-Krystalle von oxalsaurem Kalk als äusseren Belag von glatten Oxalsteinen mehrmals beobachtet haben.

Das Extrem des sekundären Krystallisations-Metamorphismus findet sich gelegentlich in weissen homogenen Phosphatsteinen, welche jede Spur von Schichtung und Säulenzerklüftung verloren haben und durchaus radial krystallinisch wurden, nach Art der Cholestrin-Gallensteine. Dies findet sich nur bei Steinen, welche längst aufgehört hatten zu wachsen. So mehrere

Fälle des anatomischen Museums in Halle. — Eine radiale Krystallisation wird auch von allen Cystin-Steinen angegeben; danach entstehen diese wahrscheinlich als letzter Ausgang eines Zersetzungs- und Verdrängungs-Metamorphismus. — Auch die Belugensteine aus der Niere von Acipenser Huso (wie Nr. 3586. des Berliner Museums ein Exemplar von Pallas) zeigen in durchaus weisser, harter, schwerer und splittrig spröder Masse ein durchaus strahlig krystallinisches Gefüge: sie bestehen nach Klaproth hauptsächlich aus phosphorsaurem Kalk, daneben etwas organischem Schleim- oder Eiweiss-Stoff.

[Form der Harnsteine.] Die äussere Form der Harnsteine hängt ab theils von chemisch-mechanischen inneren oder aktiven, theils von äusseren oder passiven Verhältnissen. In den älteren Schriften ist die äussere Form besonders berücksichtigt; „Schurigius. Lithologia s. calculi humani consideratio 1744. 4.“ giebt eine grosse Anzahl von Arten hiernach an; ebenso bildet „Kundmann Seltenheiten d. Natur. Breslau 1737. fol. S. 890.“ verschiedene Formen ab, zahllose Formen klassifizirt Voigtel Path. Anat. 1805. Bd. 3. S. 300.

Jeder Stein hat von vorn herein aktiv die Nothwendigkeit oder Tendenz zur Kugelform. Passiv entstehen Abänderungen oft durch die Umgebung des Steins; die verschiedene chemische Beschaffenheit des Steins macht ihn aber bald passiver plastisch und der äusseren Formung zugänglich, bald nicht; namentlich zeigt der Maulbeerstein sich in seiner Form rein aktiv und unabhängig. Die passive Formung zeigt sich am deutlichsten im Nierenbecken, wo der aus glatter Oxalmasse u. dgl. bestehende Stein die Form eines Nierenkelchs oder des ganzen Nierenbeckens erhält, verästelt, dem Damhirsch-Geweih oder gewissen Korallen ähnlich. In der Harnblase wird der kleine Stein zunächst vermöge der Querlage zwischen beiden Ureter-Mündungen auf dem Trigonum längs-oval. Später wird der grössere glatte Oxal- oder Uratstein, oval-linsenförmig plattrundlich, indem er so einen Abguss der Blasenhöhle bei leerem oder halbleerem Zustand darstellt; die grösseren Steine zeigen diese Form immer, mit verschiedenen Axen der Ovallinse.

Eine nicht zu seltene Form ist die Birnform mit ihrem

Uebergang in Flaschen-, Phiolen- und namentlich Hantelform, aus zwei Endanschwellungen mit mittlerer Einschnürung bestehend. Diese Form entsteht, sobald sich der ursprünglich immer in der Harnblase gebildete Stein mit Ueberwindung des Sphinkter in den Blasenhals und Prostatatheil der Harnröhre drängt und hier die Form der Harnröhre erhält; immer muss sich dabei alkalisirender Katarrh bilden, daher Phosphatwachsthum des Steins, vorzüglich durch innere Phosphat-Anschwellung; dabei wird der Prostatatheil der Harnröhre gelegentlich enorm erweitert. Praktisch wichtig ist diese Form für die Bestimmung der Operation, je nachdem der Stein sich dann besser durch hohen oder niederen Schnitt entfernen lässt, wenn die grössere Endanschwellung in der Blase oder in der Prostata liegt. Hierauf macht Vidal aufmerksam (Chirurgie. 4. éd. 1855. t. 4.), mit Anführung dreier Fälle von Amussat, Blandin, Goyrand, indem er dabei nur den anatomischen Verstoss begeht, die ächten Prostatasteine mit den im Prostatatheil eingeklemmten Harnsteinen zusammenzuwerfen und einen hühnereigrossen Stein vom 15jährigen Knaben für in der Prostata entstanden zu denken.

Dieser Form verwandt ist ein in einem fliegenden Blatt von Amussat (Concrétions urinaires de l'homme. 1832) abgebildeter Stein, Nr. 91. der Sammlung der Pariser Fakultät, sehr eigenthümlich kegelförmig, 4¼ Zoll lang, 3¼ Zoll dick, mit 2 kreisförmigen Einschnürungen, so dass er im Allgemeinen ganz die Form des Abgusses einer gefüllten Harnblase mit *Pars prostatica* und ausserdem auch *Pars membranacea urethrae* wiederholt. Zwei noch grössere Steine derselben Sammlung Nr. 82. von 6 Zoll Länge, 3¾ Zoll Dicke, Nr. 80. von 7 Zoll Länge, 4¾ Zoll Dicke haben eine Eiform, welche der aufrechten Stellung in einer zum Höchsten ausgedehnten Blase entspricht.

Ausserdem finden sich, vom Situs in der Blase oder von inneren Veränderungen des Steins abhängig, verschiedene komplizirte Formen. Die innere Masse des Harnsäuresteins Nr. 67. der Reyer'schen Sammlung erscheint eigenthümlich verbogen, ähnlich der Infraktion eines Rhachitis-Knochens, welche durch peripherischen Kallus wieder ausgeglichen ward, als sei die Steinmasse hier einst durch Schrumpfung und Collapsus eingeknickt. Nr. t. der Reyer'schen Sammlung ist einigermassen retortenförmig mit einem in den Blasenhals vorstehenden Zapfen. Zuweilen erhalten Anfangs runde Steine später einseitige Verdickungsschichten; indem die der Blasenwand eng anliegende Seite weniger Zuwachs erhält, daher der Kern excentrische Lage erhält; noch häufiger entsteht einseitige Intussusceptions-Aufquellung in alkalischem Blasenkatarrh, wobei besonders die nicht der Blasenwand anliegenden Seiten des Steins viel Phosphatmasse aufnehmen; die Form des Steins wird dann mehr eiförmig, birnförmig u. dgl.

Als besondere Eigenthümlichkeit der Form ist das gelegentliche Vorkommen einer oberflächlichen Rinne auf grossen Harnsteinen zu erwähnen, wie Voigtel (S. 319.) mehrere Fälle von Lossius und Acral erwähnt; eine solche von den Ureteren zur Urethra gehende Rinne dient wesentlich dazu, dass der Stein ohne beschwerliche Symptome in der Blase liegen kann, ohne unwillkürlichen Harnabgang, nur mit häufigerem Harndrang.

Wo mehrere Steine in einer Blase zusammen liegen, machen sie einander meistens mehr oder weniger polyedrisch facettirt. Wo sich bei Lithotomie ein Stein mit Schliffflächen zeigt, ist dies ein Beweis, dass noch ein zweiter Stein zu entfernen ist. Zuweilen sind facettirte, zahlreiche Steine durch spontane Zersplitterung eines Harnsäuresteins in Quaderstücken entstanden. — Es kommen auch mehrere, primär rund gebildete Steine ohne Facetten zugleich vor, z. B. ein Maulbeerstein mit einem glatten Oxalstein, 5 glatte Harnsäure- oder Phosphat-Steine; dies muss stets abhängig sein davon, dass die Steine ziemlich unbeweglich an einer Stelle lagen, durch mehr oder weniger tiefe Divertikel fixirt. Niemals bilden sich so viele und mannigfaltige Facetten-Steine aus, wie in der Gallenblase, doch kommt namentlich Tetraeder-Form vor bei zwei symmetrischen oder mehr Steinen. Sehr mannigfaltige Formen sind in einem Fall von Schledehaus ausgebildet; bei einem 11jährigen Knaben war die Operation gemacht, wobei der Stein zertrümmerte und einige kleine Reste jedenfalls sitzen blieben; nach 1 Jahr hatten sich viele Harnfisteln in den Damm gebildet und in ihnen lagen, zum Theil dicht unter der Haut, Phosphatsteine von Hasel- bis Wallnussgrösse und von der Form von Handwurzel- und Phalangen-Knochen mit runden Gelenkflächen. — Durch Verwachsung zweier runder Steine entsteht gelegentlich ein hantelförmiger Zwillingsstein mit zwei Kernen.

Von inneren chemischen Ursachen hängt die oben erwähnte Maulbeerform der Oxalsteine ab, ähnlich wie die Zacken- und Anisform mikroskopischer Amyloidkörner aus Cysten des breiten Mutterbandes. Bei etwaiger Umwandlung der Harnsäure und Ammoniakalien, überhaupt bei ammoniakalischem Metamorphismus aller Harnsteine schwellen sie an, werden dabei immer rundlicher; so ist der primären Kugelform der kleinsten Steine die sekundäre der grössten wieder ähnlich.

[Grösse.] Harnsäure-Steine, glatte Oxalsteine und Maulbeersteine, überhaupt alle nicht von eitrig alkalischem Blasenkatarrh berührten Steine, erreichen als Maximum der Grösse etwa den Längsdurchmesser von 3 und den Querdurchmesser von 2 Zoll; doch kommt dies schon ausserordentlich selten vor, weil die grossen Steine Katarrh anregen.

In seiner Art einzig als Extrem der Grösse eines Uratsteins erscheint ein von J. F. Meckel in Hist. de l'Acad. de Berlin t. 10. 1754. p. 101. av. pl. beschriebener und gut abgebildeter Stein, welcher sich jetzt im anatomischen Museum zu Halle befindet; völlig aus Harnsäure bestehend, 16 Unzen schwer, 4 Zoll hoch und 3 Zoll breit, zufällig gefunden in der nicht wesentlich veränderten Blase eines 64jährigen, sehr abgezehrten Mannes mit allgemeiner Verwachsung der Baucheingeweide, äusserlich stellenweise warzig, mit feiner Oxalglasur, noch im Wachsthum begriffen. — Ein ebenfalls grosser, muthmasslich fast reiner Uratstein ist Nr. 2022. des Berliner Museums, als Nr. 129. von Walter abgebildet, 12 Unzen schwer, birnförmig, aus einem Mann von 50 Jahren, welcher sein Leiden verheimlicht hatte, vermuthlich seit früher Jugend entstanden, schliesslich durch Blasenkatarrh noch mit leichter, krystallglänzender Phosphat-Decke versehen, nach dem Tode ausgeschnitten. — Ein grosser Uratstein ist Nr. 2011. der Berliner Sammlung, 4½ Unze schwer, 4 Zoll lang und 1 Zoll dick; fast ganz aus Harnsäure bestehend, übrigens von der Peripherie her sehr stark löcherig angefressen durch eine von als alkalischem Blasenkatarrh bewirkte Phosphat-Entartung; aus einem 43jährigen Mann exstirpirt.

Ueber diese Grösse hinaus findet nicht leicht noch Appositions-Wachsthum der Steine durch neue Schichten statt, sondern weiterhin nur Intussusceptions-Wachsthum oder Anschwellung mit innerem alkalischem Metamorphismus. Bei diesen Anschwellungen oder sekundären Entartungen kann die Grösse des Steins ausserordentlich zunehmen, indem die innere Aufnahme von Tripelphosphaten keine Gränze zu haben scheint; das Volumen eines Oxal- und Urat-Steins mag bei der Umwandlung zu weissen Phosphaten bis zum Fünffachen oder noch weit mehr zunehmen. So ist die Bildung eines Steins von 51 Unzen Gewicht und 6½ Zoll Durchmesser zu deuten, den Deschamps fand. Die Bildung eines 7 Zoll dicken Steins wie Nr. 80. der Pariser Sammlung ist aus der Aufblähung eines vielleicht nur 3 Zoll dicken Urat-Steins (ohne Appositions-Wachsthum) abzuleiten, indem die katarrhalische Harnblase bei gänzlicher Enuresis sich um den anschwellenden Stein immerfort erweiterte. Nr. 4968 der Berliner Sammlung ist das Modell eines durch v. Graefe entfernten Blasensteins von 4½ Zoll Länge und 4 Zoll Breite. James Earle beschrieb in den Phil. transact. f. 1809 einen Stein von 3 Pfund 4 Unzen Gewicht und 16 Zoll grösstem Umfang, aus Phosphat bestehend. Ein 1750 von Heberden und Trepland beschriebener Stein von 32 Unzen, welcher sich vermuthlich in Monro's Sammlung zu Edinburgh befindet, war 5⅓ Zoll lang, 3½ Zoll breit, wie ein Kindskopf. Die älteren Chirurgen setzten ihren Stolz darin, sich in Beobachtung und Exstirpation möglichst grosser Harnsteine zu überbieten; man darf nicht allen den bei Voigtel zusammengestellten Angaben trauen. Unerreichtes Ideal der Grösse ist ein Stein, den Morand besessen haben soll, 6 Pfund 3 Unzen, vermuthlich aus der Leiche. Die meisten grössten Steine fanden sich in Leichen 40 bis 80jähriger Männer, wo sie zum Theil wenig Symptome gemacht hatten, besonders bei darin ausgefurchter Harnrinne. Ein Stein von 15 Unzen wurde u. A. von Gooch bei einem 48jährigen Mann mit Glück entfernt.

Diese phosphatische Anschwellung erklärt z. B. die merkwürdige Grösse der oben nach Vidal erwähnten Steine des Prostatatheils der Harnröhre, worunter der von Goyrand einem 27jährigen Mann exstirpirte 69 Mm. lang war und 125 Mm. Umfang hatte. Dasselbe gilt für einen von Friedinger (Wochenbl. d. Aerzte z. Wien. 1855. Nr. 38.) in einer „hochgradigen" Erweiterung der Harnröhre eines vierjährigen Knaben ohne Anamnese beobachteten Steins. Bei der Vorstellung des Kranken fand sich angeborne, auch „hochgradige" Phimose, in der Dammgegend starke Anschwellung und Entzündung; beim Einschneiden in den muthmasslichen Abscess an der Wurzel des Penis fand sich in einer starken Erweiterung der *Pars bulbosa urethrae* ein kastaniengrosser, herzförmiger, sandig mit der Umgebung verklebter Stein mit deutlicher Rinne an seiner oberen Fläche für den Urin. Der Kranke starb endlich wieder an einem „hochgradigen" Leiden, Dysenterie, Anämie u. s. w. 5 Wochen nach der Operation. Der Stein bestand nach Heller's Untersuchung 1) aus einem erbsgrossen Harnsäurekern, 2) dünne Schicht Oxalat, 3) Schicht reine Harnsäure, 4) weisse Hauptmasse aus Phosphaten mit wenig harnsaurem Ammoniak. — Aus dem ganzen Verhalten ist es wahrscheinlich, dass ein ursprünglich in Niere oder Blase entstandener kleiner Oxalstein mit theilweisem sekundären Urat-Metamorphismus sich vor längerer Zeit in der Harnröhre eingeklemmt hatte; dass er hier durch weitere phosphatische Umwandlung und Aufquellung erst die mächtige Grösse erlangte und nach Art eines Pressschwamms die Erweiterung der Harnröhre bewirkte, während der Urin sich eine Rinne frei hielt. Unwahrscheinlich ist die (von Friedinger selbst vertheidigte) Ansicht, dass der Stein wegen der Phimose primär in der Harnröhre entstanden sei, weil sicher solche Fälle nie beobachtet sind.

[Zahl.] Die Zahl der Blasensteine ist meist gering, am häufigsten einer allein. Sehr viele Steine bilden sich gelegentlich durch spontane Zersplitterung eines Steins oder unvollendete Lithothripsie oder Schnitt. In solchem Fall entfernte A. Cooper 142 Steine; Murat fand in der Blase eines Greises 678 Steine. — Im Nierenbecken sind meist viele, zuweilen zahllose Steinchen und Sandkörner.

Dem Sitze nach sind unter den Concretionen der Harnwege überhaupt zu unterscheiden solche aus dem Nieren-Parenchym, aus Nieren-Cysten, aus dem Nierenbecken und Ureter, der Harnblase, der Prostata und Samenblasen, der Vorhaut, endlich aus falschen Harnwegen.

[Steinchen in der Niere selbst.] In seltenen Fällen geht die Bildung kleinster Harn-Concretionen in der Substanz der Nieren selbst und in den Harnkanälchen vor sich, vermuthlich ohne dass dies jemals eine Veranlassung zu grösseren Steinen im Harnbecken oder Blase giebt. Dies findet sich gelegentlich als unbedeutender Nebenbefund in der Leiche 30 bis 60jähriger Menschen mit noch bestehender Lungenschwindsucht oder vernarbten Resten derselben, ohne Spur vorausgegangener Albuminurie, gleichzeitig in beiden Nieren. Die Niere lässt im Allgemeinen keine Erkrankung wahrnehmen, enthält aber innerhalb der Marksubstanz nahe den Papillen einzelne kleine, glatte, runde oder spindelförmige oder ausgesackte Blasenräume, worin neben wenig Flüssigkeit kleine sandkorn- und hanfkorngrosse, braune oder schwarze Körner liegen. Man kann deutlich verfolgen, dass diese als zahllose geschichtete Körner innerhalb der geraden Harnkanälchen allmählig aus farblosen, gallertartigen Schleimkügelchen und -Cylindern durch schichtweise Apposition entstehen; bei längerem Bestand werden sie gelblich, braun, bis schwarzbraun, horn- oder torfartig hart, und erhalten neben der peripherischen concentrischen Struktur eine central strahlige. Grösser werdend bringen sie gelegentlich im extremen Fall den grössten Theil der Papillarsubstanz durch Druck zum Schwinden, indem die Sandkörner zu grösseren Steinen confluiren; eine selbstständige, eigenthümliche braune Erweichung und Entartung der Harnkanälchen wirkt dabei mit; bei einem 60jährigen, leicht tuberkulösen Schneidergesellen fand ich so einen fast bohnengrossen unregelmässigen Stein, aussen von torfartiger blättriger Gallertmasse gebildet, welche aus entarteten Harnkanälchen entstand, weiter nach innen durch oxalsauren Kalk versteinert, mit radialem Metamorphismus im Centrum, ganz nach Art aller Harnblasensteine.

Die Entstehung der Gallertkugeln in den *Tubuli recti* ist von leichter katarrhalischer Sekretions-Anomalie der Harnkanälchen abzuleiten, wobei aus abnorm sich umwandelnden Epitelialzellen Gallertpfröpfe entstehen, welche denen von mancher Albuminurie-Nephritis zum Theil gleichen; die kleinen Gallertkugeln bestehen vermuthlich primär aus Oxalsäure-Schleimverbindung, welche bald sich mit Kalk sättigt; bei chemischer Untersuchung fand Crosse (On urinary calculus. 1835. p. 17.) eine grosse Zahl solcher Steinchen aus oxalsaurem Kalk bestehend. — Für sich allein gelangt diese ganze Erkrankung der Niere nie zu praktischer Bedeutung und merklichen Symptomen, obgleich schon bedeutende Stücke von Nierensubstanz dabei entarten können. — Gleichzeitig mit solchen wahren Nierensteinchen findet sich meist leichter Katarrh des Harnbeckens und Ureters, gelegentlich auch ein Ureter-Stein, namentlich auch Katarrh und Bildung von zahlreichen Schleimcysten in der Schleimhaut des Blasenhalses, endlich reichliche Bildung von Prostata-Steinchen.

Von diesen wahren Nieren-Steinen zu unterscheiden sind die mannigfaltigen, ihrem Wesen nach verwandten Zustände, wo mehr oder weniger feinkörnige oder sandige und zum Theil krystallinische Sedimente innerhalb der Niere entstehen. Aus diesen Zuständen besonders bildete Rayer seinen ungenauen und aus Heterogenem zusammengesetzten Begriff von *Nephritis arthritica*, als Nierenkrankheit mit Ablagerung von Harnsäure in Rinden- und Marksubstanz, Nierencysten u. s. w. — Solche Sedimente bilden sich immer an sich zersetzender organischer Substanz, zum Theil als Begleiter katarrhalischer Epitelien-Abstossung der Harnkanälchen bei Albuminurie. Am auffallendsten ist der Niederschlag beim sogenannten Harnsäure-Infarkt der Neugebornen, welcher durch leichten oder heftigeren Nierenkatarrh bedingt ist, und wobei sich aus dem concentrirten Urin besonders starke Niederschläge bilden, theils innerhalb der Epitelialzellen, theils an ihrer Oberfläche. Aehnliche Harnsedimente sind in vielen Fällen bei Erwachsenen mit Brightscher Krankheit innerhalb der Epitelien und in den Schleim- und Gallertcylindern der Harnkanälchen zu beobachten. Auch in atrophischen und nekrotisirenden Theilen des eigentlichen Gewebes der Niere kann Harn-Sediment bis zu voller Versteinerung entstehen; so finden sich namentlich in den Wänden geheilter Abscesse der Niere, in entarteten Harnpapillen eigenthümliche bräunliche und schwärzliche oder andererseits weisse, selten gelbe, sandig-bröcklige Ablagerungen, welche zuletzt die volle Desorganisation des Gewebes bedingen.

Die Concretionen in Nieren-Cysten sind an anderem Ort in Zusammenhang mit den sonstigen mikroskopischen Körperchen der Art berücksichtigt.

[Steine des Nierenbeckens.] Im Nierenbecken findet sich Steinbildung nur bei Subjekten, welche keine Anlage zu Typhus, Wechselfieber, Albuminurie u. dgl. haben, dagegen früher und noch jetzt an Skrophulose und Tuberkulose litten. Das häufigste Alter für Nierenbeckensteine scheint zwischen 30 und 50 Jahren zu sein; im Extrem kommen sie beim Kind von 2 Jahren, beim 70jährigen Mann vor. Sehr oft ist beiderseits zugleich Lithopoese vorhanden, zum Beweis, dass Allgemein-Anlage und Dyskrasie zur Entstehung des zu Grunde liegenden Katarrhs Veranlassung gab. Doch kommt im Ganzen häufiger völlig einseitige Steinbildung vor. Gelegentlich findet sich sogar in einer Niere der grösste Theil der Beckenschleimhaut normal, unverdickt, ohne Schleimbelag und ohne Steinbildung, während zugleich ein einzelner Nierenkelch katarrhalisch und lithopoetisch ist; namentlich hat der unterste, tiefst hängende Nierenkelch Vorliebe zur Steinbildung. Dies Vorkommen ist von besonderem Interesse als Beweis der Abhängigkeit der Steinbildung von örtlicher Schleimhaut-Veränderung; vermuthlich entsteht jede Nierensteinbildung zuerst an dieser tiefsten Stelle, breitet sich erst später nach oben und nach dem Ureter hin aus.

Stets geht im Nierenbecken die Steinbildung deutlich von einem chronisch entzündlich katarrhalischen Zustand mit Schleimbildung aus. Ein eigenthümlicher Zustand der Schleimhaut ist hier vorhanden, wobei zuweilen weithin in ihr kleinste Gallert-Cysten entstehen, andererseits immer eine spezifische oberflächliche Sekretion. Von entzündlicher Veränderung ist die Lähmung der Muskelbewegung abzuleiten, vermöge deren das Nierenbecken sich nie völlig entleert.

Veränderung des Sekrets zeigt sich darin, dass die Epitelien nicht in normaler Weise durch ihre Abstossung eine milchige Trübung bilden, vielmehr eine gallertartige, farblose oder gelbliche und bräuliche Schleimsubstanz, in welcher viele noch ganze Zellen und Kerne von Epitelien deutlich sind. Aus diesem Schleim bilden sich Kügelchen einer homogenen Colloidsubstanz, und diese wird durch weitere Versteinerung hornartig fest, wie die Grundsubstanz der Prostatasteine u. dgl., offenbar indem die Versteinerungsmittel zugleich conservirend und antiseptisch wirken, wie bei allen Verkalkungen, bei der Vitriolisirung von Hölzern u. dgl. Man kann diese Masse als gelbliche oder bräunliche Substanz in allen Oxalsteinen isolirt darstellen, indem man hier ähnlich wie beim Knochen, bei Muschelschalen durch Maceration in schwachen Säuren die Salze auszieht, so kann man schliesslich das organische Gerüst der Steine ziemlich frei erhalten. Dann lässt sich der Ursprung dieser organischen Substanz aus Epitelzellen nicht mehr sicher erkennen. Wenn man oxal-versteinerte Schichten durch Säuren des Salzes beraubt, dann mit Ammoniak behandelt, so bleibt ein zartes, weich biegsames Gerüst, welches in kleine rundliche oder eckige Schollen zerdrückt werden kann; doch lässt sich nicht entscheiden, ob diese Schollen Epitelialzellen waren, mit denen sie gelegentlich gleiche Grösse haben. Dasselbe gilt für die braunen in Maulbeersteinen durch spontanes Verschwinden der Salze entstehenden kleienartigen Blättchen. In Steinen, welche zu harnsaurem Ammoniak verwandelt sind (aus Oxalmasse) finden sich derartige zarte mikroskopische Schollen isolirt und oft sehr den Epitelblättchen ähnlich. — Dass sich hier nichts entscheiden lässt, liegt an der Unvollkommenheit der vorliegenden mikroskopischen Untersuchungen; würde man aber in gleichen Grösseverhältnissen diese Schichten untersuchen können, wie die Erdschichten mit versteinerten Thier- und Pflanzenresten, so würden sich vermuthlich auch hier Reste von Zellenkernen erkennen lassen.

Der steinbildende Schleim eines Nierenbeckens hängt der Schleimhaut in einzelnen zerstreuten Flocken an, zuweilen wie Schweiss- oder Schleimtropfen, welche aus kleinsten Drüsen hervorquellen. In der gallertartigen weichen Masse sieht man mikroskopisch die verschiedensten Rückbildungsstufen von Epitelien, daneben kleinste Kügelchen einer farblosen homogenen Gallertmasse, welche allmählig verhärten, durch feinste concentrische Appositions-Schichten sich verdicken, dabei allmählig völlig von oxalsaurem Kalk versteinert und braun werden. Durch Verklebung zahlreicher kleinster geschichteter oder amyloider Sandkörner entstehen grössere Steine mit allgemeinen Deckschichten, schliesslich grosse, korallenartig verzweigte Massen, welche das ganze Harnbecken ausfüllen, eine Erweiterung desselben und Atrophie der Nierensubstanz nach Art der Hydronephrose bewirken. — Auch polyedrisch abgeschliffene Steine kommen gelegentlich im Harnbecken vor.

In chemischer Beziehung scheinen die Steine des Nierenbeckens primär meist aus Oxalformation zu bestehen; von kleineren Nierensteinen finden sich nicht selten ächte, zierliche zackige Maulbeersteine im Nierenbecken, deren Form unabhängig von der Umgebung ist; häufiger ist die glatte Oxalformation, wobei die Steine nach dem Harnbecken passiv geformt werden. So lange die Steine durch Oxalatschichten wachsen, haben sie mehr oder weniger glatte Oberfläche, wie Firniss oder Metallglanz. Metamorphistisch geht aus dieser Oxalmasse meistentheils direkt die Entartung in Phosphate und Carbonate, kurz in rein weisse Massen hervor. Die metamorphistischen Zwischenstufen von Uraten habe ich nicht beobachtet, doch war meine Erfahrung hier nicht ausgedehnt. Nach Marcet kommen reine Harnsäuresteine der Niere in England oft vor. Ausserdem beobachtete Marcet hier Steine von Blasenoxyd (a. a. O. Taf. 8. Fig. 3.).

Die Steine des Nierenbeckens machen sich meist lange Zeit durch kein einziges Symptom bemerklich, z. B. hatte sich nach Voigtel in einem von Pozzi mitgetheilten Falle ein 7löthiger Stein mit kindskopfgrosser Hydronephrose erst wenige Tage vor dem Tode durch Uebergang in Eiterung bemerklich gemacht. Zahllose mikroskopische Steinchen von concentrisch geschichtetem Bau mögen hiebei gelegentlich unbemerkt im Urin abgehen; in Leichen mit reichlicher Stein- und Sandbildung der Nieren fand ich stets auch mehr oder weniger concentrische Sandkörner in der Harnblase liegend; sie könnten am Lebenden zur Diagnose dienen im Gegensatz zu krystallinischen Sedimenten des Urins, welche keine wesentliche Beziehung zur Lithiasis haben. Andere Steinchen, welche unbemerkt zur Blase gelangen, bleiben zuweilen hier, um die Kerne grösserer Blasensteine zu werden. Andere Steine bewirken beim Durchgang durch den Ureter die mehr oder weniger charakteristischen und diagnostizirbaren Symptome der Nierensteinkolik, krampfhafte Dysurie, Blutharnen, Meteorismus, auch wohl Verschwärung mit Durchbruch und Harninfiltration oder Peritonitis; in chronischen Fällen der Art entwickelt sich allmählig etwa Albuminurie, chronische Nephritis, Fettentartung der Niere, in subakuten und akuten Fällen auch Vereiterung der Niere; daneben etwa Urämie- und Pyämie-Symptome, akute Gelenk-Entzündungen u. dgl. Wenn Nierenbecken-Steine eine bedeutende Grösse erlangen, so wachsen sie schliesslich auf Kosten der durch Druck immer mehr ausgedehnten und völlig (wie bei einfacher Hydronephrose) atrophisch werdenden Niere; von Zeit zu Zeit entstehen merklichere Entzündungszustände, mehr oder weniger schmerzhaft und zuweilen mit starker Hämorrhagie, heftigerer eitriger Katarrh des Nierenbeckens bis zur Eiterbildung, Nephritis mit Vereiterung; diese periodischen Anfälle können durch Alkalisirung der bisher gebildeten Steine ihre phosphatische Zerbröckelung und den spontanen Abgang reichlicher Sandmassen bewirken, andererseits durch ihre Heftigkeit Selbstmord oder Tod durch Urämie u. dgl. herbeiführen. Im Uebrigen bilden sich zuweilen, wie bemerkt ist, sehr grosse Steine bis 6 und 8 Unzen des Nierenbeckens ohne alle Symptome; Pabst Innocenz XI. hatte rechts einen Stein von 6 Unzen, links von 7 Unzen in der Niere; ein von Pohl erwähnter 5pfündiger Stein ist entweder fabelhaft oder von einem Pferd stammend. — Für radikale Heilung ist schon seit langer Zeit etwa die Nephrotomie (nach Analogie der spontanen Abscedirung) vorgeschlagen.

[Blasen-Stein.] Die ersten Anfänge der Blasensteine stammen entweder von der so eben geschilderten Bildung im Nierenbecken her, oder sie entstehen in ähnlicher Art in der Blase selbst. Aus Schleimflocken mögen sich Gallertklümpchen bilden, welche entweder frei im Urin schwimmen und dann nicht zur Steinbildung dienen, oder an irgend einer Stelle der Schleimhaut (oder schon vorhandenen Steinen) anhaften und katarrhalisch vergrössert werden, sich abrunden und so zu geschichteten Körnern nach Art des Amylums und der Prostatasteinchen werden. — In vielen grossen Harnsteinen findet man wirklich den Kern aus zahlreichen $1/_{20}$ Linie bis senf- und hanfkorngrossen Körnern zusammengesetzt und er hat also nicht ein einfaches Centrum mit einfacher Schichtung um einen Mittelpunkt, sondern ist als Conglomerat entweder mit blossem Auge oder mit Lupe und Mikroskop zu erkennen. Wo dies nicht zu sehen ist, findet man zuweilen unregelmässige, sandig-bröcklige Struktur, welche aus Verwitterung von primären Körnern entstanden sein kann. Am häufigsten aber gehen die Harnsteine aus einem einzigen Korn hervor, (wobei vermuthlich viele andre verloren gingen) und sind bis in den Mittelpunkt einfach centrirt und geschichtet.

In Bezug auf die der Lithopoese günstige Oertlichkeit der Blase ist zu bemerken, dass die Steinbildung entweder von geringem allgemeinen Katarrhzustand der Blase ausgeht, wie bei mässiger Stagnation des Urins nach Harnröhrenstriktur und Prostatageschwulst, oder von örtlich umschriebener Reizung z. B. Endozoen. Im Zusammenhang mit dem Ort der Entstehung steht die Zahl der Steine, wonach solitäre, Zwillings- und vielfache Steine zu unterscheiden sind.

Der solitäre Stein, mag er seinen Ursprung von einem Nierenstein ableiten oder zuerst in der Blase entstanden sein, scheint in der Mitte der Blase in der leichten Vertiefung hinter und über dem Trigonum zu entstehen. Aus diesem Situs leitet sich die unten näher zu erwähnende Form des Steins ab; ebenso der Umstand, dass der Stein oft nicht früher mit dem Katheter zu fühlen ist, ehe er nicht vom Mastdarm aus vorgeschoben ward; endlich ist davon, dass die Schleimhaut hinter dem Trigonum für und durch den Stein katarrhalisch und empfindlich ist, die Thatsache abzuleiten, dass die Steinkranken weniger Schmerz bei Seiten- als bei Rückenlage haben.

Symmetrische Zwillingssteine scheinen besonders jederseit an der Einmündungsstelle des Ureter zu entstehen. Diese

Stelle der Blase hat eine besondere Anlage zu gewissen Erkrankungen, namentlich zu Verschwärung, Diphtheritis, Zottenwucherung. Eben hier mögen solche Steine sich bilden, welche gelegentlich auffallend symmetrisch gleich entwickelt sind; es sind fast stets Oxalsteine, bei Kindern und jungen Leuten bis 20 Jahr. Ihre Entstehung wird begünstigt dadurch, dass die Blasenwand hier spezielle Anlage zur Divertikel-Bildung hat. Oft mögen die Divertikel so flach sein, dass sie nur zweckmässig den Stein leicht fixiren und die Bildung von Schliffflächen verhindern; tiefere Divertikel sind nachtheilig, indem sie die Operation verhindern. Houset, Deschamps (Traité des tailles t. 1. p. 63.) fanden die abgesackten Steine in Divertikeln dicht an der Insertion des Ureter. Deschamps giebt an, im Perinäum in völlig abgeschlossener Cyste einen Stein gefunden zu haben, indem das Divertikel gegen die Blase hin obliterirt sei; Aehnliches wird von Gallensteinen bekanntlich behauptet, doch hat es wenig Wahrscheinlichkeit, weil Schleimhäute schwer völlig verwachsen. Durchschnittlich ist anzunehmen, dass der Steinbildungs-Prozess selbst die Veranlassung zu den Divertikeln giebt; das Umgekehrte, dass Steine in Divertikeln sekundär entstanden, wird ebenfalls vorkommen und ist leicht aus Schleimzersetzung des stagnirenden Urins zu erklären.

Vielfache Steine entstehen theils an verschiedenen offenen Stellen, namentlich am Boden der Blase, oder in verschiedenen unregelmässig zerstreuten Divertikeln der Blase.

Die Diagnose der in Divertikeln liegenden Steine bietet oft Schwierigkeiten, theils wegen der komplizirten Symptome, theils wegen versteckter Lage des Steins. In den seltenen Fällen aber, wo grosse Divertikel als Cystocele in Schenkel- und namentlich in Leistenbrüche bis zum Skrotum herabtreten, sind auch die dabei gewöhnlich vorhandenen Steine äusserlich fühlbar und zuweilen spontan oder künstlich hier entleert, wie Crosse davon viele Fälle zusammengestellt (On urinary Calculus. Lond. 1835. p. 5.). Auch in diesen Fällen ist die Divertikelbildung als sekundär zu betrachten.

Beim Weibe kann die Anwesenheit eines grossen Steins auch zu Dislokation der Harnblase, Prolapsus aus der Scheide führen;

Crosse führt zwei Fälle an, in deren einem der kindskopfgrosse Stein 23 Unzen wog, übrigens erst nach dem Tode als solcher erkannt wurde.

[Symptome.] Die Entstehung und das Wachsthum der Blasen-Steine macht an sich meist keine Beschwerden; so lange das einfache Appositionswachsthum dauert, selbst bei zackiger Maulbeerform, wird der Stein oft jahrelang nicht bemerkt oder nicht beachtet und kann zu bedeutender Grösse gelangen, ohne das Bedürfniss nach Operation anzuregen. Unter den weiter auftretenden Symptomen ist die mechanische Dysurie zu erwähnen, dann die intercurrirenden Anfälle von schleimig-eitrigem Katarrh, endlich der bohrende Eichelschmerz. Durch Einklemmung in den Ureteren werden bei Männern meist nur kleine Steine gefährlich; ohne Kunsthülfe und ohne Zerreissung kann beim Mann spontan höchstens ein Stein von 4 Linien Dicke abgehen. Bei Frauen gehen gelegentlich Steine von 2 Unzen Gewicht spontan ohne grossen Schaden ab; die Walter'sche Sammlung enthält (unter Nr. 2031 bis 2035) fünf grosse, bis $3\frac{1}{2}$ Unzen schwere Steine, welche ohne Schnitt glücklich extrahirt wurden; ausserdem Nr. 2030 ein 2 Unzen 6 Drachmen schwerer Stein, welcher einer 40jährigen Frau spontan abging, doch mit tödtlichem Ausgang. Als besonders merkwürdig beschreibt Howship (A pract. treat. on complaints of the urine. 1823. p. 152) mit sehr guter Abbildung einen der grössten Steine aus Heaviside's Sammlung von 400 Stück, einer alten Negerin nach starken vorherigen Beschwerden mit Incontinenz spontan abgegangen, oval, beinah 5 Unzen schwer, 3 Zoll Längsdurchmesser, aus Phosphaten bestehend.

Immer macht sich der Stein in der Blase oder Niere stärker bemerklich, sobald heftigerer Schleimhaut-Katarrh entsteht; dann steht das Appositionswachsthum still, es entstehen keine neu aufgelagerten Schichten, aber der Stein schwillt in dem eitrig alkalischen Urin durch Intussusceptions-Stoffwechsel an, geht so seiner alkalischen Rückbildung entgegen. Vorübergehende solche Katarrhe werden im Verlauf der Steinkrankheit oft spontan überstanden, indem sie wieder verschwinden und eine neue Epoche fortschreitender Steinbildung mit neuen Schichten folgt. In anderen Fällen werden sie wegen ihrer Heftigkeit die Ursache zur Stein-Operation.

[Operation.] Die meisten Operationen fallen wohl in Zeiten eines stärker aufgetretenen Blasenkatarrhs, wo also der Stein von selbst zurückgebildet wird, nicht wächst. Die chirurgische Operation gewährt den grossen und unersetzlichen Vortheil schneller Hülfe. Die Methode ist Lithotomie oder Lithotripsie, oder Ausziehung aus der unversehrten Harnröhre. Letztere ist fast nur bei Frauen anzuwenden, nach Anwendung verschiedener Dilatatorien. Nach Prosper Alpin soll bei den Egyptern für Männer schon die Erweiterung durch Lufteinblasen vermittelst eingelegter, immer weiterer Röhrchen ausgeführt sein, worauf der Stein vom Mastdarm aus mit dem Finger in den Blasenhals gedrückt und durch starkes Saugen am Penis ausgesogen sei. Die Wahl der Operation zwischen Lithotomie und Tripsie sollte sich zum Theil auch danach richten, ob der Stein schon seit längerer Zeit alkalisirt ist durch Blasenkatarrh. Die in relativ gesunder Blase liegenden, gar nicht alkalisirten Steine sind die härtesten, aus Oxal- oder Urat-Formation bestehend; zahllose Schwierigkeiten und Gefahren entstehen bei der Anwendung von Lithotripsie auf diese Steine, weshalb die Empfehlungen von Jvanchich u. A. hier fruchtlos werden und entschieden der Steinschnitt nach wie vor den Vorzug verdient. — Je länger dagegen ein alkalisirender Blasenkatarrh dauerte, desto bröckliger wird der Stein, indem er zugleich noch anschwillt. Bei dem allmähligen Metamorphismus der Harnsteinmassen von Oxalkalk durch Harnsäure bis Tripelphosphat wird der Stein immer spezifisch leichter, zerbrechlicher, endlich porös ausgelaugt und abblätternd, leicht künstlich zu zermalmen. In nicht seltenen anderen Fällen wird ein solider Harnsäure-Stein dadurch einigermassen zerbrechlich, dass nach eingeleiteter centripetal vordringender ammoniakalisch-phosphatischer Entartung die innere noch reine Harnsäure-Formation stark in Quadern zerklüftet. Manche von Chirurgen nach Lithotripsie gefundene und abgebildete Steintrümmer zeigen dies deutlich. Aber auch spontan zerfallen die Harnsäure-Steine dann zuweilen im Lebenden; so finden sich Nr. 1945. des Walter'schen Museums neun etwas keilförmige Stücke von Blasenstein, welche von einem 60jährigen Mann ausgeschnitten sind und sehr bestimmt sich zu einem ovalen Stein von $3^1/_2$ Zoll Durchmesser zusammensetzen lassen, zusammen $3^1/_2$ Unze schwer; alle Stücke abgerundet an den Ecken zum Beweis, dass sie schon länger im Lebenden lagen. Ebenso fand Crosse in der Leiche eines 70jährigen Mannes (On urinary calculus p. 10. tab. 2. fig. 8.) neben einem unversehrten ovalen Stein noch 21 Stücke, welche zu 3 anderen gleichen Steinen zusammenzusetzen waren und zum Theil schon bei Lebzeiten ihre scharfen Ecken verloren hatten und alkalisirt waren, nachdem sie von vorn herein aus Harnsäure bestanden; ähnliche Fälle von spontaner Spaltung von Uratsteinen bei Lebenden erwähnt Crosse mehrere. — Walther's Mediz. chirurg. Schatz Leipz. 1715. S. 195. giebt die Abbildung von Steinen, welche ein Böttchergesell von 21 Jahren im heftigsten Schmerzanfall eigenhändig durch tiefen Schnitt mit dem Lasseisen sich ausschnitt; 12 kleine und grosse Steine, welche spontan zerfallen waren und wieder zusammengesetzt werden konnten zu einem Stein von $2^2/_3$ Zoll Durchmesser. — Zur Lithotripsie vorbereitet wird die Steinmasse in anderen Fällen dadurch, dass ein mit viel organischer, hornartiger Grundsubstanz versehener brauner Maulbeerstein in alkalischem Blasenkatarrh so stark seiner Salze ausgelaugt wird, dass hauptsächlich nur die braune Hornsubstanz als unlösliches Gerüst von torfartiger Consistenz zurückbleibt.

[Spontane Auflösung.] Jedenfalls verschwinden Harnsteine, wie Gallensteine, gelegentlich von selbst ohne Operation. Die Grundbedingung ist Stillstand des sauerkatarrhalischen lithopoetischen Prozesses und der neuen Schichtbildung am Stein, dagegen alkalische Entartung des Steins in alkalischem Urin.

Die Auflösung erfolgt entweder durch insensible Entartung und Exfoliation, oder durch Zerfallen in grössere Stücke. Das spontane Zerfallen eines Blasensteins in 4 Stücke beobachtete z. B. Leroy d'Etiolles symptomatisch genau am Lebenden; nicht selten finden sich in Sammlungen zahlreiche polyedrische Steine, welche durch spontane Zersplitterung eines einzigen entstanden waren; so die Abbildungen bei Crosse Taf. 2. Fig. 5.

Fig. 8. Besonders in periodischen Anfällen von heftigerem Nieren- und Blasenkatarrh werden einzelne Stücke Steinmasse oft abgelöst und ausgestossen, offenbar durch alkalische Entartung und Ausätzung. Marcet beobachtete bei einem Geistlichen dies in höchst interessanter Art; 20 Jahre lang nahmen Anfälle von Nierenkolik, bei denen Stücke von Harnsäure-Steinen ausgestossen wurden, allmählig an Heftigkeit zu, bis sich beim regelmässigen Gebrauch eines alkalischen Lixiviums die Beschwerden auffallend minderten; während weiterer 10 Jahre bis zum Tode gingen viele Steine ab, welche jetzt zwar noch harnsäurehaltig, doch stets mit Phosphat-Kruste bedeckt waren und deutlich als angefressen und abgeblättert erschienen; bei der Sektion fanden sich Steine der Niere und Blase, ebenfalls äusserlich angenagt und mit Exfoliation. — In anderen Fällen mag der Stein allmählig von aussen nach innen aufgelöst und concentrisch verkleinert werden; dass dies bedeutend sein kann, dafür sprechen Steine, wo der scharfkantig verkleinerte Rest eines alten Steins den Kern eines neuen, 5 Jahre lang wachsenden bildete (und in der Anamnese nicht erwähnt ist, dass der Stein künstlich durch eine frühere Operation verkleinert sei). So verhält sich ein Stein (Nr. B.) der Schledehaus'schen Sammlung. Sehr bestimmt schloss 1757 John Pringle aus dem Sektionsbefund des berühmten Horace Walpole, dass die noch vorgefundenen drei Blasensteine unter der langen Anwendung von Seife und Kalkwasser sich verkleinert hatten. An zahllosen Steinen in Sammlungen finden sich die sichersten anatomischen Beweise von oft starker Verkleinerung, in partieller Zerstörung von Schichten bei alkalisirender Entartung der Oberfläche. Sehr mächtig zeigt sich die sekundäre alkalische Ausnagung an dem 4½ Unze schweren, fast reinen Harnsäurestein Nr. 2011. des Berliner Museums, wo tiefe, bis kirschgrosse, rundlich sinuöse Löcher von aussen her in die Uratmasse eingefressen sind und ausserdem am grössten Theil des Umfangs des Steins grosse Stücke der horizontalen Schichten gleichmässig exfoliirt sind.

Aus den Beobachtungen an Lebenden und aus allen anatomischen Schlüssen geht hervor, dass die Auflösung aller Steine nur durch alkalische Entartung und Auslaugung derselben vor sich gehen kann. Demgemäss müssen gewisse Kurmethoden die Rückbildung und Auflösung der Steine befördern können. Seit den mittelalterlichen Zeiten der Alchymie und Goldmacherei wurden verschiedene Arkana durch Marktschreier berühmt als Medicamenta saxifraga s. lithontriptica, wie dies Schurig (Lithologia. 1744.) beschreibt; namentlich stand Bocksblut in allgemeinem Ansehen; ausserdem hatte fast jedes einzelne Arzneimittel der Pharmakopoe seine Vertreter der Anpreisung. Diesem Wunderglauben trat Gideon Harvey u. A. entgegen.

[Chemisch-arzneiliche Auflösung.] Nach gegenwärtiger Erfahrung ist die chemisch-arzneiliche Auflösung der Steine für möglich zu halten durch Alkalisirung des Urins bei gleichzeitiger Hemmung der Bildung neuer Steinschichten. Die eine Haupt-Indikation ist die ganze Constitution umzustimmen; da die Steinbildung mit Anlage zu Tuberkulose und Skrofeln zusammenhängt, so ist ein Grundprinzip der Kur die Beschränkung von Pflanzenkost und möglichst vorwaltende Fleischdiät; daneben etwa Leberthran u. dgl. Neben der allgemeinen Indikation ist die Aufgabe, örtlich auf den Stein zu wirken. Dies geschieht theils durch antiphlogistische Behandlung gegen den Blasenkatarrh, welcher die Lithopoese begründet, theils chemische Einwirkung auf die schon gebildete Steinmasse; Letzteres ist in zweierlei Art denkbar, durch örtliche Einspritzungen von der Harnröhre aus und durch Arznei vom Magen aus. Für die schon früher vorgeschlagenen Einspritzungen wurden von Fourcroy und Vauquelin ausführliche Regeln gegeben, vom Schreibtisch aus recht rationell weise und bestechend, in der Praxis mehr komisch: Urate sollen mit eingespritzter Lauge, Phosphate mit Salzsäure, Oxalate mit Salpetersäure gelöst werden. Relativ zweckmässig für die Einspritzungen wurde von Hales, Gruithuisen, Cloquet der Katheter mit doppeltem Gang empfohlen, um eine fortdauernde Strömung durch die Harnblase zu leiten. Den Gipfel französisch sanguinischer Himmelsstürmerei bilden die Vorschläge von Leroy, Robinet u. A. um das Jahr 1825, den Stein vorher in einem aus Därmen verfertigten Sack einzufangen, um hierin mittelst eines Doppelkatheter die kaustischen Mittel kräftiger einwirken zu lassen. — Bis jetzt sprechen keine Erfahrungen für diese Methode.

Ausser der rein chemischen örtlichen Auflösung wurde auch zuerst von Gruithuysen (Salzb. Med. Zeitung. 1813. Bd. 1.) allmählige galvanische Auflösung vorgeschlagen, die Methode den Stein durch Galvanismus aufzulösen. Prevost und Dumas stellten darüber 1823 Versuche ausser dem Körper und an Thieren an vermittelst eines komplizirten Apparats, den Leroy verbesserte; Melicher erneute den Vorschlag 1848. Diese Vorschläge haben bisher keine Proben abgelegt.

Für litholytischen Arzneigebrauch vom Magen aus hat sich entschieden der Gebrauch alkalischer Arzneien nützlich gezeigt. Es kommt wesentlich darauf an, den Urin durch Genuss von kohlensauren und pflanzensauren Salzen, Kalkwasser, Magnesia u. dgl. möglichst alkalisch zu machen, ohne doch heftigeren eitrigen Blasenkatarrh zu erregen. — Höchst selten werden freilich völlig beweiskräftige Fälle vorkommen, wo bei Lebzeiten mit dem Katheter Steine sicher diagnostizirt waren und bei der Sektion vermisst wurden, ohne etwa in einem Divertikel sich versteckt zu haben. Dagegen beweist ein Fall von Crosse (a. a. O. S. 11.), dass ein Stein sehr lange Zeit unresorbirt in der Blase liegen kann: bei einem Mann war 20 Jahr vor dem Tod ein Stein sicher diagnostizirt, doch dabei keine Beschwerden; der nach dem Tod gefundene Stein wog 6 Drachmen und bestand aus Harnsäure; dies auffallend stationäre Verhalten war nur möglich, indem niemals ein alkalisch-eitriger Blasenkatarrh entstand. — Fälle von angeblicher völliger Heilung durch Arznei sind bis in die neueste Zeit viele angegeben; das Kalkwasser ward eifrig empfohlen vom Engländer Whytt 1755, die Magnesia von Brande 1810, Soda von Mascagni 1780; dass um 1740 lange Zeit berühmte Steffens'che Mittel bestand vorzüglich aus Alkalien; in Behrend's Journ. f. Kinderkrankh. 1854. S. 84. wird aus dem Berkshire Hospital die innere Anwendung von Alkalien nach Art des dort berühmten Constitution-water empfohlen. Von Bädern wurden Kreuznach, Eger-Franzensbad zum Theil sehr gerühmt. Schwierig ist der lange Gebrauch von Alkalien wegen daraus hervorgehender Verdauungsbeschwerden. Ueberhaupt ist die lange Dauer aller derartigen inneren Kuren ein grosser Nachtheil im Verhältniss zur chirurgischen Operation. Wenn Howship 1819 als Gegner der Arznei-Methode die Ansicht aufstellt, dass die angebliche Heilung der Steine durch Alkalien nur scheinbar sei, dass durch die Alkalien nur die Blase erschlafft und dann der Stein in einem Divertikelsack unschädlich versteckt werde, so ist dies, wie sich von selbst versteht, nur Vermuthung und zwar keine glückliche.

[Steine in der Urethra und in falschen Wegen.] In der Urethra oder in falschen Wegen der Prostata und der Dammgegend bei Dammrissen und Harnfisteln finden sich Concretionen nur entweder als eingetrieben von der Harnblase her und eingeklemmt, oder an Ort und Stelle gebildet bei ulcerativen oder traumatischen Zerstörungen und um fremde Körper. Eingeklemmte Steine führen sehr schnell zu Ulceration und Harninfiltrationen. In ulcerirter oder zerrissener Urethra und Dammrissen bilden sich phosphatische, lockere Steinmassen oft sehr schnell und gross, ebenso um Blutextravasate und Katheterstücke, wie Guerbois (in Baillie. Anat. pathol. Traduct. franc. 1815. p. 277.) ein $3^1/_2$ Zoll langes und fast 1 Zoll dickes Exemplar abbildet. Die vermuthlich sekundäre phosphatische Anschwellung eines primären kleinen eingeklemmten Oxalat-Uratsteins in der Harnröhre eines Knaben von Friedinger wurde oben erwähnt.

[Chemische Arten der Harnsteine.] Nach der chemischen Beschaffenheit der Versteinerungsmittel sind verschiedene Arten von Concretionen der Harnwege abzutheilen. Doch können nicht füglich so viele Arten aufgestellt werden, als es hauptsächliche verschiedene Elementarstoffe der Steine giebt.

Durch genaue Untersuchungen sind bisher überhaupt etwa folgende Stoffe in Harnsteinen nachgewiesen worden: Oxalsäure und Kohlensäure mit Basen, namentlich Kalk; Phosphorsäure, Harnsäure mit verschiedenen Basen, letztere namentlich mit Ammoniak und mit Magnesia; selten Spur von Kieselsäure, von Benzoesäure oder Salzsäure mit Ammoniak; Kalk besonders als saurer phosphorsaurer, seltner als neutral phosphorsaurer und als kohlensaurer und harnsaurer, viel mit Oxalsäure; Magnesia selten mit Kohlensäure, meist mit Phosphorsäure; Eisenoxyd, zum Theil mit Phosphorsäure; harnige Säure oder Xanthoxyd; Cystin, Blasenoxyd; gelegentlich Fette, darunter nach Lass Caproinsäure mit Käsegeruch; Heller fand Urrhodin und Uroglaucin in Harnsteinen; selten fand man Stoffe, die als Faserstoff gelten konnten; immer mehr oder weniger Schleimstoff, am meisten in Oxalsteinen, wo er wesentlich die bräunliche Färbung bedingt. — Unter diesen mannigfaltigen Stoffen sind viele unwesentlich, von Zufälligkeiten der Nahrung, des Trinkwassers u. dgl. abhängig; auch Arzneistoffe werden nach Umständen Versteinerungsmittel in Harnsteinen werden können, und so lässt sich gelegentlich Eisen, Kupfer, Silber, Gold, Arsenik u. dgl. in Harnsteinen erwarten. — Von in Wasser löslichen Stoffen können nur Spuren vorkommen, daher z. B. Harnstoff niemals wesentlich an Steinen betheiligt ist.

Irrthümer durch simulirte oder den Harnsteinen nur als fremde Körper angehörige Substanzen sind mehrfach beobachtet: Hünefeld fand unter anderen Uratsteinen ein räthselhaftes Concrement, was schliesslich sich als verhärtetes Stärkemehl erwies — durch Injektionen in die Blase gebracht. Vielleicht ist ebenso oder aus Onanie zu erklären Heller's einzig dastehender Fall von einem Stein, welcher aus einem ganz neuen Fettstoff Urostealith bestehe — ebenso wie in einem anderen Fall, wo Heller in Harnsteinen eines Griechischen Ministers wunderbare Endozoen fand, die Sache sich einfach durch eine Schmeissfliege aufklärte.

Unter der grossen Menge dieser Stoffe sind einzelne wesentlich maassgebend zur Charakteristik von Arten.

Nach der Farbe lassen sich verschiedene Versteinerungsmassen unterscheiden: 1) braun, grau- oder schwarzbraun = oxalsauer Kalk; 2) gelbe, gelbrothe Steine bestehen fast immer aus Harnsäure; 3) schmutziggelbe Farbe verschiedener Art zeigt harnsaures Ammoniak an; 4) die Steine aus Xanthoxyd waren zimmtgelb, die aus Cystin gelb; 5) mehr oder weniger rein weiss sind alle Phosphatsteine, kohlensaurer Kalk u. s. w.

Nach der Verbrennlichkeit unterschied man drei Klassen: 1) ganz verbrennbare oder organische, aus Harnsäure,

Cystin u. dgl. bestehend; 2) durch Verbrennung halb zersetzbar z. B. oxalsaure Salze; 3) unverbrennliche Steine, Phosphate, Carbonate. Dabei ist zu bemerken, dass alle Steine ohne Ausnahme eine gewisse Menge organischer verbrennlicher Schleimsubstanz enthalten und beim Verbrennen sich schwärzen, durch Salpetersäure gelb werden.

Die spezifische Schwere variirt zwischen 1200 und 1900, giebt jedoch kein festeres Eintheilungsprinzip ab. Die Oxalatsteine sind am schwersten, die Phosphatsteine am leichtesten.

Marcet, welcher nach Form und Mischung am umsichtigsten die Harnsteine untersuchte, theilte sie in 10 Arten (On calculous disorders. Lond. 1817.), welche zum Theil in unsrer vorliegenden Eintheilung wiederkehren. 1) Harnsäure-Stein, die häufigste Art, in England den dritten Theil aller Fälle bildend. 2) Knochenerde-Stein; von Pearson ward angeblich reiner phosphorsaurer Kalk als Versteinerungsmasse gefunden; jedenfall ist dies höchst selten und unwichtig. Die Masse wäre charakterisirt durch Auflöslichkeit in Mineralsäuren, schwache Löslichkeit in Essig. 3) Tripelphosphat-Stein, leicht in Essig löslich, selten unvermischt, daher als besondere Art unwichtig. 4) Der „schmelzbare“ Stein, fusible calculus, aus phosphorsaurem Kalk und Tripelphosphat bestehend, nächst Harnsäuresteinen die häufigste Art. 5) Maulbeerstein, aus oxalsaurem Kalk bestehend, sehr charakteristisch, ziemlich häufig, von warziger Oberfläche. Hicher rechnet Marcet auch glatte Steine, welche besser als besondere Art abzuscheiden sind. 6) Steine von Cystin oder Blasenoxyd, cystic oxyd, von Wollaston 1810 entdeckt, sehr selten. 7) Gemischte Steine mit chemisch verschiedenen Schichten. 8) Völlig gemischte Steine, welche unter keine der vorigen Klassen zu rechnen sind. 9) Steine von Xanthoxyd, zuerst von Marcet gefunden, sehr selten. 10) Fibrinsteine, erbsgross, von Wachsconsistenz. — Zu diesen 10 Arten fügten Vaucquelin und Prout noch 2 hinzu: 11) Steine von harnsaurem Ammoniak, deren Vorkommen Marcet sonderbarer Weise geläugnet hatte; 12) Steine von kohlensaurem Kalk. Endlich wären noch als besondere Massen 13) Prostata-Steine abzutheilen.

In Bezug auf die Häufigkeit dieser verschiedenen Arten giebt Franz Simon (Medizin. Chemie. Bd. 2. 1842. S. 553.) eine nach den chemischen Untersuchungen vieler Harnsteinsammlungen zusammengesetzte Tabelle. Das Verhältniss der Oxalat-, Urat- und Phosphatsteine zu den Steinen der ganzen Sammlung ist:

	Summe der Steine.	Oxalat.	Urat.	Phosphat.
1. In Hunter's Museum; nach Brande.	150	1:13,5	1:2,46	1:2
2. Guy's Spital in London; nach Marcet.	87	1:3	1:4	1:3
3. Canterbury-Hospital; Wood.	167	1:3	1:1,18	1:7
4. Norwich-Hospital; Jelloly.	329	1:29	1:3	1:76
5. Ebenda; Marcet.	181	1:3	1:2,7	1:32
6. Manchester-Hospital; Henry.	187	1:10,33	1:2,2	1:85
7. Bristol-Hospital; Smith.	218	1:3,33	1:3,33	1:10,89
8. Schwaben; Rapp.	81	1:1,43	1:1,21	1:10,1
9. Kopenhagen; Scharling.	155	1:6,6	1:1,6	1:6,2

Zahlreiche weit genauere Details finden sich über die chemische Zusammensetzung bei Simon, besonders nach Tabellen von Martin. Marcet's erwähnte Angaben gehen genauer dahin, dass er unter 181 Steinen des Norwich-Hospitals 66 Harnsäure-, 4 Knochenerde-, 49 schmelzbare, 41 Maulbeer-, 21 gemischte Steine fand; unter 87 Steinen des Guy's Hospitals 22 Harnsäure, 3 Knochenerde, 2 Tripelphosphat rein, 24 schmelzbare, 22 Maulbeersteine, 13 zusammengesetzte Steine, 1 Blasenoxyd. — Unter 100 kleinen, durch die Urethra abgegangenen Steinen, fand Crosse: 72 mit Harnsäure und harnsaurem Ammoniak, 9 mit Harnsäure und oxalsaurem Kalk, 14 mit oxalsaurem Kalk, 1 mit kohlensaurem Kalk, 2 Tripelphosphat, 2 schmelzbare Masse.

Nach genetisch-chemischem Prinzip sind die Steine der Harnwege in eine Entwicklungsreihe zu bringen, deren Ausgangspunkt und Grundlage die organische, proteinartige, gallertartige Substanz ist, aus denen die ersten Nierenbecken- und Prostata-Steine entstehen und welche sekundär versteinern; weiterhin sind die versteinerten Concretionen in zwei Hauptabtheilungen zu bringen, je nachdem sie äusserlich glatt, glasirt, farbig und demnach im Wachsthum durch Apposition begriffen oder weisslich rauh und demnach wesentlich in Rückbildung begriffen sind, trotz gleichzeitig fortbestehender Aufquellung durch Intussusception. In allen glasirten Steinen überwiegt die Schichtung oder der Neptunismus, in allen rauhen Steinen die Krystallisation oder der Plutonismus.

I. Gefärbte, in Appositions-Wachsthum begriffene Steine mit Glasur-Oberfläche.

1) Braune Gallertsteine oder unversteinerte Concretionen von brauner organischer Substanz, geschichtet, beim Trocknen verschrumpfend. Diese Substanz besteht aus verändertem Epitelienstoff und Schleim, ist weicher oder hornartig hart, ist die Grundlage fast aller ächter Nieren- und Blasensteine aus Oxalat- und Urat- und sekundärer Phosphatmasse, findet sich rein vorzüglich in der Prostata und als kleine Sandkörner bei Steinbildung im Schleim des Nierenbeckens. Ihre nähere Charakteristik ist bei Gelegenheit ihres Sitzes in Niere und Prostata gegeben.

2) Als Grundform aller wirklich petrifizirten Concretionen, als nächste nothwendige Entwicklungsstufe aus dem braunen hornartigen Gallertstein, ist der reine, homogene, glatte Oxalstein hinzustellen. Selten zwar wird ein solcher zur Operation kommen, weil der glatte Oxalstein meist gar keine Beschwerden macht; aber diese Formation ist häufig als Grundlage für weiteren Metamorphismus, findet sich also z. B. nicht selten als Kern für peripherische Phosphat-Entartung u. dgl.

Durchgängig homogene Steine von glatter Oxalformation finden sich nicht allzu häufig, in der Grösse einer Hasel- und Wallnuss und mehr, immer mit einigem centralen Urat-Metamorphismus.

Der glatte Oxalstein entwickelt sich bei mittelkräftiger Lithiasis-Anlage. Er ist spezifisch der schwerste Stein, durchaus homogen kompakt ohne poröse Lücken, nimmt einen achat- und jaspisartigen Schliff an. Die Oberfläche glänzend glatt, braungrau, darin mit der Lupe ein Mosaiknetz feinster Glasursprünge zu sehen. Auf dem Durchschnitt zeigt der Stein schönsten glänzenden Schliff, unter allen Steinen die schärfste, feinste, achat- und jaspisartige Schichtung. Macerirt man ein grösseres oder mikroskopisches Stück der Masse in Mineralsäure, so werden die Salze ausgezogen und es bleibt ein feinstes Gerüst bräunlichgelber, organischer, biegsamer Substanz von Horn-Consistenz zurück; je dunkler braun eine Oxalmasse ist, desto grösser ist der Gehalt an solcher organischen Substanz; sie hat eine Schichtenstruktur, besteht aus zahllosen Primitivblättern von $^1/_{500}$ bis $^1/_{200}$ Linie Dicke, und entstand aus Schleim und Epitelien, welche sich nicht mehr deutlich als solche erkennen lassen. So deutlich Primitivschichten sind, so sind doch Jahresringe meist wenig in die Augen springend, nur an der oben (bei der Periodizität der Steine) dargestellten feineren Strukturbeschaffenheit zu erkennen. Alle Schichten sind glatt, horizontal, ohne bedeutendere Hebungen. Innerhalb des Schichtengerüsts von organischer Substanz liegt der oxalsaure Kalk so abgelagert, dass er von vorn herein strukturlos homogen nur von der Schichtstruktur abhängig ist. Bald aber bildet er eine Tendenz zur Selbstständigkeit aus durch Krystallisation. Diese hat das Eigenthümliche, dass sie nicht regellos geschieht, sondern unter der Macht einer Centralisation, wobei der ganze Stein wieder als Organismus erscheint, indem er das Krystallisationsstreben aller seiner Theile zu einer Einheit des Parallelogramms der Kräfte vereinigt; das Centrum des Steins wird also der Mittelpunkt der radial ausstrahlenden Krystallisation, wie an der Erde alle Schwere sich senkrecht zum Mittelpunkt richtet. Dies zeigt sich am glatten Oxalstein darin, dass mikroskopisch und mit blossem Auge deutlich eine radiale Anordnung des Oxalkalks sich zeigt, welche die Schichtung rechtwinklig durchsetzt und der polirten Masse strahligen Schillerglanz mit Interferenz des Lichts und irisirendem Farbenspiel giebt. In enger und unmittelbarer Verbindung hiemit steht die hauptsächlich von sekundärer Schichtenverschrumpfung abhängige Erscheinung, dass auch in grösserem Maassstab die Schichtenmassen radial zerrissen und zerklüftet werden und durch senkrechte Gangspalten in polygonale Mosaiksäulen getheilt werden. Diese Gänge würden im idealen Fall zusammen eine im Stein-Centrum vereinigte Sternfigur bilden nach Art der Knochenkörperchen,

Porenkanälchen in Pflanzenzellen u. dgl. Sie dienen teleologisch weiterhin zur Vermittelung eines Stoffwechsels zwischen dem Inneren des Steins und der Mutterlauge des umgebenden Urins. Durch sie vorzugsweise wird entweder neuer oxalsaurer Kalk abgelagert im Stein und dann bilden sich schon im glatten Oxalstein mikroskopische Krystallnester, welche der ganzen Masse, unter Verlust des strahligen Schillerglanzes, allmählig ein feinpunktirtes Ansehen geben können, namentlich stärkeres Ueberhandnehmen dieser neuen Nesterbildung aber macht weiterhin aus dem glatten Oxalstein einen Maulbeerstein; oder es werden Materialien zur Harnsäurebildung eingeführt und die Oxalmasse verwandelt sich in Uratmasse; oder durch eindringende Ammoniakalien werden weitere Umwandlungen bewirkt.

3) Der Maulbeerstein, Calcul mural, entsteht aus dem glatten Oxalstein bei intensiverer Lithiasis-Anlage. Er hat starke spezifische Schwere, ist mehr oder weniger graubraun bis kastanienbraun; die Oberfläche in kleinere oder grössere Warzen und Zapfen erhoben, übrigens glatt glasirt (so lange der Stein wächst), mit Mosaiksprüngen um jede einzelne Warzen-Convexität. Der Durchschnitt zeigt mehr oder weniger glänzenden Schliff, deutliche feinste bunte Schichtung, dabei gelegentlich ziemlich deutliche Jahresringe. Im Verhältniss zum glatten Oxalstein geht die Veränderung der feinsten Struktur vor sich, dass der dualistische Gegensatz der beiden histologischen Elemente zur Steinbildung, welcher im glatten Stein in einander lag, sich jetzt neben einander legt; im glatten Stein war die Masse durch organische Substanz wagrecht, durch anorganische Salze senkrecht getheilt, hatte demnach in der Struktur Aehnlichkeit mit willkürlichen Muskeln; jetzt aber bei immer neuer Aufnahme und Einlagerung von anorganischer Substanz wird diese immer selbständiger, emanzipirt sich aus der Schichtsubstanz, zieht sich an die Centralfläche jeder Schicht zurück, während die Schichtsubstanz sich an die peripherische Fläche zieht; so wird jede ursprünglich einige Schicht jetzt (mehr oder weniger deutlich und entschieden) in zwei zerlegt, die obere aus organischem Häutchen, die untere aus Krystallmasse bestehend, welche sich in Form von Nadel-Nestern und -Rosetten

ansammelt. Durch diese Elementar- oder Molekular-Veränderung wird zwar nicht immer und nothwendig die Maulbeerform bedingt, da sie auch in glatten Oxalsteinen vorkommt; doch jeder höhere Grad derselben führt zur Maulbeerform des ganzen Steins: es entsteht durch sie zugleich eine Ausdehnung der ganzen Schichtenmassen in die Dicke und Breite, als Grundbedingung zur Bildung von Hebungen. Wie alle Membranen Falten, Warzen und Gyri bilden, wenn sie sich verbreitern und dabei auf einer relativ festen Unterlage aufliegen, so wird hier nach gleichem Prinzip die primäre Horizontalität gestört und es entstehen Falten- und Warzenhebungen der Oxalschichten bis zu 90 Grad, welche zur Maulbeerform führen. Durch die langsame Verschiebung der Schichtenblätter hiebei bilden sich Reibungs-Conglomerate im Stein als feiner sandiger Brei; an den Stellen stärkster Convexität der Warzenhebungen und andererseits an den entgegengesetzten tiefsten Stellen der Gangspalten entstehen durch Abblätterung oder Usur der Schichten lunulaförmige Hohlräume, welche mit jenem Reibungsbrei und neu infiltrirten Urinstoffen gefüllt sind, gelegentlich mit Perforation nach oben eruptiv in einander oder auch nach aussen ausmünden. In der Regel wird bei immer stärkerer Warzenbildung die Oxalmasse immer dunkler braun, offenbar in Folge eigenthümlicher chemischer Veränderung der organischen Grundlage. — Jede durch steinbildenden Katarrh dem Stein appositionell neu hinzufügte Schicht lagert sich jetzt primär nicht mehr horizontal, sondern wellig warzig ab; indem sie sich sekundär noch mehr hebt, werden die Warzen immer schärfer. Die ganze Entstehung der Maulbeerform ist also kein einfacher Krystallisations-Akt, sondern komplizirter Art, der Gebirgsbildung der Erde analog.

4) Der Harnsäure-Stein oder im weiteren Sinn der Uratstein mit Inbegriff der Steine mit etwas harnsaurem Ammoniak; dies, die fast häufigste bei Operationen gefundene Art, wird gewöhnlich als Grundform aller Harnsteine betrachtet. Obgleich viele dieser Steine fast rein aus Harnsäure bestehen, so ist diese doch nicht als primäre und wesentliche Versteinerungssubstanz, sondern als sekundär nach Oxalat metamorphistisch

eingetreten zu betrachten, wie sich denn stets an den wachsenden Steinen eine feine Glasur-Decke von Oxalkalk als jüngste Schicht findet, entweder ganz glatt oder leicht körnig, warzig, wellig, maulbeerartig. Die Entstehung des Harnsäure-Steins hat gar keine direkte, unmittelbare, nothwendige Beziehung zu den krystallinischen Harnsäure-Sedimenten des Urins, wie schon oben erwähnt ist. Der Harnsäure-Stein entsteht bei im Allgemeinen dauernd und gleichbleibend schwächerer Lithiasis-Anlage aus dem glatten Oxalstein, indem eine centrale Urat-Umwandlung der primären Oxalatbildung stets dicht auf dem Fusse folgt. (Hieher gehören z. B. die Steine Nr. d, 47, 60, 62, 46, 23, 32, 65, 52, m, 34, 17, 56, 6, der Reyer'schen Sammlung und andere, von Männern zwischen 24 und 60 Jahren, von der Grösse einer Haselnuss bis zu der eines Hühnereies; an ihnen kann man 3 bis 8 Jahresringe unterscheiden, von denen es nur einigermaassen zweifelhaft bleibt, ob sie primär bei der ersten Bildung schon so deutlich waren oder erst sekundär sich bestimmter ausprägten.) — Vielleicht der grösste Stein der Art, 16 Unzen schwer, ist von J. F. Meckel abgebildet (Hist. de l'Acad. de Berlin. t. 10. 1754. p. 101.), in der Leiche eines mageren 64jährigen Mannes gefunden, bei normaler Harnblase, fast durchaus aus reiner Harnsäure bestehend mit geringem ammoniakalischen Metamorphismus; von primären Oxalat-Schichten sind nur geringe Spuren unverändert erhalten, am meisten in dem mandelgrossen Kern, andererseits in der feinen, theils ebenen und glatten, theils an vielen Stellen warzigen Glasur-Schicht der Oberfläche; an der auf Durchschnitten sichtbaren Schichtung aber, mit ihren sehr komplizirten und zierlichen Verhältnissen von Zerklüftung und Mosaik-Säulen-Bildung, lässt sich bestimmt erkennen, dass die Harnsäureformation überall nach Oxalat-Masse eintrat und zwar zu verschiedenen Zeiten bald nach glatter Oxalmasse, bald nach Maulbeersteinschichten; es lassen sich auf dem Durchschnitt zahllose Primitivschichten erkennen, von diesen wieder viele grössere Systeme, so dass mindestens 15 Jahresringe zu unterscheiden wären.

Der Harnsäure-Stein ist gelbroth und ziegelroth, weil alle Harnsäure etwas Uroerythrin gebunden behält; er ist spezifisch ziemlich schwer, dicht. Seine Oberfläche ist mit dünner brauner Oxalglasur belegt, so lange er überhaupt im Wachsthum begriffen ist. Diese Glasur ist oft so fein, dass sie ganz unbeachtet bleiben kann, namentlich auch bei der chemischen Analyse, indem ihre Masse im Verhältniss zum übrigen Harnsäuregehalt kaum in Betracht kommt. Dennoch ist sie für die ganze Entstehung und das Wachsthum des Steins unbedingt wichtig, indem sie allein die Möglichkeit von Appositionswachsthum giebt. Von innen her wird sie immer wieder in Harnsäure verwandelt und unter ihr besteht Alles grossentheils gelbroth aus dichter, homogener Harnsäure, welche sekundär sich abgelagert hat, indem ihre Elemente aus dem Urin durch die Spalten der jedesmal jüngsten, äussersten Oxalschichten eindrang und einen Metamorphismus bewirkten. Bei diesem wird aus dem schichtbildenden Gerüst organischer Substanz aller Kalk ausgetrieben und genau an seiner Stelle bildet sich formlos homogene Harnsäure. Die Oberfläche der Harnsäure-Steine ist im Allgemeinen um so glatter, je dünner die bleibende Oxalschicht ist, d. h. je schneller jede neue Oxalschicht in Urat verwandelt wird; bei dickeren Oxal-Deckschichten kommt öfters warzige Oberfläche des Steins zu Stande, nach dem Prinzip des Maulbeersteins. Die Oxalglasur fehlt, wenn das Appositions-Wachsthum des Steins aufhörte; dann findet sich zunächst die Oberfläche selbst glatt in Harnsäure verwandelt, weiterhin bei etwaigem alkalischen Metamorphismus in katarrhalischer Blase bildet sich weisse, rauhe, mehlige Entartung mit Ausnagung kleiner Grübchen und Facetten durch Uebergang in harnsaures Ammoniak, Phosphate u. s. w.

Ziemlich gleichförmig besteht das ganze Innere des Harnsäuresteins aus gelbrother Masse, auf dem Durchschnitt von mässig glänzender oder matter Politur; die primären Primitivschichten sind desto deutlicher, je jünger die Urat-Metamorphose; die organische Substanz in ihnen ist mikroskopisch leicht als Gerüst darzustellen. Dichte Harnsäuremasse ist mikroskopisch ganz homogen, durchsichtig, der primären Oxalmasse gleich mit dem Unterschied, dass der senkrecht strahlige Bau undeutlicher ist; zu diagnostiziren ist die Versteinerung durch Harnsäure leicht daran, dass sie durch Zusatz von Ammoniak trüb und körnig wird, während Oxalmasse klar bleibt. Krystallinische Harnsäure findet sich niemals in frischen jungen Schichten, wohl aber immer mehr in jahrealten Formationen, namentlich als staubiger Belag zwischen je zwei Schichten; in dieser Art kann neptunische Struktur allmählig zu plutonischer werden. — Immer zeigt die Harnsäure-Formation eine radiale Zerklüftung, mit Bildung verschiedenartiger Mosaiksäulen und Quaderstücke, gelegentlich zu spontaner Zersplitterung führend.

Zwischen den völlig in Harnsäure verwandelten Schichten bleiben oft einzelne feinste braune Bänder einer besonders dichten und unzerstörbaren, primären Oxalmasse stehen. Ausserdem ist an der Harnsäureformation in den verschiedenen Schichten desselben Steines noch vielfach zu erkennen, ob sie sekundär eintrat in glatte oder in säulig zerklüftete und maulbeerartige Oxalmasse; hiernach variirt zum Theil die innere Struktur des Harnsäuresteins, bald dichter, bald poröser, mit Wellenbiegung, Zerklüftung u. s. w.

Aus dem ganzen mikroskopischen und gröberen Verhalten der Urat-Formation in Beziehung zur Oxalat-Masse, und in Betracht, dass an sich fertige Harnsäure nicht im Stande ist, eine Verbindung von Oxalsäure und Kalk zu verändern, oxalsauren Kalk zu zersetzen oder zu vertreiben — ist zu schliessen, dass nicht präformirte Harnsäure hier eindringt, sondern andere Elemente zur Harnsäurebildung, namentlich Allantoin und Harnstoff, indem diese mit Oxalsäure sich zu Harnsäure verwandeln und der Kalk mit anderer Säure löslich vertrieben wird. — Bei dieser Umwandlung nimmt die primäre Oxalmasse an Umfang zu, der Stein schwillt durch Intussusception an. — In allen diesen Steinen pflegen Jahresringe vorzüglich deutlich zu sein, hauptsächlich bedingt dadurch, dass entweder aus der oxalreichsten Jahreszeit gänzlich unveränderte Oxalschichten stehen bleiben als Jahresgränze, oder dadurch, dass besonders in der anderen, zu alkalischerem Urin neigenden Jahreszeit die Harnsäure Ammoniak aufnimmt und dabei porös und grau oder weiss, schliesslich auch phosphatisch wird. Jeder Jahresring zeigt also, wie am Holz der Dikotyledonen, eine Periode der dichtesten und eine andere der porösesten Struktur. So wie die einzelnen Primitivschichten sich in feinen Nüancen der Farbe unterscheiden, so gilt dies in grösserem Maassstab wieder für die Systeme von Jahrgängen. Die in der Harnsäureformation noch erhaltenen Reste von primärer Oxalmasse verhalten sich verschieden; sehr deutlich zeigen sie sich in Nr. 57. der Reyer'schen Sammlung als dunkelbraune, feinste Schichten eines kleienförmig gebrechlichen organischen Häutchens. — Möglich und wegen der in reinen Oxalsteinen primär geringen Deutlichkeit von Jahresringen fast wahrscheinlich ist es, dass diese Jahresringe überhaupt oft nur sekundär entstehen, also nicht vom Jahrescyclus einer ersten Bildung, wohl aber von einem Jahrescyclus der Rückbildung abhängen.

Alle primär aus reiner Harnsäure (nach Oxalat) bestehenden Steine nehmen später mehr oder weniger Ammoniak auf, bilden es durch eigne Verwesung. So wird die Anfangs ziegelrothe oder rothgelbe dichte Masse immer hellgelber, gelbgrau und porös, namentlich vom Stein-Centrum aus. Hiernach hauptsächlich bilden sich weitere Unterarten und Rückbildungen der Harnsäure-Steine. Namentlich lassen sich als besondere Art abtheilen Steine, welche fast ganz aus harnsaurem Ammoniak bestehen; es ist keine scharfe Gränze zu ziehen, doch die fast ganz ammoniakalischen Uratsteine dürfen getrennt werden, weil sie auf Entstehung aus alkalischem Blasenkatarrh deuten. Nächst der Ammoniak-Entartung kommt weiterhin namentlich die Umwandlung in weisse Phosphate zu Stande, wie man denn Uratsteine mit centraler oder mit peripherischer weisser Entartung nicht selten findet.

II. Steine ohne Glasur, ohne Oxal-Rinde, entweder gelb gefärbt und glatt oder meistenstheils weiss und rauh, alle ohne Appositionswachsthum, in Rückbildung begriffen.

5) Harnsäure-Maulbeerstein. Diese Art ist die einzige unter den Rückbildungs-Steinen, welche noch glatt ist und gelb gefärbt, ohne ammoniakalisch weisse Rauhigkeit. Dieser Stein entsteht durch peripherischen und centripetalen Urat-Metamorphismus eines primär homogenen Maulbeersteins. War bei primär stärkerer Lithiasis-Anlage ein reiner Oxalstein gebil-

det und ward später der Urin und Blasenschleim der Uratbildung günstiger, so entsteht eine sekundäre Umwandlung des alten Steins, gelbe Rinde um braunen Kern.

Dieser Stein ist spezifisch ziemlich schwer, dicht, hat glatte gelbliche Oberfläche ohne Oxalhäutchen, ist nicht mehr in Appositionswachsthum begriffen, dagegen in innerer Anschwellung. Von aussen her wird eine Schicht des primären Oxal-Maulbeersteins nach der anderen, theils von der Fläche her, theils seitlich von Spalten her, in gelbe Harnsäure verwandelt. Dabei quellen die Schichten so auf, dass sie (in entgegengesetzter Art als bei der ersten Maulbeerform-Bildung) nicht aus der Horizontalität sich steiler aufrichten, sondern vielmehr umgekehrt mehr und mehr zur Horizontalität zurückkehren, so dass der ganze Stein immer ebener und einfach rundlich wird. — Der centripetalen Harnsäure-Entartung folgt gelegentlich sofort eine weitere ammoniakalische, wobei diese Art Harnsteine allmählig in die folgende übergeht.

6) Phosphat-Maulbeerstein. Diese Form ist weit häufiger als die vorige, entsteht zuweilen aus ihr durch weiteren Metamorphismus, häufiger wohl direkt, indem sich Oxalformation ohne Urat-Vermittlung in Phosphat verwandelt; (Marcet's Taf. 7. Fig. 3., Crosse's Taf. 1. Fig. 4. 7. 8.); ähnliche Exemplare in allen Sammlungen, ausgezeichnet in G. R. Blasius' Sammlung Nr. 31.

7) Bei sehr alkalisch werdendem Blasenkatarrh und Urinzersetzung bilden sich aus reinen Harnsäuresteinen und Oxalsteinen durch vorzüglich peripherischen, centripetalen Metamorphismus die nicht seltnen Steine, welche vorzüglich durch einen grossen Gehalt an harnsaurem Ammoniak charakterisirt sind. Alle diese Steine haben eine weissliche, rauhe Oberfläche, ohne Glasur, blättern ab, zerbröckeln, gehen vielfach über in die folgende Art der Phosphatsteine.

8) Bei stärkster Alkalität des Urins entsteht der vorzüglich aus Phosphaten bestehende Stein. Dieser Metamorphismus ist nothwendiger Weise das normale Endstadium jedes Steins, zugleich zweckmässiger Weise zum Theil die Vorbereitung zu spontaner Heilung und Auflösung.

Diese beiden Arten von Rückbildungs-Steinen, die aus harnsaurem Ammoniak und Phosphaten, bieten zum Theil ausserordentlich komplizirte Verhältnisse dar, weil sie die verschiedenartigsten Entwickelungsperioden durchlaufen haben. Sie stammen alle aus einer alkalisch katarrhalischen Blase, und sind wesentlich in Rückbildung begriffen, ohne Appositions-Wachsthum, mit immer mehr verschwindender Schichtung im Innern und zunehmender körniger oder krystallinischer Struktur.

Je länger die alkalisirende Einwirkung dauerte, desto mehr zeigen die Steine eine rauhe, bröcklige Oberfläche. Durch die oberflächliche Verwitterung kommen nach Umständen die verschiedensten unteren Schichten zu Tage, indem einzelne der Auflösung mehr, andere weniger Widerstand setzen; namentlich bleiben manche Oxalschichten lange Zeit resistent, wobei ihre Salze zuletzt ausgelaugt werden, die organische Substanz aber gelegentlich als feinstes braunes Häutchen bleibt, welches man in kleienförmiger Abschuppung an der Verwitterungsfläche zu Tage stehen sieht; von alten Maulbeersteinen bleibt nach solcher alkalischer Maceration zuletzt vorzüglich das braune Gerüst organischer Substanz, als torfartige, schwammige, hohle Kruste, wie man sie auch künstlich darstellen kann. Sehr komplizirt stellt sich das Bild aller oberflächlichen Annagungen von der Fläche her dar, wenn viele Oxalschichten dabei in Absätzen Widerstand leisten, was mit den geologisch-geographischen Karten Aehnlichkeit hat. — Die ammoniakalische Umwandlung erfolgt sowohl centripetal continuirlich durch die Schichten hindurch, als auch besonders durch Gangspalten, wo dann gelegentlich tiefere Schichten weit früher metamorphosirt werden, als oberflächlichere, welche noch ganz neptunisch blieben.

Die aus plötzlich entstandenem und stark alkalisirendem Blasenkatarrh stammenden Steine zeichnen sich im Allgemeinen dadurch aus, dass sie aus weisser ammoniakalischer Rindenmasse mit vorzüglich centripetalem Vordringen gegen innere Harnsäure oder Oxalmasse bestehen. An allen solchen weissen Rinden ist zu erkennen, dass sie nicht durch neue Apposition, sondern durch Intussusceptions-Stoffwechsel aus anderen Schichtenmassen entstanden, weil sie nicht die den Phosphaten an sich zugehörige krystallinische Struktur haben, sondern das Phosphat die Pseudomorphose der Schichtung einging. Die chemische Diagnose aller Phosphatmassen ist namentlich durch Färbung mit ammoniakalischer Karminlösung zu unterstützen, welche von anderen Stoffen nicht angenommen wird. Unter diese Phosphatsteine gehören auch die „schmelzbaren" von Wollaston, ein spezifisch sich verhaltendes Doppelsalz oder Amalgam aus Knochenerde und Tripelphosphat, leicht vor dem Löthrohr schmelzbar, in einfacher Spiritusflamme knetbar, wobei der Grad der Schmelzbarkeit nach der Mischung variirt.

Phosphatsteine finden sich unter allen Arten von Harnsteinen am grössten, bei Operationen ziemlich gleich häufig wie Harnsäuresteine, weil vorzüglich dann die Operation gesucht wird, wenn seit längerer Zeit schon alkalischer Blasenkatarrh entstand. Ein grosser Theil derselben ist sehr zerreiblich, zur Lithotripsie passend, theils in Folge schwammiger, diploetischer Auslaugung, theils in Folge strahliger Krystallisation, wie bei Cholestrinsteinen der Galle. Alle Steine, welche eine Phosphat-Oberfläche haben, können gelegentlich mit der Blase so eng sandig schleimig verklebt sein, dass dies die Lithotomie von vorn herein unmöglich macht. In dieser Art kann auch namentlich beim Kind ein Maulbeerstein phosphatisch verklebt sein, wie Howship (a. a. O. Taf. 3. Fig. 1.) einen Fall von Heaviside erwähnt.

Ausser den bisher erwähnten Arten sind als besondere Formen noch einige seltene zu bezeichnen, über deren Entstehung und Bedeutung und metamorphistische Beziehung zu anderen Harnsteinen und namentlich Oxalaten ich keine eigne Erfahrung und Ansicht gewinnen konnte.

9) Steine von ziemlich reinem kohlensauren Kalk sind beim Menschen selten. Eine eigenthümliche Art dieser Steine ist schön perlglänzend, wie 8 erbsgrosse Steine Nr. 1927. des Berliner Museums, von einem 30jährigen Mann; häufiger sind solche Perl-Steinchen beim Rind, meist klein, kugelrund, in grosser Zahl; der Perlglanz wird wesentlich bedingt durch feinste Schichtung des Kalks in einer organischen Schleimmasse von feinsten Häutchen. — Ohne Perlglanz, von sehr feingeschichte-

tem, aber dabei porös lockerem Bau ist ein citronengrosser, 6 Unzen schwerer Stein aus der Leiche eines 60jährigen Mannes ebenda Nr. 1995; ein länglicher, 3 Zoll langer, über 4 Unzen schwerer, marmorharter Stein von feinster Schliffläche ist ebenda Nr. 1946 von einem 9jährigen Knaben, durchaus homogen weiss, wie der vorige Stein. Die Entstehung dieser rein aus kohlensaurem Kalk mit organischem Schleim-Bindemittel zusammengesetzter Steine ist schwer zu erklären.

10) Der Cystin-Stein oder Blasenoxyd-Stein, zuerst von Wollaston beschrieben 1810, gleicht äusserlich am meisten dem Phosphatstein, ist aber dichter und nicht geschichtet, sondern „durchaus ungeordnet krystallisirt" oder nach Marcet's Abbildung Taf. 8. Fig. 1. 2. radial krystallinisch. Die Masse ist gelblich halbdurchsichtig, starkglänzend mit starker lichtbrechender Kraft; alle bekannten Steine der Art bestanden ausschliesslich aus Blasenoxyd ohne stärkere Beimischung anderer Substanzen. Bei einem Hund fand Dranty neben Cystin zugleich Cholestrin und einen Schleimstoff.

Für den Entstehungsort dieser Substanz hielt Wollaston nur die Harnblase. Doch beobachtete Marcet einen 30jährigen Mann, welchem ein Blasenoxyd-Stein ausgeschnitten war und von welchem lange Zeit kleine Sandkörner und Steinchen unter entschiedenen Anfällen von Nierenkolik abgingen; bei zwei Brüdern von 30 bis 40 Jahren fanden sich eben solche Steine bei der Sektion im Nierenbecken. Auch Buchner fand Nierensteine aus Cystin bestehend.

Ueber die Entstehung dieser Cystin-Steine lässt sich nichts Näheres angeben. Ihre radial krystallinische Struktur spricht dafür, dass sie das letzte Produkt einer Umwandlung des Steins sind.

11) Der Stein aus Xanthoxyd oder harniger Säure, von Marcet entdeckt, sehr selten und nur in kleiner Grösse gefunden von Marcet, Laugier, Langenbeck und Stromeyer; hellzimmtroth oder von brauner Fleischfarbe, concentrisch aus leicht lösbaren Schichten bestehend, ohne alle Krystallisation; hart wie Uratsteine, beim Reiben einen Wachsglanz

erhaltend; unter dem Löthrohr mit wenig weisser Asche verbrennend.

12) Den Fibrinstein fand Marcet einmal erbsgross bei einem Kranken von A. Cooper. In einem anderen Fall hatte ein 55jähriger Mann seit 3 Jahren Anfälle von Blasenleiden mit schmerzhafter Reizung des Blasenhalses und viel Blutung, ohne Nierenkolik; dabei ging dreimal ein erbsgrosses Steinchen ab. Die Steine sind gelblichbraun, von Wachs-Consistenz, fibröser und etwas radialer Struktur, elastisch, von den Reaktionen des Fibrins. In Ermangelung sicherer Deutung ist vorläufig anzunehmen, dass es Venen-Steine waren, welche unter den Verhältnissen von Blasen-Hämorrhoiden entstanden und ausgestossen waren. — Andere Blutkoagula aus der Blase selbst mögen gelegentlich versteinern.

Schluss-Sätze.

1) Alle ächten Harnsteine gehen von saurer Schleimgährung und von Schichten oxalsauren Kalk-Schleims aus. Daneben giebt es Inkrustationen etc. „unächte“ Steine, welche den Gegensatz zu den ächten Steinen darstellen, gewissermassen primär aus alkalischer Schleimgährung und Tripelphosphat-Kystin-Häutchen hervorgingen. Nur der Oxalstoff ist primäres Versteinerungsmittel der Harnsteine.

2) Körnige oder krystallinische Sedimente des Urins können gleichzeitig mit Steinschichten aus gleicher Ursache entstehen, sind aber nur Nebensymptom ohne wesentliche Beziehung.

3) Alle ächten Steine hängen von den zwei Ursachen der Anwesenheit katarrhalischen sauren Schleims und oxalsauren Kalks ab. Die erste Kernbildung geht entweder von einem primär fremden Körper, oder von einem ursprünglich der Schleimhaut anklebendem Schleim aus. Epithelialzellen finden sich

als Reste im Versteinerten, analog den Fossilen geologischer Schichten.

4) Ihre Entstehung ist nach Nahrung und Lebensart des Trägers an tägliche und jährliche Schwankungen gebunden, welche sich im Wachsthum des Steins als Tages- und Jahresringe ausdrücken, wie bei Pflanzen und geologischen Schichten.

5) Die Harnsteine wachsen nach Art aller Pflanzen und Thiere, theils durch Apposition neuer Schichten von aussen, theils durch Intussusception.

6) Sie unterliegen innerhalb eines ewig erneuten Urins (im Lebenden oder bei künstlichen Versuchen) einem fortwährenden Stoffwechsel, der namentlich vom Uebergang der geschichteten unkrystallinischen in die radial krystallinische Struktur abhängt, oder nach geologischer Terminologie von Wechselwirkung und Kampf des Plutonismus und Neptunismus.

7) Der innere Stoffwechsel wird möglich und nothwendig durch den endosmotisch und durch Riffe oder Gangspalten eindringenden Urin. Vermöge dieses Stoffwechsels können die Steine, abgesehen vom Appositions-Wachsthum, aufquellen, so dass Erhebungen und Verwerfungen und Eruptionen erfolgen; in anderen Fällen werden sie abgenagt, verkleinert und aufgelöst.

8) Von der Beschaffenheit des eindringenden Urins hängt der weitere Metamorphismus, Pseudomorphismus oder die Transsubstantiation der Steine ab; der gewöhnlichste Gang ist die Umwandlung der Oxalschichten in Harnsäure, dann in harnsaure Salze, endlich in Tripelphosphate; nach Umständen können auch alle sonstigen Mineralstoffe aus Arzneien u. dgl., Metalle u. s. w. das sekundäre Versteinerungsmittel bilden.

9) Aus primärer Einfachheit bilden sich also in Harnsteinen zahllose verschiedene Mengungs-Mineralien, in ihrer Mannigfaltigkeit den geologischen Gesteinarten entsprechend, in ihrem Wesen nur gleichzeitig anatomisch und chemisch zu würdigen.

10) Unter diesen Mineralien der Harnsteine haben einige wenige durch chemische Zusammensetzung nähere Verwandtschaft mit geologischen Mineralien, namentlich Oxalit oder Humboldtin, Guano und Guanit, Struvit, Mascaguin. Doch sind grade

diese Substanzen bisher nicht als Versteinerungsmittel geologischer Petrefakten gefunden.

11) Der Metamorphismus der Harnsteine im Urin zeigt eine gewisse gesetzliche Entwicklungsreihe, indem die Versteinerung des Schleims mit oxalsaurem Kalk beginnt, und durch Verdrängung mit Harnsäure, Ammoniak und Magnesia endlich in Tripelphosphate endigt. Gleiche gesetzliche Verdrängungsreihen sind bei den geologischen Petrefakten nachzuweisen. Bei ihnen ist das primäre Versteinerungsmittel für Thiere ausschliesslich kohlensaurer Kalk, für Pflanzen Kieselsäure (in Form von Quarz, Hornstein, Chalcedon u. s. w.); sekundär treten dafür zahlreiche andere Stoffe ein, Gyps, Talk, Meerschaum, Flussspath, Bleiglanz, Zinkblende, Zinnober u. A.

12) Die spezifischen Harnstoffe im Allgemeinen entstehen (im Serum oder Blut des Körpers oder erst innerhalb der Nieren oder in Harnsteinen und Gichtknoten) nicht durch absteigende, sondern durch aufsteigende Stoffumwandlung. Beim Stoffwechsel des Körpers bilden sich zunächst einfachste anorganische Verwesungsstoffe, wie Kohlensäure, Oxalsäure, Ammoniak, Cyansäure, welche noch nicht den Namen Urinstoffe verdienen. Erst aus der weiteren Verbindung jener Stoffe entstehen Allantoin, Harnstoff, weiterhin Harnsäure.

13) Harnsäure entsteht überall dadurch, dass Allantoin und Harnstoff durch Oxalsäure zu einem neuen Körper vereinigt werden, seltner im Blut, häufiger an bestimmten Oertlichkeiten, namentlich durch Vermittlung örtlich abgelagerten oxalsauren Kalks in den Gichtknoten, oder in den Epitelien der Nierenkanälchen, am deutlichsten in Oxalsteinen der Blase.

Mikroskopische Concretionen in Nieren-Cysten.

Mikroskopische Concretionen vom Bau der Stärkemehlkörnchen kommen sehr häufig in Nierencysten vor, wie dieselben beim Fötus oder Neugebornen oder Erwachsenen in der Rindensubstanz theils gesunder, theils namentlich Brightisch entarteter Nieren sich oft in enormer Zahl finden.

Die Cysten entstehen aus kleinsten Kernzellen, welche man gelegentlich in grosser Zahl zwischen den Harnkanälchen eingestreut sieht und welche sich zu Mutterzellen ausbilden, dann eine Zellgewebs-Kapsel und inneren Epitelienbelag erhalten. Unbegründet und falsch ist Rokitansky's Ansicht, dass sowohl diese Nierencysten, als auch die in ihnen befindlichen geschichteten Körperchen aus Zellen-Kernen entstehen. Das innere Sekret ist entweder klares und gelbliches Serum, oder dickflüssiger, gallertartig bis zu ganz harter Consistenz, dabei mehr oder weniger trüb, in allen Farben-Nüancen gelblich, röthlich, braun bis schmutzig grünbraun und schwarzbraun torfartig.

Von mikroskopischen Gebilden findet sich in diesem flüssigen oder gallertartigen Inhalt der Nierencysten Mannigfaltiges: Zarte Epitelialzellen mit oder ohne Fettablagerung, in verschiedenen Zuständen der Rückbildung; Blutkörperchen einzelne oder zu Klumpen verklebt, in mannigfaltiger Art der Rückbildung und Farbenveränderung; freie Fetttröpfchen, Margarinsäure-Nadeln; selten Cholestrintafeln, doch ward auch ein stark cholestrinhaltiger Brei, einem Cholesteatom ähnlich, von Reyer beobachtet; Krystalle von oxalsaurem Kalk selten, selten von kohlensaurem Kalk mannigfache Krystallformen. Fast niemals finden sich in Nierencysten Niederschläge von eigentlichen Urinstoffen; doch fand ich auch zahlreiche Harnsäure-Krystalle aller Art in den sehr cystenhaltigen Nieren eines 60jährigen Mannes, doch nur in einzelnen wenigen Cysten.

Mikroskopische Amyloidkörner oder concentrisch-geschichtete Concretionen kommen sehr häufig in den Nierencysten vor, zuweilen so reichlich, dass der ganze Inhalt dadurch körnig breiig wird und dann namentlich eine braune Salbenmasse bildet. Dies Letztere findet sich nur in hanfkorn- bis bohnengrossen Cysten bei alten Leuten; es ist zu vermuthen, dass die betreffende Natronalbuminatmasse sich erst in alten, dekrepid sich verkleinernden Cysten bildet, wenn das Wasser resorbirt und das Uebrige eingedickt wird. Einigermassen ähnliche Concretionen sind auch die in den Cysten der *Ligam. lata,* und an anderen Stellen, doch niemals sind sie hier so vollendet und mannigfaltig, wie in den Nieren. Alle diese concentrisch geschichteten Körner entstehen aus primär wolkigen oder knolligen Klümpchen von einem gallertartigen geronnenen Eiweissstoff, Natron-Albuminat u. dgl., unabhängig von jeder Zellenbildung, ohne Kerne, ohne Zellenmembran, obgleich gelegentlich die concentrische Schichtenbildung das täuschende Bild einer solchen geben kann. Man sieht alle Uebergänge von weichsten, farblosen, unregelmässig rundlich begränzten und übrigens innerlich entweder homogenen oder durch verschiedene körnige Niederschläge getrübten Kügelchen zu concentrisch feingeschichteten, bräunlichen, härteren Kügelchen. Diese Körner werden meist nicht grösser als Amylumkörnchen, höchstens 0,01 bis 0,03 Linie Durchmesser; die grössten bilden sich durch Verklebung mehrerer kleiner in gemeinsamen Deckschichten, wie bei den Prostata- und Nieren-Steinen. Chemisch haben sie gleiche Beschaffenheit, wie die Prostata-Steinchen; ihre Hauptmasse löst sich langsam in Kali, gar nicht in kalten Mineralsäuren, zugleich enthalten sie zuweilen einen reichlichen Antheil von kohlensauren Salzen. — Ihr Bau ist zuweilen äusserst zierlich, indem sie aus vielen concentrischen Schichten von verschiedener Farbenschattirung bestehen. Sekundär kommt während des peripherischen Schichtenwachsthums central eine Umwandlung vor und zwar entweder

Erweichung oder radiale feine Zerklüftung. Im ersteren Falle besteht das Körperchen oft aus einer sehr zierlichen, nur aus wenig feinsten Schichten bestehenden Kapsel von Gallert- oder fast Hornconsistenz, innen gefüllt mit ganz flüssiger oder weich breiiger, stets körniger Substanz, welche nach Zerdrücken der Kapsel sogleich ausfliesst. Wie diese Erweichung, so tritt auch die strahlige Zerklüftung (nach Rokitansky Furchung), welche zugleich als Verhärtung und Anfang zur Versteinerung zu betrachen ist, stets sekundär metamorphistisch nach der Schichtenstruktur auf, ergreift aber oft das ganze Körperchen bis zur Oberfläche, wenn keine neuen Schichten aufgelagert werden; zuweilen bei nicht mehr wachsenden Körperchen erfolgt diese Zerklüftung auch von aussen nach innen, centripetal (wie an grossen Gallensteinen); es entstehen hiedurch zierlich eingekerbte, rosettenartige Körperchen, wie sie Förster abbildet; doch ist es unrichtig, wenn Rokitansky dies als den einzigen und gewöhnlichen Fall hinstellt. Auch hiedurch sind die Schichtenkörperchen der Nierencysten theoretisch interessant, weil sich an ihnen ebenso deutlich, wie bei grossen Gallen- und Harn-Steinen und wie bei der Plutonisirung der Erdschichten, die sekundäre Entartung der geschichteten Struktur in strahlige zeigt. In den vorliegenden Amyloiden kommt eigentliche Krystallisation hiebei nicht zu Stande, sondern nur strahlige Zerklüftung, wobei gelegentlich im Centrum ein knochenkörperchen-ähnlicher oder drusiger Hohlraum entsteht, endlich in der Mitte feinkörnige Niederschläge von Salzen. Niemals erreichen diese Körperchen eine praktische Bedeutung. — Gute Abbildungen giebt Wedl (Pathol. Histologie. 1853. S. 310. u. 526.).

Steinchen der Prostata.

Das Sekret der **Prostata** und die spezifische Substanz der Prostata-Epitelien scheint theils mit den Epitelien der Nieren und Ureteren und Harnblase, theils mit den Epitelien der Samenblasen verwandt zu sein. Die aus Sekretions-Anomalie des Prostataschleims hervorgehenden Concretionen von gallert- und hornartigem Stoff entstehen theils gleichzeitig und ähnlich wie die Gallertconcretionen der Samenblasen, theils zugleich mit Nierensteinchen unter gemeinsamer Allgemeinanlage.

Die Prostata besteht aus drei Lappen mit zahlreichen traubenförmigen Drüsen und starkem Muskelapparat; die Drüsen-Epitelien mehr oder weniger cylindrisch oder rundlich polygonal. — Unter den Erkrankungen der Prostata-Drüschen giebt es seltene Fälle von akutem Katarrh, mit schneller, ödematös-schleimiger, weicher Anschwellung, selten in Eiterung übergehend; gelegentlich unter gleicher dyskrasischer Allgemeinanlage entstehend, wie Parotitis, so bei Mumps, bei Armenkachexie alter Leute. Ein nicht allzu seltner tuberkulöser Katarrh der Prostata geht entschieden den meisten und vielleicht allen Tuberkulosen des Nebenhodens und Hodens voraus und führt gelegentlich zu Vereiterung. — Die häufigste Erkrankung der Prostata, allmählige schmerzlose Anschwellung derselben bis zu mechanischer Harnstörung, ist zunächst wesentlich durch einfachen chronischen Katarrh der Drüsenschläuche bedingt, in letzter Instanz vorzüglich durch die dem topographischen Situs nach der Prostata zukommende Venenstauung und Hypostase und Varicen-Anlage veranlasst. Geringe Grade dieser hypostatischen Hypertrophie sind so häufig, dass sie nach dem 40. Lebensjahr fast normal sind, ohne übrigens weiter nachtheilig zu wirken. Mit dem Ergrauen der Haare und sonstigen Senilitäts-Symptomen erscheint auch in der Regel Hypertrophie der Prostata.

Hiebei nimmt theils das Drüsensekret der Prostata an Masse zu, theils ihr muskulöses Zellgewebs-Stroma. Letzteres wird durch Neubildung von Bindegewebe hypertrophisch, zugleich verliert es vermuthlich seine Contractilität, daher der Inhalt der Drüsenkanälchen lange Zeit stagnirt. Aus der gleichmässig in allen Lappen oder nur in einzelnen Theilen vergrösserten Prostatasubstanz ist reichlich ein milchiges katarrhalisches Sekret auszudrücken; die normaler Weise nur 0,02 bis 0,6 Linie weiten Drüsenbläschen sind unregelmässig bis zu $\frac{1}{10}$, $\frac{1}{2}$ und 1 Linie Durchmesser erweitert.

Bei allen diesen chronischen Katarrhen oder Hypertrophien und ausserdem in vielen Fällen bei Männern über 30 und 40 Jahr, wo die Prostata gar nicht merklich vergrössert ist, bilden sich aus dem stagnirenden Prostataschleim kleine Gallert-Concretionen, welche man überall in den erweiterten Drüsenschläuchen sieht.

Die kleinsten Concretionen sind homogene, farblose, weiche, leicht von Essig auflösliche, runde Kügelchen von 0,001 bis 0,005 Linie Grösse; diese verkleben zu grösseren Klümpchen, in welche öfters auch einzelne Zellenkerne eingeschlossen werden. Weiterhin vergrössern sich diese kleinsten Körner durch feinste concentrische Schichten; mehrere solche Amyloide werden dabei immer wieder von gemeinsamen Deckschichten umschlossen und so bilden sich sehr zusammengesetzte Einschachtelungs-Systeme von Körnern. Je länger diese Concretionen in der Prostata liegen und je langsamer sie wuchsen, desto wasserärmer, dichter, trockner, härter und bräunlicher wird die sie bildende Proteinsubstanz. Bei recht akuter Bildung von entzündlicher, starker, ödematös-katarrhalischer Anschwellung der Prostata sieht man oft sehr grosse, gallertartig weiche, farblose, einfache oder zusammengesetzte Concremente, welche dann auch oft den in Prostata-Steinchen sonst nicht vorkommenden Ausgang in centrale breiige Erweichung zeigen, so dass die Concretion nur als ganz dünnhäutige Kapsel mit flüssigem Inhalt erscheint. Während das blosse Auge die kleinsten, farblosen Körner nicht unterscheidet, so sind dagegen die 0,01 bis 0,05 Linie dicken bräunlichen schon als feines braunes Pulver (wie Schnupftabak) zu erkennen, oft in grosser Menge durch das Prostatagewebe zerstreut und von der Urethra aus in den Mündungen der Drüschen sichtbar. Als Maximum erreichen diese Concremente die Grösse von Hanfkörnern, selten die einer Erbse; sie sind dann hornartig oder braunkohlenartig hart und braun oder fast schwarz; in seltnem Fall finden sich dergleichen Hanfkorngrosse Steinchen in einem Lappen der Prostata so dichtgedrängt, dass das Drüsengewebe selbst atropisch wird. In solchen Extremen tragen die Concretionen wesentlich zur totalen Hypertrophie der Prostata und den Harnstörungen bei, um so mehr, als sie die Ausführungsgänge verstopfen und neue entzündliche Reizung bewirken können. Dann tragen diese Concretionen zu allen weiteren Consequenzen der Prostatageschwülste bei, Dysurie, Eiterung des Hodens, der Blase, der Niere. Nie sind die braunen Körner als etwa mit dem Urin abgehend gefunden worden.

Chemisch bestehen die kleinsten farblosen weichen Concretionen aus einer in Alkohol und Aether unlöslichen, in Essig leicht löslichen Substanz. Kaustisches Kali macht den Prostata-Schleim körnig gerinnen, löst die Concretionen nicht. Alle brauner und härter gewordenen Concretionen werden von Essigsäure nicht mehr gelöst, nur wenig zu Aufquellung gebracht. Durch Salpetersäure bildet sich Xanthoproteinsäure. Die braunen Körner bleiben bei 30stündigem Kochen in Wasser unverändert. Mineralsäuren bewirken eine Anschwellung und Abblätterung der Schichten, doch bei weitem weniger auffallend als in Nierensteinen; ausserdem werden hiebei die Concretionen durchsichtiger, offenbar indem anorganische Salze extrahirt werden, namentlich oxalsaurer Kalk, wenig kohlensaurer Kalk. In manchen Steinen deutet sich der Gehalt an Kalkoxalat auch durch Bildung radialer Krystallstreifen und Spalten an, wie in den Nierensteinen. Zuweilen finden sich weisse, undurchsichtige, körnige

Massen im Centrum der kleinsten und grösseren Steinchen, wie sie Wedl abgebildet hat; diese sind das einzige Analogon des sonst in allen Schichten-Concretionen sich findenden centralen Rückbildungs-Metamorphismus, scheinen durch alkalische Umwandlung der anorganischen Salze zu entstehen, als Carbonate u. dgl.; niemals finden sich deutliche Krystalle; Wollaston fand neutralen phosphorsauren Kalk in den Steinchen.

Ausser in den eigentlichen Prostata-Drüsen finden sich dergleichen Concremente auch gelegentlich in den zahlreichen kleinsten traubigen Drüsen, welche in der Schleimhaut der Prostatablase liegen und ausmünden.

Beim Weibe liegen die der männlichen Prostata entsprechenden Drüsen, wie schon R. de Graaf zeigte, als kleine traubige Drüschen in der Schleimhaut um den unteren Theil der Harnröhre, höchstens $1/2$ Linie gross, ebenso in geringerer Menge am Vorhof und um das Hymen und den Scheideneingang herum. Sehr gewöhnlich finden sich diese Drüschen vergrössert bei alten Weibern, wo überhaupt das ganze Genitaliensystem einen mehr männlichen Habitus erlangt; dann treten die Drüschen namentlich im unteren Harnröhrenstück körnig aus der Schleimhaut hervor, mit milchigem, gelegentlich akneartigem, katarrhalischem Epitelien-Inhalt, worin sich gelegentlich zahlreiche ähnliche weiche, farblose oder hellbraune Concretionen finden, wie in der männlichen Prostata. Dergleichen Drüsenhypertrophie mit Concretionen fand ich gelegentlich auch bei einem 18jährigen Mädchen mit kleinen Nierensteinen von oxalsaurem Kalk und mit Lungenschwindsucht.

Concremente der Samenblasen.

Der normale Inhalt der Samenblasen ist eine hellbräunliche, opalisirend halbdurchsichtige, klebrige oder etwas gallertartige Flüssigkeit, welche einen in der Kälte gerinnenden, in warmem Wasser aber und in Essig löslichen, nach Virchow durch Kaliumeisencyanür fällbaren Proteinstoff enthält, der sich bei allen Thieren, sehr reichlich z. B. beim Kaninchen findet. Mikroskopisch erkennt man im Inhalt der Samenblasen normaler Weise immer einige oder sehr viele freie braune Körnchen, welche aus eigenthümlichem Proteinstoff-Pigment bestehen, den Ejakulations-Flecken die bekannte gelbe Farbe geben und durch Auflösung von Epitelialzellen der Samenblasen frei wurden; ausserdem finden sich in ganz frischen Leichen stets einige halbaufgelöste Zellen. In älteren Leichen ist der Inhalt der Samenblasen stets sehr reich an Epitelialzellen mit den in ihnen sezernirten Pigmentkörnern. Den gallertartig gerinnenden Stoff findet man mikroskopisch meistens in Form zarter, farbloser, rundlicher Gallertkugeln, welche sich leicht in Essig und Erwärmung auflösen und vermuthlich erst in der Leiche entstanden sind. — Immer finden sich auch Samenfäden.

Abnorme Gallert-Concretionen finden sich, als offenbar bei Lebzeiten entstanden, sehr gewöhnlich in allen Fällen, wo in Folge von gonorrhoischer und tuberkulöser Atrophie eines oder beider Hoden, oder nach langem Krankenlager und im Greisenalter der Samenblasen-Inhalt lange Zeit ohne Ejakulation stockte.

Man findet hanfkorn- bis bohnengrosse, gelbbraune oder braune, aufgequollenem Leim ähnliche, halbdurchsichtig homogene, nicht geschichtete, unregelmässig rundliche Gallertkugeln, welche in warmem Wasser sich nicht auflösen, wohl aber in concentrirter Essigsäure. — Niemals scheinen diese weichen Concremente hornartig ganz zu verhärten und zu versteinern.

Concremente der Vorhaut.

Unter dem Präputium sammelt sich namentlich gelegentlich bei Phimose eine reichliche Menge Smegma an, welches nach Umständen fest eintrocknet, verhärtet und versteinert. Römer fand bei einem Kind mit Phimose 51 Steine, Summa 158 Gran schwer, hauptsächlich aus Harnsäure bestehend mit organischer Substanz und phosphorsaurem Kalk. Solche Steine Nr. 718. 2151. des Berliner Museums. — Ein normales, eingedicktes Vorhautsekret ist beim Biber das Castoreum, ein *Smegma praeputii* mit eigenthümlichen Riechstoffen, welche jedenfalls als Zersetzungsprodukte aus den Nahrungsmitteln, namentlich aus dem Salicin der Weiden sich ableiten, wie analoge Riechstoffe der von Weiden lebenden *Bombyx salicis* und *Cerambyx moschatus*. — Höfle (Chemie u. Mikr. am Krankenbett. 1848. S. 483.) beschreibt genauer ein Vorkommen von etwa 12 tellerförmigen biegsamen Scheiben von 4''' Länge, 3''' Breite, $^1/_4$''' Dicke unter angeborner Phimose eines Studenten, aus Epidermis, Margarin und Cholestrin bestehend. Dumeril soll 1713 bei einem $5^1/_2$jährigen Kind ein 14 Centimeter langes und 225 Gramm schweres Concrement gefunden haben.

Eiweiss-Concremente im Eileiter des Huhns.

Beim Huhn und bei allen Vögeln zeigt der gelbe Dotter des Eies einen concentrisch geschichteten Bau mit eigenthümlichem einseitigen Centralkanal zu dem peripherischen sehr kleinen Eichen. Der ganze Dotter ist deutlich ein geschichtetes Sekret des Graaf'schen Follikels, analog dem Serum beim Menschen (wie ich in v. Siebold u. Kölliker's Zeitschr. 1851. Bd. 3. S. 429. zeigte); fälschlich hielt man früher den ganzen gelben Dotter für das dem Menschen-Eichen analoge Gebilde. Der Dotter ist eine runde, geschichtete Umlagerung um das Eichen, in Folge einer Epithelialabstossung des Follikels. Er würde eine Concretion genannt werden können, wenn er krankhaft verhärtete. Doch eine regelmässige Concretion der Art kommt nicht vor; es findet sich nur gelegentlich die gelbe Dottermasse im lebenden Huhn körnig breiig geronnen; gleichzeitig finden sich im Uterushorn mächtige Concremente von der Festigkeit hartgekochter Eier, welche vermöge des sie bildenden Stoffs physiologisch interessant sind. Ein altes dekrepides Huhn hört auf Eier zu legen, wird von da an scheinbar sehr fett, endlich wassersüchtig. Das Leiden besteht in einer Kachexie oder Dyskrasie, wobei das von vorn herein flüssige und klare Eiweiss in den Eierstocksbälgen und im Uterus gerinnt.

Im Uterushorn ist die Schleimhaut bei fruchtbaren Hennen sehr dick und wulstig, röthlich weiss; dichtgedrängte und von dickbreiigem Sekret gefüllte, einfach keulförmige *Glandulae utriculares* geben der ganzen Scheimhaut das milchige Ansehen und bedingen das Hervortreten vieler Falten. In diesen Drüsen bildet sich normaler Weise durch Auflösung weicher, körniger Epitelzellen ein feinkörniger Eiweissschleim, den man in grossen Tropfen ausdrücken kann. Aus diesem Sekret bildet sich das klare Eiweiss, welches den vom Eierstock herabsteigenden Eidotter umgiebt und wieder von der als Dezidua sich lösenden und zur Eischale werdenden Uterusschleimhaut umgeben wird.

Bei jenen kranken Hennen kommt grossentheils deshalb keine gehörige Fabrikation von Eiern mehr zu Stande, weil das *im Uterushorn sezernirte Eiweiss in einen geronnenen Zustand* geräth; hiebei muss entweder die Bildung einer Säure oder die Entziehung von Alkalien betheiligt sein. In Folge davon bilden sich aus dem längere Zeit reichlich sezernirten breiigen Eiweiss grosse concentrisch geschichtete, kugelige oder cylindrisch gewundene, weisse Massen bis zu 3 Zoll Durchmesser, welche das ganze grosse Uterushorn einnehmen und so den ganzen Unterleib erfüllen; mikroskophisch nur feine Eiweisskörnchen.

Aus diesem Beispiel geht für allgemeineres Interesse auch beim Menschen nur der Satz hervor, dass überhaupt ächtes Eiweiss im Lebenden zur Gerinnung gelangen kann, wie dies vielleicht für die käsige Skrofel- und Tuberkelmasse gilt.

Grössere kalkige Steine von Drüsen und Schleimhäuten.

In allen Drüsenausführungsgängen, deren Sekret keine spezifische Versteinerungsmittel (wie Harn- und Gallenstoffe) enthält, und auf allen Schleimhäuten können durch Versteinerung von Schleim Concretionen entstehen, welche alle dieselbe wesentliche Beschaffenheit haben. Die wesentliche Aehnlichkeit aller dieser Steine ist so gross, dass die Vergleichung der zahlreichen chemischen Analysen gar kein näheres Interesse bietet. Die organische Grundlage ist Schleim, das primäre Versteinerungsmittel ist kohlensaurer Kalk, die sekundär metamorphistisch eintretenden Stoffe Phosphorsäure, Magnesia, gelegentlich Fette und Anderes, alle diese sekundären Stoffe sind ohne Belang für die Theorie und Praxis der Steine.

Diese als Dakryo-, Rhino-, Ptyalolithen u. s. w. bezeichneten Steine sind meist weisslich oder glänzend weiss, mässig hart bis zur äussersten Härte; die Form kuglig oder häufiger länglich, cylindrisch oder unregelmässig zackiger; die Oberfläche glatt oder meist warzig höckrig; der Durchschnitt mehr oder weniger deutlich und fein geschichtet, kompakt; interessantere anatomische Strukturverhältnisse der Schichtung, Spaltbildung, des Metamorphismus sind hier nicht zu finden. Nach Ausziehen der Kalksalze mit Säuren bleibt ein sehr weiches lockeres Gerüst von Schleimstoff zurück, bei mikroskopischer Untersuchung deutliche Reste von Epitelialzellen enthaltend.

Fremde Körper geben sehr oft die erste Veranlassung zu diesen Steinen. Als Kern von Nasensteinen fand sich ein eingeschnaubtes Haferkorn, eine Bernsteinkugel, ein Kirschkern u. dgl.; im Stein eines Uterus ein Stück Hühnerknochen; die mit Kalkmassen umgebenen und fossil gewordenen Mutterkränze in der Scheide alter Weiber gehören hieher. Die Speichelsteine bei Pferden entstehen meistens um einen fremden Körper, namentlich ein Haferkorn; dasselbe fand Vauquelin bei vielen Steinen aus der Unterkieferdrüse eines 1817 zu Paris gestorbenen Elephanten. Robert beobachtete bei einem Riemer eine in den Whartonschen Gang gedrungene Schweinsborste, ebenso eine Fischgräte, einen Strohhalm (Revue méd. 1831.); ohne dass diese Zeit zur Inkrustirung hatten, wurden sie entfernt. Delery beobachtete 1853 einen Fall, wo ein Mann eine Forellen-Gräte in den Whartonschen Gang bekommen hatte, wonach akute schmerzhafte Entzündung der Wange entstand; es wurden Breiumschläge gemacht und das Leiden linderte sich; später entstanden in Perioden von etwa 6 Monaten neue Schmerzanfälle, bis nach langer Zeit ein Stein im Whartonschen Gang diagnostizirt ward, die Fischgräte umgebend mit freigelassener Spitze; jetzt Operation und Heilung. — Zu den fremden Körpern gehören auch Blutextravasate, welche den Kern zu Versteinerungen geben, ebenso Schleimballen u. dgl. So ist das gelegentliche Vorkommen eines kirschkerngrossen Steins in der Uterustrompete einer 40jährigen Frau zu erklären (nicht wohl kleinste Tubenschwangerschaft). Eine von Scherb in Halleri Disput. ad morbos beschriebene und abgebildete, fast wallnussgrosse, unregelmässig warzige Concretion aus dem Receptaculum chyli, als Ursache von Wassersucht, möchte hieher gehören, vorausgesetzt dass wirklich im *Ductus thoracicus* der Stein lag. Der Inhalt von Schmeerdrüsen bei veralteter Akne, aus Epidermiszellen, Fett und Cholestrin bestehend, verkalkt in seltenen Fällen zu harten Knötchen. Im Berliner Universitäts-Museum Nr. 2152. ist ein 16 Gran schwerer, etwas spiral wurstförmig gewundener aus dem Milchgang einer Frau exstirpirter Stein aufbewahrt, welcher durch Verkalkung von käsig eingedickter Mich oder katarrhalischem Schleim entstanden ist. Nicht allzuselten entstehen in den Krypten der Mandeln aus verklebten und zwiebelartig geschichteten Epitelien in Verbindung mit kleinsten Körnchen und namentlich mit Pilzen hanfkorngrosse, weiche, gelbweisse Concretionen, welche einen Hustenreiz veranlassen können und dann als meist übelriechende Klümpchen ausgestossen werden, wie Ad. Stich in der Halleschen Dissert. über den Spinnerhusten 1845 zeigte. Ausserdem entstehen bei älteren Leuten zuweilen durch Verkalkung des eingeschlossenen Sekrets von cylindrischen oder epidermisartigen Zellen bräunliche, harte, rauhe Steinchen von rundlicher oder ovaler Form, schliesslich zuweilen von Hemdknopfform, indem die eine Anschwellung im Hintergrund der Krypte, die andere ausserhalb vor dem Kryptenausgang sich bildete. Im äusseren Gehörgang bilden sich gelegentlich hornharte braune unregelmässige Klumpen und zwiebelartig geschichtete Massen aus verhärtetem Sekret. Vermuthlich niemals ist dabei die Ohrenschmalz-Sekretion eine normale gewesen, sondern mehr oder weniger schleimig-katarrhalisch oder selbst eitrig, wodurch solches Sekret überhaupt erst fähig wird, zu Krusten einzutrocknen. Sehr oft ist das Leiden von alter eingeschlafener Otitis ausgegangen mit bleibender Perforation des Trommelfells.

Nach Cloquet und Jobert können solche Ansammlungen eine sekundäre Erweiterung des Ohrganges und der Trommelhöhle bewirken, mit Usur des Felsenbeins.

Das einfache Herausschaffen solcher Concremente hat nicht wenigen Ohrenärzten grossen Ruf gegeben, verzweifelte Taubheiten zu heilen.

Dem verschiedenen Sitze nach haben diese Steine mannigfaltige Symptome und Folgen. — In der Nasenhöhle bilden sich gelegentlich Steine aus unbekannten Ursachen, vermuthlich immer aus fremden Körpern; so ein Fall von Brandes bei einer 57jährigen Frau, 5 durch Operation entfernte Steine von 210 Gran Gewicht; Römer fand einen 81 Gran schweren Nasenstein. Die Symptome sind bald Schleimfluss, zum Theil mit üblem Geruch, bald lokaler Schmerz oder periodische Migräne u. dgl. Ihre Heilung geschieht durch Entfernung mit der Polypenzange. — Thränensteine als seltne Bildungen entstehen in der Thränendrüse, oder im Thränengang und -Sack, wurden gelegentlich exstirpirt. — Speichelsteine bilden sich aus unbekannten Gründen zum Theil nach fremden Körpern, in den Ausführungsgängen der verschiedenen Speicheldrüsen des Mundes, im *Ductus Stenonianus*, *Whartonianus* und den *Ductus Riviniani*; sie sind meist länglich warzig, bis höchstens zur Grösse einer Mandel oder selbst eines Taubeneies (beim Pferde weit grösser), weiss, geschichtet, hart. Ihre Anwesenheit im Speichelgang hat bedeutende Erweiterung desselben zur Folge, schliesslich stets mehr oder weniger Atrophie der Drüse; durch Operation sind sie stets leicht zu entfernen. Steine des Stenonschen Ganges gelangen leicht, wie Urethrasteine, durch Dekubitus-Verschwärung in das umliegende Zellgewebe. Als Maximum der Grösse sah Bégin einen haselnussgrossen. — Mit den freien Speichelsteinen hat der Weinstein-Niederschlag an den Zähnen keine Verwandtschaft: eine Ablagerung von Kalksalzen aus der alkalischen Mundflüssigkeit in verwesende Schleimtheile mit Speiseresten, Pilzen und Infusorien. — Die erwähnten weichen Kügelchen der Mandeln sind diagnostisch von Interesse zur Unterscheidung von anderweitigem Sputum; die harten Steinchen der Mandeln finden sich nur bei älteren Leuten, werden gelegentlich nach heftigem langen Hustenreiz und Würgen ausgespieen; in seltnen Fällen geben sie zu Eiterung mit Eitersenkung nach dem Halse hin Veranlassung. Von grossem kreidigen Stein der Thymusdrüse eines 11jährigen asthmatischen Kindes führt Voigtel (Path. Anat. 1804. Bd. 1. S. 530.) einen Fall an; zweifelhaft ob nicht Verwechslung mit Lymphdrüsen. — Mamma-Steine sollen bei Thieren häufiger sein. Morgagni beobachtete deren mehrere bei einer Wittwe, so dass sie an einander klapperten. — Pankreassteine kommen als seltne Bildungen bis zu der Grösse einer Haselnuss vor, im Wirsungschen Gang nahe an seiner Ausmündung, z. B. von Baillie. Walsche, in Todds Cyclopaedia Art. Products, bildet aus dem Universitäts-Kollegs-Museum einen ganz mit zahllosen kleinen, bis erbsgrossen Steinen gefüllten *Ductus pancreaticus* ab. Denkbar ist es, dass unter Umständen fremde aus dem Darm eingedrungene Körper zu solchen Steinen Veranlassung geben, da z. B. Gurlt beim Schwein auch völlige Ausstopfung des *Ductus choledochus* mit Sand aus dem Darm beobachtet hat. — Einen unregelmässig warzigen, länglichen, bohnengrossen, zum Theil mit der ebenfalls verkalkten Schleimhaut fest verklebten, harten, weissen Stein fand ich im Wirsungschen Gang einer 50jährigen Frau, welche 4 Jahre lang an Zuckerharnruhr behandelt war; hinter dem ziemlich fest verstopfenden Stein war der Wirsungsche Gang mit allen Aesten auf's Aeusserste erweitert, die eigentliche Drüsensubstanz aber absolut geschwunden (wie bei Hydronephrose) und leer; der Causalnexus zwischen Stein und Zuckerruhr ist hier so aufzufassen, dass seit 4 Jahren ein chronisches Pankreasleiden mit abnormer katarrhalischer Sekretion bestand, in Folge dessen einerseits am Ort selbst Schleimstagnation mit Versteinerung sich bildete, andrerseits in Darm und Leber die Zuckerverdauung gehindert wurde.

Darmsteine.

Der grössere Theil der im Darm von Thieren überhaupt entstehenden Steine oder Enterolithen hat grob mechanische Ursache, namentlich einerseits die Grundlage fremder Körper, andererseits Einhüllung derselben durch mechanische Verfilzungs-Massen, wie Pflanzenfasern, Thierhaare u. dgl. Deshalb sind Darmsteine beim Menschen, welcher durchschnittlich wenig grobe und verfilzbare Massen in den Darm gelangen lässt, selten; häufig dagegen bei Wiederkäuern (Kuh, Ziege, Kameel, Giraffe, Reh u. s. w.) wegen der Gewohnheit, die Haare der Haut bei der Mauserung abzulecken, wo sie dann im Darm zu runden Filzkugeln geballt werden als Aegagropilae, Haarbälle, Gemskugeln bezeichnet; beim Schwein desgleichen Borstenbälle im Magen, z. B. von Amboinesischen wilden Schweinen abgebildet von Rumphius. Amboinsche Raritätenkammer 1740. Taf. 57. — Vom Menschen ist nur etwa ein Fall beobachtet, 1778; ein junges Mädchen in Verdun, mit der Monomanie Haare zu verschlucken, nach dem Tode fand sich Magen und Duodenum mächtig von Haarpolster aufgetrieben. Um fremde Körper entstehen besonders bei Pferden häufig Steinbildungen, z. B. um ein Stück Blei, Ziegelstein, Granit u. dgl., entweder im Magen, sobald die Körper für den Durchgang des Pylorus zu gross waren, oder im Blind- und Dickdarm; die Inkrustation geschieht meist mit einer grauen oder bräunlichgrauen, sehr dichten und spröden, der schönsten Politur fähigen, in äusserst feinen Schichten abgelagerten und zugleich sekundär vortrefflich strahlig krystallisirenden Masse, welche grossentheils aus Phosphaten, zum Theil aus Carbonaten besteht; im Magen erreichen diese Steine die höchste bekannte Grösse von Thier-Steinen, z. B. 14 Pfund, mannskopfgross. (S. Gurlt. Pathol. Anat. der Haussäugethiere. — F. Simon. Mediz. Chemie Bd. 2. S. 566.) Von den ächten Darmsteinen der Thiere sind unter Anderem auch die von Gurlt beobachteten Steinbildungen in den Schleimdrüschen des Duodenum. — Merkwürdig abweichend von sonstigen Darmsteinen sind die ächten orientalischen Bezoare, von einem Persischen Wiederkäuer stammend, indem sie nicht mechanisch durch grobe Futtertheile veranlasst sind, sondern nach Wöhler's Untersuchung aus Gerbsäurestoffen (und Bezoarsäure) hauptsächlich bestehen und demnach durch chemische Verhältnisse aus dem Futter des Thiers entstehen. — Für sehr eigenthümlichen Nutzen bilden sich beim Krebs kurz vor seiner Häutung grosse Magensteine aus kohlensaurem Kalk, damit sie nachher schnell zur Schalen-Erhärtung verbraucht werden; sie zogen besonders im 17. und 18. Jahrhundert die Aufmerksamkeit auf sich und es gab grössere Sammlungen von Krebssteinen. — Nicht zu verwechseln mit eigentlichen Darmsteinen von Thieren sind die durch geologische Versteinerung von Kothballen entstandenen Koprolithen des Ichthyosaurus u. s. w.

Beim Menschen sind zunächst von den eigentlichen Darmsteinen solche auszuscheiden, welche rein fremde Körper des Darms sind, ohne im Darm selbst eine spezifische Steinhülle erhalten zu haben; hieher gehören namentlich die seltenen Fälle von erbsgrossen bis taubeneigrossen Gallensteinen, welche durch den Gallengang oder durch falsche Wege in den Darm gelangt und als Gallensteine leicht an ihrer chemischen Zusammensetzung zu erkennen sind.

Wahre Darmsteine sind solche, deren Substanz ganz oder zum Theil aus dem eigentlichen Darminhalt und namentlich Kothstoffen gebildet ist, und zwar sehr gewöhnlich um irgend einen grösseren fremden Körper als Kern.

Der die Steinbildung veranlassende fremde Körper besteht oft aus einem festen, rauhen und spitzen Körper z. B. ein Pflaumenkern, Kirschkern, Nadel, Nagel, Kieselsteinchen, Holzstückchen, Knochen, Gallenstein; so beobachtete Campbell 1845 einen zehntägigen Ileus, nach welchem ein $3^1/_2$ Unzen schwerer Cholestrinstein mit Kothkruste und Eindrücken der Kolonfalten abging. In seltnen Fällen mögen auch Weichtheile den Kern bilden; namentlich können abnorme Abstossungsprodukte des kranken Darms selbst hieher gehören. Genauere Kenntniss über solches Vorkommen fehlt bei der Seltenheit von Darmsteinen überhaupt und bei dem früheren Mangel mikroskopischer Untersuchung. Dublanc deutete kleine Concretionen aus dem Darm eines Kindes nach Darmentzündung als inkrustirten Faserstoff von entzündlichem Exsudat; ähnliche Steine untersuchte Davy; möglicherweise werden gelegentlich nekrotisirte Stücke von Darmschleimhaut selbst versteinern.

Die Umhüllungs- oder Rindensubstanz der Darmsteine ist stets mehr oder weniger deutlich geschichtet und besteht entweder vorwaltend aus Pflanzen- und Thiergeweben, welche breiartig verklebt oder verfilzt sind, oder vorwaltend aus Erdsalzen, welche nicht mechanischen sondern chemischen Zusammenhang haben; doch auch in letzteren Steinen sind Darmschleim und Speisereste eine wesentliche Beimischung.

Die hieher gehörigen Pflanzen- und Thiergewebe sind bisher mangelhaft mikroskopisch untersucht. Es sind dies unverdauliche Speisetheile, wie sie in jedem Stuhlgang reichlich zu finden sind, Epidermis, Haare, Schalen von Früchten, Holzfaser; unter Umständen hat die so gebildete Masse eine förmlich holzige oder zündschwammartige und filzige Consistenz. — Gewisse Speisereste werden, wie bei den Darmsteinen der Pflanzenfresser, vorzüglich geeignet sein zur Steinbildung durch Verfilzung. Dahin gehören z. B. nach Wollaston die in Schottland endemischen Steine von armen Leuten, welche von Haferbrod leben; er fand fein verfilzte Härchen von Haferkörnern als Hauptmasse, daneben Schleim und Kalkphosphat; ebenso fand Claret 1853 zwei um Pflaumenkerne gebildete Darmsteine bei einer Frau, wobei die Rindensubstanz aus Haferfilz bestand. Die Darmsteine beim Pferde sind zum Theil hievon abhängig. — Einen aus dicht verfilzten Pflanzenfasern bestehenden, dem Hutfilz ähnlichen Stein des Rektums, mit einem Knochenstückchen als Kern, beobachtete Laugier 1828.

In den vorwaltend erdigen Steinen besteht die Hauptmasse aus Phosphaten und Carbonaten, welche sich aus alkalisch gährenden Fäkalstoffen in Schleim und Speiseresten niedergeschlagen und versteinert haben. Diese Salze stammen theils aus den Speisen, theils aus dem Darmsekret. Meist ist ein nicht unbedeutender Antheil von Fett dabei, wenig Cholestrin. — Eigenthümlich aus Arzneistoff scheint unter Englischer Nationalkur die Entstehung zweier erdiger Steine gewesen zu sein, einer von Brande beobachtet, ein andrer den Monro (Morbid anat. of the gullet. 1811.) von Henry erhielt, aus reiner Magnesia mit Schleim bestehend, von Kranken, die sehr viel Magnesia als Arznei verbraucht hatten. Hiemit zu vergleichen ist die eigenthümliche, von Ikin an einem unzenschweren Stein als Umhüllungsmasse eines Kirschkerns bei einem 34jährigen Mann gefundene Substanz, welche ausser Erden vorzüglich aus Rhabarberfarbe bestand. Der von Brugnatelli angeblich beobachtete Abgang vieler aus Uraten bestehender Steine mit dem Stuhlgang muss auf irgend einem Irrthum beruhen.

Ausser den bisher erwähnten Formen von Darmsteinen beim Menschen ist noch der Abgang eigenthümlicher Fettkugeln mit dem Stuhlgang anzuführen. Sie gehören nicht zu den eigentlichen Darmsteinen, indem sie offenbar keinen längeren Aufenthalt im Darm hatten, sondern ziemlich schnell entstehen als Folgen eigenthümlich gestörter Verdauung, wahrscheinlich immer unmittelbar von Speisen abstammend. Man hat sie besonders bei angeblichen Krankheiten des Pankreas und Duodenums beobachtet. Es sind wachsgelbe, derbe oder käseartige und schmierige oder körnig-breiige, rundliche Massen, welche ausser Fetten auch reichlich Eiweissstoffe und einige Salze enthalten, von Erbsen- bis Wallnussgrösse.

Im Allgemeinen sind die Darmsteine spezifisch leicht, locker und zerbrechlich, von brauner Farbe; die Form kuglig oder oval, im Wurmfortsatz auch cylindrisch, gelegentlich ganz unregelmässig, höchst selten (fast nur bei Thieren) in Folge der Reibung an anderen Steinen facettirt; ihre Grösse bis zu der einer Orange, 3½ Zoll Durchmesser, 6½ Unzen schwer, ein Fall von Renton 4 Pfund. Die Struktur zeigt mehr oder weniger deutliche Schichten von ¼ bis 2 Linien Durchmesser, zuweilen abwechselnd mehr filzig-braune und mehr sandig weissliche Schalen, gelegentlich im Stein sandige Erweichungshöhlen und hier und da Ablagerungen grosser Tripelphosphatkrystalle, wie man sie auch als oberflächliche Kruste des Steins findet.

Der Sitz der Darmsteine ist beim Menschen noch nie (wie bei Pferd, Hund, Wiederkäuern) im Magen gefunden worden, ebensowenig im Duodenum. Im Dünndarm findet sich sehr selten ein Stein festliegend und mit mehr oder weniger Ileus längere Zeit eingeklemmt; grosse abgehende Gallensteine können diese Lage erhalten; gelegentlich ist ein solcher Stein als Ursach von Ileus durchzufühlen. Kein Fall ist bekannt, dass sich ein Kothstein gebildet hätte im angebornen Divertikel des Dünndarms oder in den oft zahlreichen erworbenen Divertikeln; diese werden gewöhnlich leer gefunden.

Sehr häufig liegen kleine Concremente im Wurmfortsatz, wie denn Volz darauf als auf häufigste Ursache der Perityphlitis aufmerksam machte und solche Fälle täglich zu beobachten sind. Der Wurmfortsatz hat eine peristaltische und antiperistaltische Bewegung, vermöge deren kleine Speisetheile fortwährend hinein und herausbefördert werden. Wenn irgend ein chronischer Katarrh mit Schleimhautwulstung und halber Muskellähmung diese Bewegung beeinträchtigt, so bleiben einzelne Speisetheile dauernd liegen; gelegentlich sieht man den katarrhalischen Wurmfortsatz perlschnurartig varikös mit Kothknötchen. Die sich festsetzenden Theile sind sehr häufig nur weich-breiige, pillenartig gerundete Klümpchen von Kothmasse ohne gröbere Bestandtheile; solche Klümpchen vertrocknen später, verhärten, versteinern phosphatisch und carbonatisch und wachsen durch neue Schichten etwa bis zum Maximum einer kleinen Kirsche. In anderen Fällen sind einzelne fremde Körper als Kerne zu unterscheiden, Schrot, Pfefferkorn, Birnenkern, sandige Holzmasse aus Birnen u. dgl.; glatte fremde Körper können lange Zeit ohne Inkrustation liegen, z. B. Schrotkörner, wie ich deren einmal 36 zugleich in dem erweiterten Ende des übrigens normalen Wurmfortsatzes eines an Magenkrebs gestorbenen Mannes sah; wenn aber die fremden Körper sich inkrustiren, so werden sie zu wahren Darmsteinen. — Die Folgen der Concremente im Wurmfortsatz treten nur chronisch, nie akut auf; der Druck eines eckigen oder bis zum Maximum vergrösserten Steins kann nach Umständen eine Art Dekubitus der Schleimhaut bewirken, chronische Verschwärung mit allmähliger Verdünnung der Wandung; es entsteht schliesslich gewöhnlich eine örtliche Peritonitis, welche von dem durchbrechenden Darm her eine Verklebung mit der Umgebung bewirkt, so dass keine akute Perforationserscheinungen entstehen; es bildet sich nach Umständen chronische Eitersenkung, seltner *intra peritonaeum*, meist *extra* unter die *Fascia iliaca* als oberflächlicher Psoasabscess mit endlichem Hervortreten und Aufbruch unter dem Poupartschen Bande. Anders ist der Ausgang, akuter, wenn sich im abgesperrten Wurmfortsatz-Stück Eiter- und Schleimsekrete reichlicher ansammeln: dann können diese eine explosiv plötzliche Perforation und Peritonitis bewirken mit plötzlichem Tod aus anscheinend voller Gesundheitskraft. — In den chronischen Fällen mit Eitersenkung kommt gelegentlich der kleine Darmstein oder sein festerer Kern am Schenkel nach aussen zum Vorschein und zur mikroskopischen Diagnose. So beschrieb Wedl (Patholog. Histologie 1853. S. 143.) ein von Ulrich aus einem lufthaltigen Inguinalabscess befreites Steinchen, worin sich mikroskopisch deutlich Pflanzenzellen und Haare fanden und Eier zugleich vom Trichocephalus und vom Spulwurm.

Im Blind- und Dickdarm ist der gewöhnliche Sitz und die primäre Entstehung der eigentlichen grösseren Darmsteine. Die Entstehung wird präformirt begünstigt durch die zahlreichen Taschen des Kolon; dazu muss als nächste Anlage eine örtliche Entzündung mit oder ohne tiefere Entartung, Ulceration, Narbenbildung, besonders Darmstriktur kommen, durch welche ein Theil der Darmwand gelähmt ist, so dass der Inhalt längere Zeit stagnirt. Unter solchen Umständen bildet sich zuweilen eine grössere Zahl von Steinen, wie denn Monro bei einem 12jährigen Knaben 12 Steine, zum Theil 1½ Zoll dick, abgehen sah, in einem anderen Fall 3 Stück im Blinddarm fand. Ihre Grösse wird oft bedeutend, bis 4 Zoll Durchmesser. Dann treten immer deutlichere Symptome hervor: 1) Verstopfung, mit sympathischem Erbrechen von Reizung des Magens, selten

Kothbrechen; die Verstopfung erfolgt theils etwa in Folge primärer Darmstriktur, theils durch sekundären Darmkrampf oder entzündliche Reizung. 2) Oertlicher Schmerz. 3) Die Geschwulst äusserlich fühlbar, lange Jahre hindurch, schmerzhaft. Weitere Folgen sind gelegentlich Verschwärung der Darmschleimhaut durch Dekubitus, welche schliesslich zum Durchbruch und Peritonitis führen kann; immer entsteht oberhalb der durch Stein verlegten Stelle eine meist allgemeine gleichförmige, oft ungeheure Erweiterung des Dickdarms mit Hypertrophie der Muskulatur, selbst analoge Erweiterung des Wurmfortsatzes und Dünndarms. — Zur Heilung ist gelegentlich die Bildung eines künstlichen Afters vorgeschlagen, doch bisher nicht ausgeführt worden.

In den bei Greisen gelegentlich zahlreich vorkommenden, erworbenen, erbsen- bis haselnussgrossen Divertikeln des Kolon und Rektum finden sich in der Regel dunkelbraune, himbeerförmige, breiig-härtliche Kothklümpchen, doch keine wahre, geschichtete Steine.

Im Mastdarm ist der Sitz der Darmsteine ziemlich häufig, gewöhnlich etwa 4 bis 5 Zoll über dem After an der Knickstelle des Darms, da wo normaler Weise der Koth bis zum Stuhlgang stehen zu bleiben pflegt und wo auch Strikturen und Krebsentartungen am häufigsten entstehen. Hier ist die Diagnose durch innere Untersuchung festzustellen, der Stein fühlbar und mit der Zange auszuziehen.

Abgestorbene Endozoen.

Alle im Menschen und in Thieren lebenden Endozoen pflegen zu verkalken, wenn sie nach ihrem etwaigen Absterben nicht ausgestossen, sondern längere Zeit zurückgehalten werden; besonders gilt dies von allen Blasenwürmern. Die Entartung ist selten und wenig mit Fettabsatz verbunden, meist einfach mit primärem Niederschlag von kohlensaurem Kalk. Diesen findet man entweder als harte Versteinerungsmasse innerhalb der Gewebe eines Blasenwurms u. dgl. abgelagert oder in der schleimigen Umhüllung desselben als schlemmkreideartige Masse, welche man z. B. in grossen Echinokokkusbälgen gelegentlich löffelweise sammeln kann.

Beim Menschen findet man in solcher Art verkalkt vorzüglich häufig den Cysticercus in dem Gehirn, den Muskeln, der Leber, dem Zellgewebe; ausserdem Echinokokkus der Leber und andrer Theile; von *Trichina spiralis* der Muskeln findet sich stets ein grosser Theil verkalkt, ebenso von den Eiern der *Billharzia haematobia (Distomum haem.)* in der Harnblasenschleimhaut bei Egyptern. — Alle diese verkalkten Massen zeigen nur unregelmässige Ablagerung feinster Kalkkörnchen ohne Appositionswachsthum, niemals aber einen regelmässig concentrisch geschichteten Bau, gehören demnach nicht zu den geschichteten Concrementen.

Durch andere Stoffe als Kalk kommt Versteinerung von Endozoen sehr selten vor. Man hat nur Spulwürmer und nach weniger genauer Angabe Leberegel in den Gallenwegen durch Gallenstoffe inkrustirt gesehen.

Mikroskopische Concremente der Cysten des Bauchfells.

In dem klaren serösen und namentlich opalisirend trüben oder milchigen Inhalt von neugebildeten, hirsekorn- bis höchstens haselnussgrossen, einzelnen oder gelegentlich traubig gruppirten Cysten des Bauchfells und besonders an den breiten Mutterbändern finden sich sehr gewöhnlich ausser verschiedenen Resten abgestossener Epithelialzellen auch mikroskopische Concretionen eines farblosen, durchsichtigen, gallertweichen Stoffs, vermuthlich Natron-Albuminat. Diese Körperchen sind niemals einfach kuglig, sondern stets wolkig lappig, gelegentlich in Form zierlicher Sterne mit tropfstein- und baumtortenartigen geschichteten Zacken; sie sind 0,002''' und 0,005''' bis 0,03''' gross und grösser, bestehen entweder aus einem wolkenförmig geballten oder breccienartigen Conglomerat einfacher Eiweisskügelchen oder aus sehr zierlich concentrisch geschichteter Eiweissmasse mit knolligen Ausbuchtungen, nach Art der grossen Maulbeersteine der Harnwege, auch unter gleichen ursächlichen Bedingungen der Entwicklung der Maulbeerform.

Lebert's Pathol. Anat. Atlas Taf. 34. bildet solche Amyloide aus „Eierstocks"-Cysten ab. — Ganz ähnliche Körperchen fand ich gelegentlich in dem wasserklaren oder namentlich milchig trüben Inhalt der zahllosen, aus Mutterzellen neu entstehenden Cysten in weichen, röthlichen, akuter wachsenden Bläschen-Polyen der Schleimhaut des Uterus-Fundus. Von gleicher Stelle beschrieb Wedl dergleichen Körperchen von mannigfacher Art, mit schönen Abbildungen (Pathol. Histol. 1853.

S. 499.). Sehr bemerkenswerth sind darunter relativ grosse, plattovale, durchsichtig homogene, ungeschichtete Körperchen, welche einen Bau nach Art der Knochenkörperchen und analogen Pflanzenzellen zeigen, indem von einem sternförmigen Centralraum feinste ästige Kanäle radial zur Oberfläche hinziehen. Wedl hält sie für Colloid-Kugeln mit centrifugaler Gerinnung in Fadenform. Ich habe ähnliche Körperchen nur einmal, 1845 bei noch unzurechnungfähiger mikroskopischer Bildung, in einem kleinen weissen Tuberkel der Pleura bei einem Sträfling gesehen, von 0,02 Linie Durchmesser, durch Salpetersäure violet werdend; ihre Bedeutung ist mir räthselhaft.

Mikroskopische geschichtete Körperchen in der Thymus.

Eine Thymusdrüse findet sich in der Thierreihe nach Simon in London (Froriep's Not. 1845.) überhaupt bei allen mit Lungen athmenden Wirbelthieren, bis zu den beschuppten Amphibien, nach Ecker (Wagner's Wörterb. Bd. 4. 1853.) auch bei den Plagiostomen; fraglich ist es, ob sie sich bei nackten Amphibien und Fischen finde. Dass sie bei den Winterschläfer-Säugethieren bleibend sei, ist nach Ecker falsch.

Wie sie beim Fötus entsteht, ob aus einer primär soliden Anlage oder durch Ausstülpung einer Höhlung, selbstständig oder durch Abschnürung, ist nach den Widersprüchen von Engel, Remak, Simon zweifelhaft und nicht zu entscheiden. Wahrscheinlich gehört die Thymus morphologisch in eine Reihe mit den Anlagen der Lungen und ist gewissermassen ein oberster, rudimentär bleibender Lappen der Lunge, welcher sich keinen gehörigen Ausführungsgang zur Einmündung in den Bronchus schafft.

Ueber eine Funktion der Thymus ist bisher kein Wort zu verlieren. Zunächst würden hiezu genaue chemische Untersuchungen ihres Inhalts nöthig sein; die Untersuchung der hier zu erwähnenden concentrischen Körper ist dabei von Wichtigkeit.

Die ganze Thymus besteht aus zwei seitlichen Hauptlappen; jeder bildet meist ein Ganzes mit einer Höhle, zuweilen aber ist auch jeder Seitenlappen in 2 und 3 Stücke mit je besondrer Höhle geschieden. Jeder Lappen besteht aus zahlreichen Läppchen und Unterläppchen, jedes hohl und seine Höhle nie geschlossen, sondern weit in die unregelmässig sackige Haupthöhle mündend. Jedes Läppchen besteht nach Kölliker's Darstellung aus einer Zellgewebshülle und einem eigenthümlichen, dicken, weisslich breiigen Parenchym, welches grossentheils aus kleinsten runden Elementarzellen mit wenig Zellgewebsfibrillen und mit viel durchziehenden Kapillaren besteht — ein Bau nach Art der Tonsillen und namentlich der Peyerschen Drüsen. Nach innen zu endigt dies Parenchym zur Oberfläche der Höhle ohne *besondere Gränzschicht. Die Höhle selbst* **ist mit denselben** Zellenbildungen gefüllt, woraus das Parenchym besteht, einen milchig weissen, dicken Saft bildend.

Von Elementen des Parenchyms und des Inhalts der Höhle sind folgende zu unterscheiden: 1) Kerne. 2) Vollkommene kleine, runde, klare, feinkörnige Zellen. 3) Dergleichen Zellen mit kleinsten dunklen Fettkörnchen, als Rückbildungs-Symptom. 4) Spezifische Bildungen, woraus concentrische Körperchen entstehen, alle als anorganische Rückbildungsformen des Drüsensekrets zu betrachten; *a*) helle, durchsichtige, homogene Kugeln, nach Ecker fälschlich mit Fett gefüllt, vielmehr aus Gallert bestehend; *b*) einfach geschichtete Körper, von Virchow als Beispiele zu seinem Begriff von „Bruträumen" aufgefasst, indem er hier organische Neubildung annimmt, nicht Rückbildung; *c*) Conglomerate solcher geschichteten Körperchen; beide letztere Formen fälschlich gelegentlich z. B. von Hassall für Mutterzellen erklärt. — Abbildungen dieser Körperchen gaben namentlich Ecker in der 2. Aufl. der Icones physiologicae, Hassall in d. Mikrosk. Anat. Uebs. 1852. Taf. 57. (schlecht), Wedl in s. Pathol. Histol. 1853. S. 287., am ausführlichsten Bruch in Henle und Pfeuffer's Zeitschr. Bd. 9. 1850. Taf. 5.

Mikroskopische Steinchen in Lungencysten.

Eigenthümliche, kleinste Steinchen von kohlensaurem Kalk finden sich in seltnen Fällen in dem Schleim einer alten, geheilten und als Cyste völlig narbig abgesperrten Lungenkaverne. Die unregelmässige, serös glattwandige Höhle ist mit einer Mischung von grauem, weisslichem, grünlichgrauem, orangegelbem, zähem Schleim gefüllt; in ihm finden sich Fettkörnchen, Kalkkörnchen, zahlreiche tonnenförmige Krystalle von kohlensaurem Kalk und namentlich kleinste Concretionen. Diese sind als feiner Sand bis höchstens $^1/_3$ Linie Durchmesser fühlbar, die grössten derselben mit deutlichem Perlglanz (wie die Harnsteinchen aus kohlensaurem Kalk). Mikroskopisch sind sie äusserst zierlich concentrisch geschichtet, aus einer organischen Substanz und kohlensaurem Kalk bestehend.

Es giebt keine Beobachtung, dass derartige wahre freie Steinchen der Lunge eine bemerkenswerthe Grösse erlangen. Niemals daher vermuthlich sind dergleichen als Lungensteinchen im Auswurf beobachtet. Die ausgespieenen Lungensteinchen entstehen vielmehr wahrscheinlich immer aus verkalkten Theilen von Bronchialdrüsen oder Kavernen, welche sich nach geheilter Tuberkulose langsam erst sequestrirten und freimachten, um in die Bronchien zu gelangen.

Geschichtet strahlige mikroskopische Kugeln von kohlensaurem Kalk.

Ausser den zahllosen sonstigen ächten Krystallformen, welche der kohlensaure Kalk in verschiedensten Umständen bietet, kommt derselbe auch in kleinsten geschichteten und meist zugleich strahligen Kugeln oder Linsenkörpern vor, welche offenbar nicht aus reiner ungebundener Krystallisation hervorgehen, sondern vermuthlich aus einer durch organisch schleimige Substanz gehemmten. Diese Bildungen weichen der Grundbedingung nach von den sonstigen thierischen Concretionen insofern ab, als nicht eigentliche Schichtbildung durch gerinnenden Schleim dabei im Spiel ist; doch scheint auch hier die Anwesenheit einer krystallisationswidrigen organischen Substanz nöthig zu sein.

Man fand dergleichen Kugeln an verschiedenen Stellen: 1) im Harn der Pferde und Esel, gelbliche Kugeln, mehr strahlig als geschichtet, abgebildet von Valentin in Wagner's Wörterb. Bd. 1. Taf. 1. Diese Körperchen sollen ausser 86 Prozent kohlensauren Kalks auch etwas Talksalze enthalten. — 2) Im Zahnsäckchen des Menschen; Henle. — 3) In der Schalenhaut der Eidechse und andrer Amphibien; Purkinje. — 4) Im Harn des Kaninchens; Abbildungen s. Funke's Atlas d. physiol. Chemie Taf. 14. 5.; Siegmund in Virchow's Archiv Bd. 4. Taf. 7., wobei eine krystallographische Analyse der verschiedenen Formen, namentlich auch der hantelförmigen Krystalle gegeben wird; vielleicht ist auch oxalsaurer Kalk hiebei betheiligt. — 5) Aus abgedampftem Speichel vom Hund bilden

Robin und Verdeuil die zierlichsten und mannigfaltigsten derartigen Körperchen ab, die wieder nierenförmig, traubig, maulbeerartig und anderweitig verkleben und unter Umständen ein Mosaik-Täfelwerk vieleckiger Plättchen darstellen, wie Pflanzenparenchym und wie die Kalkkörper in dem braunen Hornüberzug der Muscheln u. dgl. — 6) In Gallensteinen habe ich solche Kalkkörper mehrfach beobachtet.

Geschichtete Verdickungen um Elementar-Zellen.

Normaler Weise in jedem älteren Knorpel-Gewebe, krankhafter Weise nicht selten in Gallertkrebs und milchigem Krebs finden sich einfache Zellen mit Kern und Nucleolus, welche von 2 bis 6 und mehr concentrischen Schichten einer strukturlosen Substanz umgeben sind.

Im Knorpel hat die ganze fertig vorzufindende, meistens homogen strukturlose Interzellularsubstanz der physiologischen Entstehung nach die Bedeutung einer extrazellularen Exkretion, insofern sie aus Blutstoff nur durch Thätigkeit der Knorpel-Zellen gebildet ward. Dieselbe Bedeutung haben auch die concentrischen Verdickungsschichten der Knorpel-Zellen, welche nach Bildung einer schon festen Interzellularsubstanz nachträglich durch neue extrazellulare Exkretion zwischen jeder Zelle und ihrer Knorpel-Höhle in der alten Interzellularmasse entstehen; Zelle mit Verdickungsschichten zusammen ist als Knorpel-Körperchen zu bezeichnen, viele Knorpelkörperchen in einer Höhle ein Knorpel-Nest. Alle Verdickungsschichten gehören nicht zur Zelle selbst, liegen ausser ihr, gerade wie die Holz-Verdickungsschichten des Pflanzenparenchyms. Bei der Verknöcherung bleibt die Knorpel-Zelle selbst als „Knochenkörperchen" bestehend und lebend mit dauerndem Zellen-Stoffwechsel, während die Verdickungsschichten ganz verkalken.

Ganz ähnliche Verdickungsschichten bilden sich gelegentlich an frei in milchigem oder gallertartigem Safte schwimmenden Krebszellen, fast immer mit anderen Zellen, welche ähnlichen Gallertstoff in Kugel- und Tropfenform innerlich eingeschlossen enthalten, wie Körnchenzellen und Fettzellen das Fett (so im Krebs des Uterus, der Leber, des Magens u. s. w.). Die Verdickungsmasse besteht aus einer strukturlosen Gallert, gelegentlich bilden sich viele Schichten um einander. Das Ganze ist das Produkt einer längere Zeit fortdauernden chemischen Thätigkeit der Zellen, wodurch ein vielleicht aus eigenthümlichem Albuminat bestehender Gallertstoff in der Zelle bereitet und ausserhalb derselben als Exkret niedergeschlagen wird.

Diese concentrisch verdickten Zellen gehören alle nicht zu den anorganischen Concrementen, vielmehr zu den noch belebten, organischen Zellen-Neubildungen.

Gulliver-Hassall'sche mikroskopische Körperchen des Bluts.

Nach der Angabe von Hassall (Mikr. Anatomie. Uebers. 1852. Bd. 1. S. 46. Taf. 4.) beschrieb zuerst Gulliver in der Uebersetzung von Gerber's Allg. Anat. eigenthümliche Körperchen, welche er oft im Blutkuchen von Mensch und Thier nach Aderlass oder in der Leiche fand und gut abbildete; sie liegen nicht im ganzen Gerinnsel gleichmässig zerstreut, sondern in Gruppen. Gulliver nennt sie „organische Keime, primäre oder kernhaltige Zellen"; der „Kern" beträgt $^1/_4$ bis $^1/_5$ des Ganzen, hat unregelmässige Form, die Hülle besteht aus mehreren concentrischen Schichten.

Hassall bezeichnet dieselben Körperchen als parasitische Thierchen; er bildet sie ab „aus einem 24 Stunden nach dem Tode entnommenen Polypen (!) aus dem Herzen eines alten Mannes." Sie sind nach ihm 3 bis 4 mal grösser als Blutkörperchen, bestehen aus vielen Schichten; ihre Auffindung wird erleichtert durch Säuren und namentlich Schwefelsäure.

Freie Faserstoffgerinnsel und Steine im Gefässsystem.

Alle Concremente im Gefässsystem, mit Inbegriff der Steine, gehen von Faserstoffgerinnung aus.

Die Faserstoffgerinnung überhaupt ist der erste Akt einer Gährung oder Zersetzung des Bluts oder andrer analoger Flüssigkeiten. Es bildet sich in dieser Zersetzung eine Säure, welche einen Theil der zur Lösung des Fibrins nöthigen Alkalien bindet und dem Fibrin entzieht, so dass jetzt dasselbe in eine unlösliche Verbindung übergeht.

Diese Zersetzung fibrinhaltiger Lösungen kommt im lebenden Körper spontan unter zweierlei Bedingungen zu Stande, durch Entzündung der Nachbargewebe oder durch mechanische Stockung der Flüssigkeit; künstlich ist Gerinnung noch auf eine dritte Art zu bewirken, durch Anwendung von Galvanismus auf Aneurysmen u. dgl. Bei allen Gerinnungen im Gefässsystem ist eine jener beiden Bedingungen thätig, entweder die Gefässwand entzündet und dann das Gerinnsel als ein plastisches Exsudat zu bezeichnen, oder mechanisch stockendes Blut wird zum Gerinnsel.

[Entzündungs-Gerinnsel.] Entzündliche Faserstoffgerinnungen kommen im Gefässsystem nicht häufig vor. Am häufigsten finden sie sich bei Endokarditis als freie Exsudate auf der Oberfläche der Vorhofklappen und der Semilunarklappen. Ausserdem kommen Faserstoff-Pseudomembranen bestimmt bei *Arteritis Aortae* im Anfangsstück der Aorta vor, gelegentlich als zarter Anflug oder auch stärkere Masse in anderen Arterien

z. B. in Folge von Achselbubo in der Achselarterie, bei Halsoperationen in der *Carotis communis.* In Venen sind solche Gerinnsel wegen der zahlreichen Komplikationen der Entzündung nicht zu beobachten. — Alle entzündliche Faserstoffgerinnsel haften von vorn herein vermöge ihrer Entstehungsart der sie erzeugenden Gefässwand so innig an, dass sie in der Regel auch vereinigt bleiben und später durch Gefässorganisation und Zellgewebsbildung ganz mit ihr verwachsen; in dieser Hinsicht gehören solche Gerinnsel durchaus nicht zu den freien Concretionen, sondern zu Pseudomembranen; doch werden gelegentlich von endokarditischen Gerinnseln beträchliche Theile losgerissen und in den Kreislauf getrieben; auch diese bleiben jedoch nie frei, sondern keilen sich fest und verschrumpfen, sie vergrössern sich nie concentrisch mit Schichten, sind also ganz von der Betrachtung der geschichteten Steinbildungen auszuschliessen.

[Stockungs-Gerinnsel.] Die rein mechanisch durch Stockung entstehenden Gerinnsel hängen den Gefässwänden von vorn herein nur lose an und verwachsen nicht leicht mit denselben durch spätere Gefässorganisation; sie sind entweder ziemlich homogen ohne Schichtung oder haben ein concentrisch geschichtetes appositionelles Wachsthum mit sekundärer centraler Umwandlung oder Entartung. Besonders die letzteren Massen stehen demnach in den Hauptverhältnissen allen sonstigen freien Concrementen des Körpers gleich; graduell unterscheidend ist der Umstand, dass die Gefäss-Concretionen wenig Anlage zu Versteinerung haben, indem nur bei den Venensteinen diese völlig erreicht wird. Die Venensteine stellen gewissermassen das Ideal der normalen Entwicklung aller Gefäss-Concretionen dar — während andererseits manche derselben durchaus den Charakter freier Körper verlieren, indem sie unter Zellgewebs-Organisation mit den Gefässwänden sekundär verwachsen.

Bei normaler Blutschnelligkeit ist selbst der feinen Adhäsionsschicht, welche jede Blutwandung hat, eine zu steter Erneuerung hinreichende und die Gerinnungs-Zersetzung hindernde Bewegung mitgetheilt. Bei verlangsamtem Blutlauf aber und namentlich wenn gleichzeitig die Gefässwand ihre Contractilität verloren hat, kommt die Adhäsionsschicht zum vollen Stillstand und es tritt hier Gerinnung ein, allmählig mit immer neuer Adhäsionsschicht concentrisch fortschreitend und grössere Concremente hervorrufend. Schneller entsteht Gerinnung bei völlig unterbrochenem Kreislauf. Alle Stockungs-Gerinnsel entstehen demnach entweder bei total aufgehobenem Blutstrom durch plötzlich massig verstopfende und ungeschichtete, homogen massive Pfröpfe oder bei allmählig verlangsamtem Blutstrom durch Bildung wandständiger geschichteter Gerinnungen.

Ueberall im Gefässsystem entstehen diese Concremente da, wo das Blut sich nicht schnell genug erneuert, sondern stockt, entweder weil ein erweitertes Herz (mit oder ohne Entartung) nie bei der Systole alles Blut austreibt, oder weil ein Arterien-Aneurysma oder Varicen, Hämorrhoiden u. dgl. den Blutstrom lokal hemmen, Unterbindung oder Compression die Gefässe unwegsam macht, oder weil eine grosse Vene mit starren Wänden sich einem verminderten Blutlauf gemäss nicht entsprechend verengt.

[Wachsthum.] Das Wachsthum sowohl der Entzündungs- als der Stockungs-Gerinnsel hängt grossentheils ab von der Verlangsamung des Blutlaufs in der Adhäsionsschicht der zuerst gebildeten Kernmasse. Jeder in das strömende Blut hineinragende, die Gefässwand unbeweglicher und steifer oder rauh machende oder das Lumen verengende feste Körper bewirkt die Bildung einer trägeren Adhäsionsschicht, welche gerinnt. Je langsamer die ganze Blutströmung, desto leichter und schneller entsteht Gerinnsel, daher die grösste Anlage in Venen und lahmen Herzohren, die geringste in Arterien, viel Anlage in allen Erweiterungen von Gefässen. Ein in das Herz oder eine Vene hervorragender Krebspolyp, eine abgeblätterte Scherbe atheromatöser Arterienhaut, ein eingezogener Faden, eine Bleikugel im Herzen umgeben sich mit einer Schicht Faserstoffgerinnsel. Ein schon vorhandenes Fibrincoagulum wirkt ausserdem dynamisch-chemisch (katalytisch) ansteckend auf neue Gerinnung.

In dieser Art wachsen alle entzündlichen oder anderen Gerinnsel in Herz und Gefässen. Der meist im Ganzen auf einmal bis zum nächsten Collateralast hin entstandene Thrombus einer Arterie wächst meistens nicht weiter. Aber aus einem *Aneurysma truncus anonymi* u. dgl. setzt sich das Wachsthum eines Gerinnsels gelegentlich weithin bis zur Verstopfung der linken Karotis oder Aorta fort; es bewirkt in Aneurysmen gelegentlich gänzlichen Verschluss, bei Atherom und Aneurysma die Verstopfung einer Karotis oder Iliaka oder Poplitea, der ganzen Bauchaorta mit Brand der Beine u. s. w. — Sehr gewöhnlich setzen sich die primären Gerinnsel-Pfröpfe der Venen weithin durch Wachsthum fort, wie dies besonders Virchow verfolgte. Primär z. B. gerann nach Amputation der Tibia das Blut in deren Ernährungsvene, sekundär in den *Vv. tibiales posticae,* ragt endlich als polypenartiger Knopf in die *V. poplitea,* geht in die ganze Schenkelvene hinauf. Die Gerinnsel der Uterusvenen im Wochenbett setzen sich durch die *Vv. hypogastricae* in die *Vv. iliacae internae* und bis zur unteren Hohlvene fort, bis in die Nierenvenen. Gerinnsel aus den Nierenvenen bei Nierenmarkschwamm treten in die *V. cava,* Gerinnsel der *Sinus durae matris* in die *V. jugularis* bis zur Einmündung der Zungenvene.

[Oertliche Wirkung.] Die örtliche Einwirkung solcher Gerinnsel auf die Gefässwandungen, wo sie entstanden, ist oft sehr unbedeutend; hierin kommen die Blutgefäss-Concretionen mit anderen Concrementen, z. B. Gallen- und Nierensteinen nothwendig überein, weil es zum Begriff der geschichteten Concremente gehört, dass sie langsam ohne viel örtliche Störung entstehen. Der Thrombus in durchschnittenen Arterien pflegt nach langer Zeit durch Gefässorganisation mit der Wand zu verwachsen; dasselbe geschieht häufig mit den eingeschwemmten Gerinnseln der Lungenarterien; ebenso bei Thromben der *A. crural., A. mesaraica sup.* oder *infer.,* wenn der Hexenschuss mit Bildung eines vollkommnen Collateralkreislaufs heilte, wie in den von Tiedemann (Verengung der Pulsadern 1843.) trefflich abgebildeten Fällen. Die Aneurysmen-Gerinnsel haben keine Einwirkung auf die Wand. Herzgerinnsel bewirken zuweilen eine leichte örtliche Myokarditis. Venengerinnsel setzen sich nicht allzu selten später in Zellgewebsverwachsung mit der Wandung fort, mit oder ohne Beengung und Verschliessung der Vene; in anderen Fällen entsteht chronische schwartige oder akute eitrige Phlebitis.

[Allgemeinwirkung auf den Körper. Thrombose.] Sobald die Blut-Concremente von ihrer Bildungsstätte aus anderwärts gelangen, so rufen sie, wie unter gleichen Verhältnissen der Einklemmung die Harn- und Gallensteine u. dgl., oft sehr gefährliche Folgen hervor, welche man als Krankheitsbild unter dem Begriff Thrombose zusammenfassen kann.

Sowohl entzündlich als auch durch Stockung gebildete Gerinnsel gelangen partiell oder ganz durch Ablösung und Abreissung in den Blutstrom und werden dann so weit fortgeschwemmt, bis sie irgendwo eingeklemmt bleiben; hier entsteht nicht selten totale Verstopfung von Lungen- und Körper-Arterien, in Folge davon bei mangelndem Ersatz durch Collateralkreislauf entsteht Blutgerinnung und brandiges Absterben des betreffenden Arteriengebiets. Diese Entartungen sind bald klar als Brand, bald unklar als rheumatische Entzündungen, kapillare Arteritis oder Phlebitis, hämoptoischer und keilförmiger Infarkt, rothe und weisse Gehirnerweichung, metastatische Ablagerungen, Hexenschuss bezeichnet worden. Virchow hatte zuerst das Verdienst, den Causalnexus der Gerinnsel, welche er als Emboli bezeichnet, mit den Parenchym-Entartungen klar zu machen; vor ihm hatten gelegentlich Andere, z. B. der Belgier Francois, sich zufällig der Entdeckung des Zusammenhangs genähert, doch ohne es zu benutzen zu verstehen.

Das Zerstreuungsgebiet der frei gewordenen Gerinnsel ist verschieden je nach ihrem verschiedenen Entstehungsort im Stromgebiet des grossen, kleinen oder Pfortader-Kreislaufs. In allen drei Gebieten werden die Concretionen zunächst entweder aus einem kleineren Gefäss centripetal in die Haupterweiterung dieses Systems geführt oder sie treten im weiten Theil von vorn herein zuerst auf; von da aus werden sie mit centrifugaler Strömung vom Herzen in die Arterien getrieben. — Die Verbreitungsverhältnisse dieser Faserstoffgerinnsel sind völlig gleich mit denen von Eiter, welcher in Blutgefässen gebildet oder durch Perforation in dieselben eingedrungen war.

Das absolut grösste Zerstreuungsgebiet haben fremde Körper, welche in die *Vena umbilicalis* des Fötus oder Neugebornen gelangten; durch die Pfortaderverzweigungen verbreiten sie sich über die Leber, durch den *Ductus Arantii* in den rechten Vorhof, von hier theils rückwärts in die Lebervenen, theils vorwärts durch den Ventrikel in die *Art. pulmonalis* und Lunge, durch das *Foramen ovale* und *Ductus Botalli* in die Aorta und den ganzen grossen Kreislauf, durch ihn wieder unter Anderem in Leber und Lunge. — Für dieses Gebiet kommen reine Stockungs-Blutgerinnsel nicht in Betracht, sondern nur Eiterbildungen aus Nabelvenen-Entzündung.

In den grossen und kleinen Kreislauf zugleich mit Ausschluss der Pfortader können sich bei offnem *Foramen ovale* oder *Ductus Botalli* in Kindern und Erwachsenen Faserstoffgerinnsel verbreiten, welche aus Lungen- oder Körpervenen oder dem Herzen selbst zugleich in Aorta und Pulmonalis gelangten.

Bei verschlossenem *Foramen ovale* gelangen fremde Körper durch Embolie in den grossen Kreislauf allein vom linken Herzen oder den Lungenvenen aus; in den kleinen Kreislauf und in die Lebervenen zugleich aus dem rechten Vorhof und der *V. cava sup.* und *infer.*; in den Lungenkreislauf allein aus der rechten Kammer; in die Pfortaderäste allein aus den Unterleibsvenen.

Die verschiedenen einzelnen Organe des Körpers stehen sich hiernach durchaus nicht gleich in der Anlage zur Aufnahme metastatischer Blut-Concremente. — Die Leber wird in dreierlei Richtungen metastatische Körper aufnehmen können, aus der Leberarterie, aus den Lebervenen und aus der Pfortader. Die venöse Blutströmung ist in der Leber, abweichend von allen anderen Stellen, nicht continuirlich in einer Richtung regulirt, sondern wechselnd mit den Schlägen des Zwerchfells. Dies hängt davon ab, dass der in der Pfortader noch wirksame Rest von Herzdruck ebensowenig hinreicht, das Blut rechtläufig nach dem Herzen hin durch die Leberverzweigung zu treiben, als es dem Druck der *V. cava inferior* etwa möglich ist, das Blut aus der Lebervene rückläufig durch die Leber zu treiben. Nur Hülfskräfte vermögen den Leberkreislauf zu verwirklichen und zwar zieht die Saugkraft des Thorax bei der Inspiration das Blut durch die ganze Leber bis aus der Pfortader hervor, und die Druckkraft des rechten Vorhofs treibt während der Ausathmung das Blut in entgegengesetzter Richtung mit starker Kraft. Somit bilden sich venöse rechtläufige Embolieen aus der Pfortader, rückläufige aus der Lebervene. — Die relative Häufigkeit der dreierlei Metastasen steht vorzüglich im Verhältniss zum Stromreichthum der drei Quellen. *Arterielle Embolieen sind nie beobachtet*; *häufig* Pfortader-Metastasen nach Ruhr, Darmgeschwür, Eiterung von Lymphdrüsen und Milz, Magenkrebs, Echinikokkus, Nabelphlebitis; ebenso häufig etwa kommen die Metastasen durch die Lebervene vor, nach Eiterungen und Venenpfröpfen der Beine, auch der Arme, des Kopfs. — Für alle Embolieen kommen reine, nur mechanisch verstopfende und nicht chemisch reizende Faserstoffmassen in der Leber symptomatisch nicht in Betracht; denn eben weil drei Blutquellen sich hier treffen, so kann niemals volle Blutstockung und Nekrose (und „Infarkt") erfolgen, wenn auch ein Blutzugang verstopft ist; daher geht dies spurlos vorüber. Dagegen ist die Leber für weitere Erkrankung nach Eiter-Injection sehr empfänglich, daher hier leicht metastatische Abscesse entstehen.

In zweierlei Richtung könnte die Lunge embolisch metastatisch getroffen werden; doch ist es durch die Bronchialarterien nie beobachtet. Häufig entstehen Verstopfungen der Lungenarterie, hämoptoische Infarkte, eintrocknende Sequester oder feuchter Brand, Abscesse, selten auch auf gleichem Wege übertragene Krebsknoten. — Auch die Milz könnte denkbarer Weise in zwei Richtungen Pfröpfe erhalten; beobachtet sind nur solche aus der Arterie, häufig; in die Vene könnten während der beim Ausathmen entstehenden Stauung des Leberbluts aus dem Pfortadersystem Gerinnsel eingeschwemmt werden, da die Milz der erektilen Ausdehnung fähig ist.

Der ganze übrige Körper kann nur aus einer Quelle mit fremden Körpern versehen werden, durch die Arterien. Ausser den Faserstoffgerinnseln werden hier auch Endozoen, Pigmentkörner, Kalkscherben gelegentlich verbreitet.

Die relative Häufigkeit der Embolie an bestimmten **Lieblingssitzen** hängt bei den hämotozoischen Endozoen z. Th. von willkürlicher Wahl ab — z. B. des *Coenurus* Sitz im Gehirn, der *Trichina spiralis* in varikösen Muskeln, *Cysticercus* besonders in Muskeln, Gehirn und serösen Häuten — bei allen sonstigen Körpern vom gesetzlichen **Zufall** der Wahrscheinlichkeitsrechnung.

Die frei schwimmenden Blutconcremente keilen sich besonders an Theilungsstellen der Gefässe oder am Abgang grösserer Aeste ein, je nach dem Kaliber in grossen oder kleinen Gefässen. Zweierlei Umstände bedingen die Bevorzugung einzelner Arterien mit Metastasen, der Winkel und das Blutbedürfniss, womit sie vom Hauptstamm abgingen. Je **gerader** die Blutrichtung, je **spitzer der Abgangswinkel** eines Asts vom Stamm ist, desto leichter wird ein Faserstoffpfropf in den Ast gehen; aus diesem Grunde gehen Pfröpfe der *Carotis cerebralis* vorzüglich in die *Art. fossae Sylvii*, aus der *Aorta abdom.* in die **linke** *Art. iliaca communis* und *cruralis* (**Virchow**), aus dem Aortenbogen häufiger in die **linke** Karotis, als in die rechte (**Rühle**). — Am wenigsten sind den Einkeilungen alle atrophischen und geringe Regeneration zeigenden Organe ausgesetzt, Nebenniere, Thymus, alte Genitalien, nächstdem wenig das allgemeine Zellgewebe, die Knochen. Das sehr blutreiche Gehirn wird nicht leicht bei aufrechter Stellung betroffen wegen der Schwere der Pfröpfe, wohl aber im Bett; sehr häufig erhalten die Nieren Pfröpfe, wegen ihres Blutreichthums, der abschüssigen Lage und der günstigen Abgangsstelle ihrer Arterien. — Je intensiver ferner die Blutströmung und das **Blutbedürfniss momentan in den verschiedenen Arterienästen** war, **desto häufiger erhalten sie metastatische Ablagerungen**; oder umgekehrt, je häufiger die **Beobachtungen** Metastasen verschiedener Stellen zeigen, ein desto intensiverer Blutwechsel ist an diesen Stellen zu **vermuthen**. Wiederholte Experimente könnten auf dieser Basis zu einer nach Wahrscheinlichkeitsrechnung genauen Statistik des Blutreichthums und Blutwechsels der einzelnen grösseren und kleineren Theile des Körpers führen. Die Vertheilung des arteriellen Kreislaufs ist nach

Zahlen zu bestimmen, je nachdem man von einem Gewicht Quecksilber, welches in verschiedenen Thieren verbraucht wurde, die einzelnen in Muskeln, Knochen, Gehirn, Leber, Niere wiedergefundenen, zerstreuten Gewichtstheile vergleicht. Das Quecksilber vertheilt sich ausserordentlich fein in alle Organe und ist in den zartesten Gefässen der Arachnoidea und des Gehirns, der Lunge, Leber, der Muskeln als Silberfädchen wiederzuerkennen, daher für die Versuche brauchbar.

Von der Qualität und Quantität des primären Faserstoff-Concrements hängt es ab, ob viel oder wenig, grobe oder feinzertheilte Stücke sich an den verschiedenen Körperstellen einkeilen. Andere mechanische Mengungen mit kreisendem Blut, wie Luft, Endozoenkeime, Kleister, Quecksilber, oder Käse und dicker Eiter können sich in feinste Kapillaren vertheilen, gelangen so namentlich aus der Aorta an unzählige Stellen. Der Nachweis des Causalnexus zwischen der Bildungsstätte und der sekundären Ablagerung ist für grosse Faserstoff-Concremente meist nicht schwer, indem sich an beiden Stellen die Masse leicht in den Blutgefässen finden lässt. Bei irgend grösseren Abscessen oder keilförmigen Infarkten der Lunge, der Muskeln, Leber u. s. w. lassen sich ohne Ausnahme verstopfende eingeschwemmte Gerinnsel nachweisen, was mit Unrecht Bochdalek u. A. leugneten. Für kleine Gerinnsel ist der Nachweis nicht an jeder einzelnen sekundären Stelle streng durchzuführen. Wenn durch Verstopfungen kleinster Arterien flohstichgrosse oder linsengrosse rothe Flecke der Cutis, der Arachnoidea, der Darmschleimhaut u. s. w. entstanden sind, so lassen sich die wesentlich betroffenen Arterien nicht mit blossem Auge mit der Scheere verfolgen, sondern nur auf feinen Durchschnitten, welche oft unzuverlässig sind, mit dem Mikroskop. Dennoch ist man leicht versucht zu glauben, dass das kleine verstopfte Gefäss inmitten des hämoptoischen Infarkts oder metastatischen Abscesses ohne Bedeutung für die Entstehung desselben sei. Wenn man eine Leber oder eine Lunge mit metastatischen Herden nach der beliebten Methode oberflächlicher Untersucher gleich einem Käse durchschneidet, so erscheinen die Herde ordnungslos und die Uebersicht verliert allen Halt. Sieht man aber bei Verfolgung der Lebervene, oder in anderen Fällen der Pfortader, dass zu jedem der zahlreichen Eiterheerde ein mit Gerinnsel verstopftes, grösseres oder kleineres Gefäss führt, zu den gesunden Stellen aber nicht, so dass alle die Abscesse an den Gefässen hängen, wie Beeren an den Zweigen, so erkennt man die gemeinschaftliche Ursache im Stamm des Gefässes. — Weiterhin bleibt es in seltnem Fall unentschieden, ob Arterienpfröpfe primär oder sekundär seien, wenn an gleicher Stelle zugleich Pfröpfe in den Venen sind, in der Leber zugleich in Leber- und Pfortadervenen; Quecksilber-Injektionen an lebenden Thieren allein beweisen, dass die Venenpfröpfe sekundär nach Arterienpfröpfen entstehen. — Eine fernere Schwierigkeit besteht oft in bestimmter Auffindung der ersten Bildungsstätte des Gerinnsels, in der Entscheidung, ob nicht der Pfropf idiopathisch an demselben Ort gebildet sei, wo er gefunden wird. Die bei akuter oder chronischer Nephritis und Splenitis u. A. in diesen Organen zu findenden und am Ort entstandenen Venengerinnsel sind an sich nicht von eingekeilten zu unterscheiden, nur die Nebenverhältnisse zeigen hier die metastatischen Beziehungen. Aufmerksame Ausdauer findet bei frischen Fällen von Embolie sicher die Bildungsstätte der Gerinnsel, in Endocarditis, oder Entzündung oder Vereiterung einer Arterie oder Vene der Weichgebilde oder des Knochens, bei Amputationen, in Geschwüren, Dekubitus, Caries, spontanen Gerinnungen der Venen des schwangeren oder entbundenen Uterus, Gerinnungen der *Sinus durae matris*, der *V. cruralis* am Schenkelring bei bettlägrigen Personen, in kugeligen Gerinnseln des Herzens, Aneurysmengerinnungen, atheromatösen Entartungen.

[Folgen der Einklemmung von Pfröpfen. — Abscess. Brand.] Der Erfolg der in Arterien eingekeilten Fibrinconcremente hängt zunächst davon ab, ob sie nur mechanisch verstopfend oder zugleich chemisch jauchig reizend wirken. Im letzteren Fall, welcher (abgesehen von eitriger Phlebitis) vorzüglich nur durch erweichte Gerinnsel aus Körpervenen in den Lungenarterien oder Lebervenen erfolgt, wird das Gebiet einer kleinen Arterie mit verwesender Injektionsmasse halbfest gefüllt und es entsteht hiedurch keine vollkommene Blutstockung, daher keine Nekrose oder rother Infarkt, aber es bildet sich Entzündung und Abscedirung des betreffenden Parenchyms, metastatische oder „sekundäre" Lungen- und Leber-Abscesse.

Wo der Pfropf nur mechanisch wirkt, kommt es darauf an, ob er vollkommen die Arterie verstopft und ob zugleich kein Collateralkreislauf für das betroffene Parenchym sich bildet, oder ob ein Kreislauf hier bleibt. Im letzteren Fall hat er keinen wesentlichen Nachtheil, verklebt einseitig fest mit der Wandung und lässt Blut vorbei, verschrumpft immer mehr, organisirt sich zu dünnem Zellgewebsrest. Bei völlig obturirenden Pfröpfen kleiner Arterien wird der Kreislauf sehr oft collateral ausgeglichen; namentlich deshalb entstehen fast niemals weitere Entartungen nach Arterienpfröpfen (oder Quecksilberinjection) in losem Zellgewebe, in Muskeln, zum Theil in Knochen. Dem Collateralkreislauf ungünstig aber sind theils das Gehirn, theils die mit einem Gefässhilus und radial dichotomischer Blutströmung versehenen Drüsen Lunge, Milz, Niere. Hier bilden sich daher leicht Entartungen, theils mitten im Parenchym, theils namentlich nach der Peripherie hin und zwar meist als keilförmige Nekrosen oder Infarkte. Dies hängt zum Theil davon ab, dass an der Peripherie der Blutwechsel stärker ist, namentlich in der Lunge beim Athmen, namentlich aber davon, dass im Parenchym leichter Collateralkreislauf sich herstellt. Keilförmig wird dann die Entartung deshalb, weil von der dichotomischen Arterienverästelung ein solcher Raum beherrscht wird. In kleinen Arterien der Darmschleimhaut bilden sich volle Verstopfungen mit Blutstockung selten; Verstopfung des Stammes der *Art. mesaraica superior* führt nur dann zu Nekrose, wenn zugleich oder schon früher die *inferior* verstopft war.

Bei völliger Aufhebung des Kreislaufs durch den Pfropf entsteht immer Brand, Nekrose des betreffenden Gebiets. Dieser Brand ist als solcher richtig bezeichnet und aufgefasst, wo er an grossen Körpertheilen äusserlich zu Tage trat, namentlich z. B. bei totalem Brand des Schenkels nach Arterienpfropf (fälschlich Arteritis). In allen inneren Organen hat die Entartung das Unglück gehabt, in der wunderlichsten Weise verkannt und mit unpassenden Namen belegt zu werden, theils aus Unkenntniss, theils weil Schwächlinge sich vor starken klaren Begriffen und Worten scheuen, lieber unklare euphemistische Umschreibungen wählen, um mit mystischem Wort die Unkenntniss zu decken. Im hämoptoischen Infarkt der Lunge ward von Laennec die Blutextravasation als das Wesentliche betrachtet, obgleich sie nur Folge des nekrotischen Absterbens ist, wie Bluterguss unter die Epidermis am brandigen Fuss; der rothe Infarkt ist trockner Brand, später häufig trocken verschrumpfend und heilend, zuweilen feucht verjauchend und sich sequestrirend. Unsinniger noch war für diese Entartung Cruveilhier's Wort Kapillar-Phlebitis. — Die rothen Infarkte der Milz und Niere sind ebenso Nekrosen; bei der Niere hatte dies Rayer als rheumatische Entzündung bezeichnet, passend nur insofern als es oft von Endokarditis abhängt; hier tritt der analoge Fall ein, wie in der Lunge, dass mehr oder weniger reichlicher Bluterguss in die Harnkanälchen abgeht. — Im Gehirn hat die Nekrose den Namen der Erweichung erhalten, eine oberflächliche anspruchslose Bezeichnung, die bei nachlässiger Untersuchung ganz in der Ordnung war; dass ein Durand-Fardel in einem dicken Buch Hunderte von Beobachtungen weitläufig beschreiben konnte, ohne jemals das Wesentliche im Entferntesten zu ahnen, ist eine nur dem Franzosen zu verzeihende Eitelkeit und Kühnheit.

[Symptome.] Die erste Entstehung der Faserstoffconcremente geschieht im Herzen, den Arterien und Venen Anfangs meist ebenso spurlos ohne örtliche Symptome als bei Gallen- und Harn-Concretionen u. dgl. Wenn die Venen-Gerinnsel vollkommen obturirend werden, so sind bei chronischem Verlauf die Symptome oft unbedeutend, leichte Schwere und Schmerzhaftigkeit im Bein, am Kopf Schwindel und Eingenommensein, dazu namentlich Oedem; den subjektiven Symptomen nach kann das Leiden ganz übersehen werden, namentlich bei Bettlägrigen, wenn nicht die allmählige, und zwar einseitige, Wassersucht des Beins u. dgl. bemerkt wird. Bei akutem Verschluss durch Gerinnsel dagegen, wo die Zweckmässigkeit des Organismus nicht durch Regulirung eines Seitenkreislaufs Vorkehrungen gegen den Venenverschluss treffen konnte, entstehen starke Symptome, im Bein Cyanose, heftigste Schmerzen, überhaupt das Bild der *Phlegmasia alba dolens*, im Kopf Gehirndruck, Lähmung, Delirien u. s. w. — Im Herzen giebt es niemals deutliche Symptome der Entstehung von Fibrinbällen, ebenso wie sehr häufig endokarditisch-entzündliche Faserstoffbildungen der Klappen spurlos ohne Symptome entstehen; um so räthselhafter und unerwarteter treten dann etwa die durch Uebergang der Concremente in den Kreislauf bedingten Symptome auf.

Die Einkeilung von Pfröpfen an sekundären Stellen giebt sich von vorn herein durch gar keine Symptome kund, wenn der Verschluss nicht suffizient, oder das verstopfte Gefäss unwichtig ist. Ebenso zeigt kein Symptom sich an bei allen Einkeilungen in der überhaupt wenig fühlenden Lunge, auch wenn sie völlige Obturation und Abscesse oder Nekrosen zur Folge haben; dasselbe gilt von der Leber. Während kleine und grosse Stücke von Pfröpfen aus den Gehirnsinus oder den Schenkelvenen durch das rechte Herz in die Lunge wandern, tritt keine abnorme Empfindung, kein Schüttelfrost ein; zahlreiche hämoptoische Infarkte und sekundäre Abscesse der Lunge bilden sich ohne Schüttelfrost und überhaupt hat diese mechanische Form der Pyämie keine Beziehung zu den gefürchteten Schüttelfrösten, vielmehr hängen die Schüttelfröste nur von chemisch-pyämischer Blut-Entartung mit Milzanschwellung ab, wobei Sekundärabscesse ganz fehlen können.

Bei den schlussfähigen und nicht durch Seitenkreislauf unschädlich gemachten Einkeilungen in Körper-Arterien entstehen oft die heftigsten plötzlichsten Symptome, welche man (nach Analogie einer einzelnen Art dieser Einkeilung an den Beinen) alle als Hexenschüsse bezeichnen könnte und welche sehr oft mit richtiger Naivetät und Unschuld rheumatisch genannt werden, da die höhere wissenschaftliche Auffassung von Rheumatismus auf den zwei Faktoren plötzliche Entstehung und Schmerz beruht. So mannigfaltig die peripherische Aeusserung centraler Gehirnleiden ist und so wie Gehirnleiden sich oft ganz im Bild eines peripherischen Leidens verstecken, ebenso mannigfaltig ist der Sitz der vom Blutgefässsystem und namentlich von Endokarditis aus durch Pfröpfe ausgesäeten Lokalkrankheiten die sich dann hier festsetzen. — Die Hexenschuss-Symptome sind je nach der Lokalität verschieden: in den häufigen Fällen von Verstopfung einer Karotis oder *Art. fossae Sylvii* oder vieler kleiner und kleinster Aestchen sind es die Symptome plötzlicher einseitiger Blutleere (und darauffolgenden Absterbens) mit anderseitigem Blutdruck des Gehirns, Lähmung, Irrereden, Schielen, Kopfweh, Koma; bei feinsten Embolus-Petechien ein Bild wie typhöse Arachnitis. Eine akute Ophthalmie scheint in seltnem Fall von der Karotis her so zu entstehen, z. B. in einem Fall von Förster (Spez. path. Anat. 1854. 451.) In allen übrigen Körpertheilen kommen gelegentlich Hexenschüsse vor, dann z. B. heftige Schmerzhaftigkeit, Hyperästhesie der Beine; Petechien, rothe Flecke, Pemphigus der Haut; schwache oder heftige, selbst tagelange Blutungen aus der Lunge; plötzlicher Schmerz in der Niere mit Abgang von Blutkörperchen im Urin; plötzliche heftigste Darm-Schmerzen mit Darmentzündungs- und Peritonitis-Erscheinungen, starken Darmblutungen; akuter Krampf der Harnblase, ebenso des schwangeren Uterus mit folgendem Abortus; in Knochen bildet sich plötzlich heftige (rheumatische) Periostitis, namentlich auch von den Epiphysen aus Gelenkentzündung, gelegentlich mit starkem Bluterguss, später Sequestration der Nekrose; in Muskeln ein plötzlicher Schmerz mit Unbeweglichkeit, bald eine mehr oder weniger merkliche, ödematös entzündliche Reaktions-Anschwellung (Froriep's rheumatische „Schwiele"). — Die spätere Symptomen-Entwicklung ist verschieden, je nachdem, wie es sehr oft der Fall ist, die vom Pfropf abhängige Entartung und Nekrose einfach vertrocknet, verschrumpft und als fremder Körper ohne Sequestration innerhalb der gesunden Umgebung heilt, oder je nachdem andrerseits das Nekrotische, namentlich bei irgend jauchiger Beschaffenheit, eine heftigere Entzündungsreaktion der Nachbarschaft hervorruft, mit eitriger Demarkation des Sequesters in Weichtheilen oder Knochen; besonders kleinste, d. h. von vorn herein erweichte und verweste Pfröpfe führen oft leicht zur Eiterung und machen sich dann nur durch kleinste Eiterpunkte bemerklich oder es bildet sich ausgedehntere Eiterung, so dass die Pfröpfe gar nicht nachzuweisen sind.

Die näheren Verhältnisse der verschiedenen Faserstoff-Concremente im Gefässsystem sind vorzüglich je nach ihrer Bildungsstätte und ihrem primären Sitz verschieden.

[Faserstoff-Bälle im Herzen.] Bei denjenigen Störungen des Herzens, welche eine ungleiche unvollkommene Austreibung des Blutes in jeder Systole zur Folge haben, entstehen aus den stagnirenden Theilen des Blutes Gerinnsel, welche früher unter den Herz-Polypen eine Rolle spielten, dann von den Franzosen Végétations globuleuses genannt waren, mit den spontanen Gerinnseln und Thromben der Arterien und Venen zu vergleichen sind; sie sind ihrer durchaus unorganisirten Beschaffenheit nach nicht als Vegetationen, sondern als Concretionen oder Faserstoffbälle und wegen ihrer normalen sekundären Central-Erweichung auch als Hohlbälle zu bezeichnen.

In der Leiche sind diese Körper von den im gewöhnlichen kurzen Todeskampf oder nachher entstandenen Gerinnseln leicht dadurch zu unterscheiden, dass sie nicht einen einfachen passiven Abdruck der todten Herzhöhle darstellen, sondern eine selbstständige Form haben, namentlich rundlich warzig knollige Oberfläche und feine morchel- oder melonenartige, netzförmige Zeichnung derselben; der Durchschnitt zeigt einen trocken körnigen, nicht glänzenden, also von frischem Gerinnsel stark abweichenden Faserstoff.

Die Faserstoffbälle finden sich gelegentlich bei allen Herz-Erweiterungen mit oder ohne Hypertrophie oder Entartung der Muskulatur, nach Störung des Lungenkreislaufs durch Emphysem oder Schwindsucht, nach Aorten-Aneurysma oder Klappenfehlern. Begünstigend ist jede Muskel-Entartung, Erlahmung derselben durch einfache Entzündungs-Infiltration oder durch Atrophie mit Fettabsatz, daher die myokarditische Herzverdickung (ohne Klappenfehler) nicht selten den Ausgang in Fettentartung mit Herzerlahmung und Ballbildung nimmt. Ebenso ist allgemeine Schwäche begünstigend, indem sie überhaupt matte Innervation und Pulsation des Herzens bewirkt; daher entstehen diese Bälle besonders bei langem Siechthum mit Bettlägerigkeit, ähnlich wie viele Venen-Gerinnsel, unter den Erscheinungen einer allmählig binnen 8 oder 30 Tagen zum Maximum steigenden Erlahmung des Herzens bei zahllosen, sehr kleinen und kaum fühlbaren Pulsschlägen. Anderweitige Zeichen ihres Daseins sind bisher unbekannt, daher eine Diagnose nur ganz unsicher zu stellen wäre. Die Schnelligkeit der Entstehung lässt sich eben deshalb nicht genauer berechnen, doch scheinen binnen einer 3 bis 8 tägigen Agone schon wallnussgrosse Hohlbälle entstehen zu können. — Niemals ist bei der Entstehung der Bälle eine primär vorausgehende, örtliche Endokarditis mit rauher Oberfläche betheiligt.

Die Oertlichkeit der Entstehung der Bälle ist der von Entzündungs-Exsudaten des Herzens gerade entgegengesetzt, indem sie in allen 4 Herzhöhlen vorzüglich an deren Spitze oder Zipfel und in der Nachbarschaft entstehen. In den Vorhöfen ist die Spitze des Herzohrs der häufigste Sitz, in den Kammern das Balkennetzwerk nächst der Spitze. Wegen der durchschnittlich grösseren Häufigkeit von Erweiterungen des rechten Herzens kommen die Bälle vorzüglich hier vor, und am meisten im Vorhof. Die beiden Kammern gleichzeitig sind der Sitz von Faserstoffbällen besonders bei allgemeiner chronischer Myokarditis mit Verdickung und Erweiterung und namentlich bei allgemeiner Fettentartung.

Da die Gerinnsel aus stillstehendem Blut entstehen, so können sie nur in stillen, versteckten Buchten des Herzens sich bilden. Die kleinsten derselben finden sich also stets in der Tiefe des Balkenmuskel-Netzwerks versteckt; die grösseren ragen aus demselben hervor, haften aber mit ihrer rundlich verzweigten Basis zwischen dem Gebälk. (Dennoch haben sie keine Spur einer Verwachsung mit der Herzwand, sind freie Körper, nur eingeklemmt.)

Die weiteren Entwicklungs-Veränderungen sind folgende: An den in den Vertiefungen des Herzfleischs gebildeten ersten Kern von rothem Blutgerinnsel lagern sich immer neue Schichten concentrisch auf. Nach der Form der Umgebung gestaltet sich auch dies Schichtenwachsthum; wie die Echinokokken in Knochen verzweigte Blasen bilden, so werden die Blutgerinnsel-Klumpen hier oft knollig-netzförmig-verzweigt zwischen den Muskelbalken; beim Hervortreten an eine freie Oberfläche wird die Bildung kuglig, mit schmalerem oder breiterem Hals. Unter fortwährend appositionell geschichtetem Wachsthum erreichen die Bälle im Herzohr das Maximum der Wallnussgrösse, in den Kammern höchstens Haselnussgrösse. — Die der äusseren Appositions-Neubildung stets nachfolgende innere Umänderung besteht niemals in einer höheren Organisation, sondern nur in Rückbildung, Desorganisation. Viele Beobachter z. B. Stokes glaubten zwar, dass das Innere des Faserstoffballes *sich oft höher organisire* (Wienerisch „schmelze") zu wahrem Eiter, doch beruhte dieser Irrthum nur auf falscher Deutung einer breiigen Macerations-Masse. Niemals bildet sich von der Herzwand aus eine vascularisirte Verwachsung mit dem Ball, niemals wird er zu einem wahren Herz-Polypen, niemals erhält er einen Ueberzug von Endokardium, wie Rokitansky annimmt. — Während aussen neue rothe Schichten hinzukommen, so geht im Innern ein meistens reger Stoffwechsel vor sich, indem die chemisch-endosmotische Wechselwirkung mit dem umgebenden warmen, alkalischen, meist venösen Blut vorzüglich die Wiederauflösung des Faserstoffs begünstigt. Zunächst löst sich im Innern das Blutroth auf, wird zum Theil ausgewaschen, die Blutkörperchen verschwinden durchaus, die Masse wird hefenfarbig. Die Umwandlung der übrigen Masse, des Faserstoffs mit den eingeschlossenen Lymphkörperchen, hat die zweierlei Ausgänge in Verhärtung oder Erweichung. Ersteres ist sehr selten, der derbe Klumpen verschrumpft dann zu speckiger Masse. Häufiger erweicht und macerirt die Masse zu hefenfarbigem oder weisslichem Brei, aus unförmlichen Proteinkörnchen bestehend und aus den zahllosen Lymphkörperchen, welche von vorn herein im Coagulum eingeschlossen waren, jetzt frei werden, der Auflösung länger widerstehen als der Faserstoff; sie nehmen meist etwas Fettniederschlag auf und werden Körnchenzellen, dürfen nicht für neugebildete Eiterkörperchen gehalten werden, indem sich niemals junge Zellenformen und Mutterzellen finden, sondern nur dekrepide Zellen. — Diese anorganische Erweichung hat im wesentlichen gleiche Bedeutung wie die strahlig radiale Krystallisation oder namentlich die breiige Erweichung und die ganze metamorphische Umwandlung in Gallen- und Harnsteinen;

doch lässt sich im Faserstoff diese Entartung nicht gleich detaillirt verfolgen. Die Erweichung schreitet nach der Peripherie hin vor, nur die frischen Auflagerungen bilden eine immer neue Kapsel; der kirschkern- bis wallnussgrosse Körper erscheint als weicher, mit Hefenbrei gefüllter, dünnhäutig schwappender Balg mit einer $1/_6$ bis 1 Linie dicken Wandung; die äussere Oberfläche hat ein sehr charakteristisches Netzwerk von vorspringenden Kämmen und Leisten oder Falten, dick oder dünn und zierlich, nach Art von *Balkenmuskeln* oder *namentlich* wie die Oberfläche von Morcheln und manchen Baumrinden. Diese Bälge sind der Gefahr des Platzens leicht ausgesetzt. Es lässt sich nichts darüber bestimmen, ist jedoch wahrscheinlich, dass einmal stärker eingeleitete Bildung solcher Gerinnsel unaufhaltsam fortschreite bis zu tödtlichem Erfolg und Herzlähmung in langsamem Todeskampf, dass dagegen keine wahre Auflösung und Heilung der Faserstoffbälle vorkomme.

Eine Rückwirkung dieser Gerinnsel auf ihre Keimungs-Stätte im Herzen äussert sich zuweilen gar nicht. Zuweilen reizen jedoch grosse, unter chemischer Zersetzung und Verwesung erweichende Bälge durch Endosmose chemisch die benachbarte Herzwand und es entsteht sekundär eine lokale Karditis, ebenso wie durch Venenthromben eine Phlebitis entsteht; seltner in den Ventrikeln bildet sich dann Röthung der Herzwand und plastische Exsudation; an den Herzohren aber ist zuweilen die entzündliche Röthung deutlicher; zugleich äusserlich eine lokale Perikarditis mit plastischem Belag, und Berstung des Herzohrs kann die äusserste Folge sein. Eine Befreiung der Herzwand von den Gerinnseln wird vermuthlich nie durch Resorption derselben an Ort und Stelle vorkommen, nur durch partielle oder totale Ablösung, Berstung und Zertheilung, oder massives Abfallen. Auf diese Weise können hirsekorn- bis fast wallnussgrosse Faserstoffklumpen in den grossen oder kleinen Kreislauf gelangen und als Emboli die Wirkungen der metastatischen Nekrosen hervorbringen.

Auf den übrigen Körper wirken diese Körper oft gar nicht merklich ein. Obgleich sie in langem Verlauf einer Herzerweiterung in grosser Zahl entstehen, und namentlich vom rechten Herzen aus nach und nach viele als Schussbälle in die Lungenarterien getrieben werden mögen, so geschieht dies doch oft ohne Symptome und Nachtheile. In anderen Fällen kann durch solches Bombardement allmählig die ganze Lunge verpfropft werden, langsam oder schnell, mit gelegentlicher Bildung von Lungen-Sequestern als hämoptoische Infarkte oder Abscesse und Brandheerde, bis zu tödlichem Ausgang. — Vom linken Herzen aus können örtliche Verstopfungen und damit heftigste Störungen in allen Arterien des grossen Kreislaufs entstehen, ebenso wie durch abgerissene Stücke von endokarditisch entzündlichen Gerinnseln. Bei voller Verstopfung bilden sich die unter dem Namen keilförmige Infarkte bekannten Nekrose-Sequester in Nieren, Milz, Uterus, Knochen, Muskeln, im Gehirn wo dasselbe den Namen rothe oder weisse Erweichung erhält, oder es entsteht Brand ganzer Extremitäten und grosser innerer Theile. — Dergleichen Wirkungen der Faserstoffbälle aus dem Herzen sind meist um so auffallender und räthselhafter, als durchaus keine Spur eines Symptoms ihre Bildung oder eine abnorme Herzthätigkeit verrieth; eine höchst langweilige unscheinbare Schwäche-Krankheit ging vielleicht voraus, bis mit plötzlichem Hexenschuss irgend ein Körpertheil erkrankte. — Es sind ausserdem vorzugsweise grosse Pfröpfe, welche vom Herzen aus in einem Stück losgeschwemmt werden; daher gerade aus dieser Quelle ein ganzer Hauptstamm der Lungenarterie plötzlich verlegt werden kann mit schlagflussartigem Tod, oder Verstopfung der ganzen Bauch-Aorta, oder wenigstens der ganzen *Art. mesaraica superior* mit Brand des ganzen Dünndarms u. s. w.

[Arterien-Thrombus.] Innerhalb der Arterien kommen Blutconcremente theils nach Durchschneidung und Torsion, theils bei Aneurysmen vor. Wenn eine Arterie vollständig durchschnitten ist, oder durch Ligatur und Torsion nur Trennung und Invagination der Muskelhaut bewirkt ist, und die Arterie wird durch spontane oder künstliche Verengung geschlossen erhalten, so legt sich zunächst die frei gewordene, vascularisirte Zellhaut ringsum an einander und verwächst sehr bald durch adhäsive Prima intentio; so entsteht der für die Vernarbung besonders wichtige Deckel. Unterdessen stockte in der abgeschlossenen Röhre das Blut bis zum nächsten Seitenast und gerann in Masse zu einem cylindrischen Coagulum oder Thrombus, welchem die Arterienwand vermöge ihres fortdauernden Tonus ziemlich eng anlag. Die ältere Chirurgie legte einen zu grossen Werth auf den Nutzen dieses Concrements für Verschliessung der Arterien und Schutz vor Nachblutung; der Thrombus ist niemals von vorn herein fest mit der Wand verklebt, zum Theil darum weil die gelbe Arterienhaut so ganz andere Härte, Sprödigkeit und Struktur hat; die Verklebung des Thrombus wird durch entzündliche Erschlaffung des Arterien-Tonus leicht wieder gelöst und nicht dieser schützt vor Nachblutung, sondern hauptsächlich die oben erwähnte organisirte Verklebung und Verwachsung der Zellhaut. Der Thrombus erhält sich Anfangs und lange Zeit nur als fremder Körper und Concrement in der Arterie; seine Umwandlung besteht zunächst in Rückbildung, Zerstörung aller früheren Struktur-Elemente, namentlich der Blut- und Lymphkörperchen. Erst nach Monaten gelangt entweder von dem organisirten Zellhaut-Deckel aus, oder auch von der unterdessen langsam und schwach von neuen Kapillaren durchwachsenen gelben Arterienhaut aus ein belebender, organisirender Einfluss an den Thrombus, wobei sich Zellgewebszellen in ihm bilden, das frühere Faserstoffstroma zu leimgebenden Zellgewebsfibrillen wird und aus der Nachbarschaft Kapillargefässschlingen zottenartig in die Masse hineinwachsen. So wird schliesslich der Thrombus zu einem soliden Zellgewebscylinder, welcher durch Verwachsung das Lumen fest verschliesst.

In gleicher Art wie nach Unterbindung bildet sich in seltnem Fall ein Thrombus mit späterer völliger Verwachsung durch langdauernde Compression mit dem Turniket, wie es A. Burns an der Cruralis sah, oder durch den Druck einer Geschwulst.

Kleine membranartige oder zottige, das Lumen wenig oder mehr beengende Gerinnsel bilden sich gelegentlich an allen Stellen, wo eine Arterienwand durch entzündliche oder atheromatöse Entartung ihre Beweglichkeit verlor und namentlich wo zugleich die Oberfläche rauh oder ulcerös aufgebrochen ist, mit vorstehenden Scherben und Abblätterungen. Auch solche Gerinnsel können abgerissen zu freien Körpern im Kreislauf werden, um sich an einer peripherischen Stelle einzukeilen mit nachfolgender Nekrose. Unter Umständen entsteht am Ort der Bildung durch solche Gerinnsel allmählig Verschluss der Arterien mit voller Unwegsamkeit, in Folge davon *Gangraena senilis* am Fuss oder im Gehirn (als sogen. Erweichung).

Ohne Ausnahme bilden sich kleine und grössere Gerinnsel in allen Erweiterungen und Aneurysmen der Arterien, wo zu den schon genannten begünstigenden Bedingungen auch noch die Verlangsamung des Blutstroms in der weiteren Stelle und namentlich in der Ausbuchtung kommt. Diese Niederschläge lagern sich Schicht für Schicht, einseitig schalenförmig oder allseitig röhrenförmig auf einander ab, so dass immer die nächst jüngere Schicht mehr central liegt; diese Schichtenbildung beweist eine bestimmte Periodizität, welche entweder von periodischer Zunahme der Aneurysmen-Weite vermöge eines wechselnd starken Fortschritts der Entartung der Wandung herrührt oder von periodisch schwächerem Herzschlag, oder von periodisch anderer Geneigtheit des Bluts zu Gerinnung. In alten faustgrossen und grösseren Aneurysma-Säcken finden sich enorm grosse derartige Klumpen, derb, elastisch, fleischroth oder graulich, aus Hunderten von Schichten bestehend. Diese Schichten zeigten das merkwürdige Verhalten, dass eine mehr gallertartig oder schwartig grau halbdurchsichtige Lage mit einer mehr röthlich weisslich trüben körnig breiigeren Lage abwechselt; in der letzteren finden sich viele Fettkörnchen und besonders zahlreiche Lymphkörperchenreste und die weissliche Farbe ist erst sekundär durch Auslaugung des Blutroths entstanden. Dies ganze Verhalten deutet auf eine ähnliche Art jedesmaliger dualistischer Sonderung in einer neuen Schicht, wie im Aderlassblut Speckhaut und rother Kuchen sich sondert.

Bei allen Arterien- und namentlich Aneurysmen-Gerinnseln tritt der auffallende Umstand hervor, dass sie trotz jahrelangen Bestehens und mächtiger Grösse durchaus nicht zu Ablagerungen von Kalk und zur Versteinerung neigen, dass sie nie zu Arterien-Steinen werden. Dies ist um so eigenthümlicher, als die Arterienwandungen oft und leicht verkalken. Höchst seltne Ausnahmen würden sich vielleicht in spontan oder künstlich geheilten Aneurysmen an der in ihnen liegenden Concretion finden, doch giebt es keine solche Beobachtungen. Der chemische Grund dieser Ausschliessung von Versteinerung ist etwa darin zu suchen, dass das sauerstoffreiche Arterienblut vermöge endosmotischer Durchdringung keine Ansammlung von Kohlensäure im Coagulum und damit keinen Niederschlag von kohlensaurem Kalk zulässt.

Eine merkliche Folgewirkung auf die Arterienhäute äussern die Arterien-Gerinnsel meistens nicht. Wo ein frisches rothes Gerinnsel eingeklemmt ist und sich langsam verändert, entsteht durch Auswaschen des Blutroths eine oft dunkelrothe Färbung in der gelben Arterienhaut, welche eine besondere Wahlverwandschaft zu diesem hat. — Eine wahre eitrige Entzündung wird gelegentlich in den Lungen-Arterien angeregt durch jauchig verwesende Pfröpfe, welche aus der Cruralvene u. dgl. stammten. In den Körper-Arterien äussert sich die entzündliche Einwirkung verwesender Faserstoffpfröpfe auf die Wandung selten. Hierher ist ein von Dittrich und L. Koch beschriebener Fall von *Aneur. Art. mesaraicae* zu rechnen (Schmidt's Jahrb. 1852. Bd. 73. S. 314.); bei einem 22jährigen Menschen war nach einer überstandenen rheumatischen Endocarditis später Zerstörung einer Aortenklappe entstanden, indem sich $^1/_4$ Jahr vor dem Tode zuerst Symptome stärkerer Herzstörung äusserten; wenige Tage vor dem Tode machte sich eine pulsirende Geschwulst im Unterleibe bemerklich, welche zuletzt äusserst schmerzhaft und durch Berstung mit Blutung tödlich wurde. Sie erwies sich als ein Aneurysma des Stamms der *Art. mesaraica,* herzförmig mit mehreren Aussackungen und spaltförmigen Rissen, mit plastisch verdickter Wandung; in diesem Aneurysma befand sich ein freies Coagulum, vermuthlich durch Metastase vom Herzen hieher übertragen, ausserdem sekundäre concentrische, den Wandungen adhärirende Gerinnsel.

[Venen-Pfröpfe und -Steine.] In den Venen kommt Bildung von Faserstoffgerinnseln selten nach Entzündung vor. Denn die Venenwände pflegen am häufigsten in zwei Graden von Entzündung zu erkranken, entweder sehr chronisch (in Folge von lange darin liegenden, mechanisch entstandenen Pfröpfen, oder bei primär äusserer Entzündung der Zellhaut nach Operationen u. dgl.), wobei nur fibrös schwartige Verhärtung der Venenwand erfolgt, oder ganz akut (nach Nabeleiterung, Wundeiterung u. s. w.), wobei sich alsbald Eiter zwischen den Venenhäuten bildet. Ausser diesen extremen Formen von Phlebitis kommt jedoch noch eine dritte Mittelform vor, wo in subakuter Entzündung die Venenwand sich mit einer Faserstoffmembran bekleidet; ausgezeichnet deutlich sieht man dies gelegentlich bei einer von Karies des Felsenbeins herandringenden Entzündung des *Sinus transversus*, ebenso nach Nekrose des Schädels am *Sinus longitudinalis* u. s. w.

Sehr oft kommen in normalen oder in erweiterten Venen Gerinnsel zu Stande in Folge ganz entzündungsloser, rein mechanischer Verhältnisse des langsameren Blutlaufs und der Stockung. Diese Anfangs unmerklich entstehenden Bildungen machen sich später oft allmählig oder plötzlich durch heftige Symptome der örtlichen Venenverstopfung bemerklich, mit vorübergehender Cyanose, Schmerz, Oedem. Das Leiden wurde daher bis in die neuere Zeit als entzündlich betrachtet und Phlebitis oder *Phlegmasia alba dolens* benannt; allein es gehört durchaus nicht in die Klasse der von Entzündung herrührenden Erkrankungen, sondern der mechanischen Concretionen und fremden Körper; die sogen. *Phlebitis adhaesiva* ist ganz von der *suppurativa* zu scheiden, damit einigermassen die Verwirrung gelöst werde; diese *Phl. adhaesiva* ist wesentlich Thrombose. — Die Entstehung der Gerinnsel hängt ab theils von lokaler, theils von allgemeiner Schwäche des Kreislaufs, niemals wesentlich von einer besonderen Blutmischung. Im Allgemeinen zeigen sich alle bestimmte Lieblingssitze der Venen-Concremente davon abhängig, dass bei verminderter Blutzufuhr und verlangsamter Blutströmung die Venenwand nicht proportional der geringeren Blutmenge sich verengen kann, daher das Blut im ganzen Raum oder stellenweise zu langsam oder gar nicht fliesst.

Lieblingssitze sind für spontane Gerinnung zunächst in Venen von normalem Kaliber alle klaffenden Stellen, welche auch bei vermindertem Blutstrom nicht collabiren können. Aus gleichem Grunde des Klaffens leitet sich auch ein zweites wichtiges Leiden der Venen ab, das Eindringen von Luft bei Operationen, mit gelegentlich tödlichem Erfolg durch Verstopfung der Lungenarterien; doch sind fast nur die *Sinus durae matris* für beiderlei Fehler empfänglich, dagegen die für Lufteintritt gefährlichen Halsvenen wegen ihres abschüssigen Blutlaufs und der saugenden Thorax-Wirkung nicht für Gerinnsel empfänglich, umgekehrt z. B. die Schenkelvene am Poupartschen Band wegen *ihres aufsteigenden Blutstroms nicht der Bluteinsaugung* ausgesetzt.

Normalerweise aus präformirten Verhältnissen findet sich die klaffende Beschaffenheit der Venen an den steif zwischen Knochen und *Dura mater* ausgespannten Sinus der Schädelhöhle; hier entstehen nicht allzu selten spontane Gerinnsel aus verlangsamtem Blutlauf, weiterhin sich weit in die Jugularvene fortsetzend. Unter der *Fascia colli*, *infraclavicularis* und *axillaris* können die eng oberflächlich angehefteten, grossen Venenstämme ebenfalls nicht zusammenfallen; aber Gerinnsel entstehen hier sehr selten primär, weil durch die Athmung hier selbst bei schwächsten Personen hinlänglicher Blutwechsel unterhalten wird. Die günstigsten topographischen Verhältnisse für Pfropfbildung bietet der Durchgang der Schenkelvene durch den Schenkelring unter dem Poupartschen Band und unter der *Fascia lata*; während am Mittelstück des Schenkels die etwa blutarme Vene durch die Weichtheile entsprechend komprimirt wird, so muss dagegen am Schenkelloch die Vene gleiches Kaliber von vielleicht 5 Linien Durchmesser behalten, auch wenn der Kreislauf so schwach ward, dass nur eine Blutsäule von 4 oder 3 Linien Durchmesser hier fortbewegt wird; dann bewegt sich, nach allgemeinen hydraulischen Gesetzen, das Blut nur in der Axe des Venenrohrs, dagegen bleibt die Wandschicht ruhend und muss allmählig gerinnen. Daher ist bei schwachen, lange Zeit bettlägerigen Personen die Concrementbildung an dieser Stelle sehr häufig, vorzüglich bei völliger Ruhe des Beines; die Gerinnung würde leicht zu verhindern sein, wenn nur von Zeit zu Zeit das Bein bewegt und namentlich hoch gehoben würde, damit alles in den Venen stockende Blut entleert und erneuert würde. In ähnlichen Verhältnissen, als am Schenkelring, ist die Vene auch in der Kniekehle, insofern hier unter der *Fascia poplitea* die Vene straff ausgespannt und klaffend liegt, ohne zu collabiren; auch hier ist die primäre Bildung von Pfröpfen nicht allzu selten. — Schliesslich sind namentlich alle Knochenvenen, besonders die grösseren Venen in diploetischen Knochen zu erwähnen; sie haben Anlage zur Concrementbildung, weil sie im Knochen nicht zusammenfallen können; ein kleiner Theil der nach Amputation entstehenden Fälle von Osteophlebitis ist hievon abzuleiten, während die Mehrzahl durch Perforation von Knochen-Karies-Eiter in die Vene herrührt.

Ausserdem bildet sich in Venen von normalem Kaliber das Klaffen und die Blutgerinnung gelegentlich aus durch entzündliche Verhärtung und Steifwerden der Wandungen. Am häufigsten geschieht dies nach *Myometritis* im Uterus während des Wochenbettes; der entzündete Uterus zieht sich nicht zusammen, die von der Schwangerschaft her ausserordentlich weiten Venenräume contrahiren sich nicht, dennoch führen die verengten Arterien dem Uterus bei weitem weniger Blut zu, also langsamere Strömung und Gerinnung in den Venen; die Gerinnsel bilden sich am häufigsten in der Placentarstelle, ausserdem im ganzen Uterus, setzen sich durch die *Vv. hypogastricae* zur *V. iliaca interna* fort und bewirken *Phlegmasia dolens*, oder setzen sich in den *Plexus pampiniformis* und die *V. spermat. int.* fort; je nach dem Blutzustand der Frau nehmen diese Gerinnsel später den guten Ausgang in Verhärtung und Verschrumpfung oder den bösen in Erweichung und Verjauchung mit Anregung von eitriger Phlebitis. — Selten bildet sich in ähnlicher Art ein Pfropf in der Milzvene in Folge von derber entzündlicher Milzanschwellung. Aus gleichem Grund entsteht vielleicht in höchst seltnem Fall ein Pfropf der Lungenvene nach lobulärer Pneumonie oder Abscess; doch scheint hiebei mehr eine von aussen andringende primäre Phlebitis die Ursache zu einer Gerinnung zu sein.

Alle cylindrischen oder sackigen, longitudinalen oder transversalen Erweiterungen von Venen begünstigen die Bildung von Fibrinconcrementen wesentlich. Diese finden sich daher sehr häufig in allen Varicen der Schenkel, des Penis und der Prostata, in Hämorrhoidalknoten des Afters, in kavernösen Geschwülsten des Kopfs, der Arme und Hände, der Füsse; oft sieht man hier alle Entwicklungsstufen der Concremente neben einander, vom weichen cylindrischen Gerinnsel bis zum harten pillenartig runden geballten Venenstein.

[Entwicklung der Venen-Concremente.] Die Entwicklungsverhältnisse der Venengerinnsel führen zu sehr verschiedenen Ausgängen, theils je nach der Oertlichkeit, theils nach der Blutmischung und den Kräften des Kranken. Hiernach ist auch die Rückwirkung der Concremente auf die Venenwände sehr verschieden. — Die Ausgänge der Gerinnsel sind entweder 1) Macerations-Erweichung, wonach entweder *a*) Zerbröckelung und Auflösung ohne sonst bedeutende Nachtheile oder *b*) septische Wirkung auf die Venenwand und eitrige Phlebitis erfolgt; oder 2) die Gerinnsel verhärten und setzen sich dann entweder *a*) später in Verwachsung mit der Venenwand und werden zu Zellgewebs-Balken organisirt, oder *b*) die Gerinnsel bleiben völlig oder doch fast ganz isolirte fremde Körper im Venen-Rohr und werden dann unter Pillenbewegung zu unorganischen Venensteinen formirt.

Nach den schon erwähnten Bedingungen der Bildung von Venengerinnseln bei langsamerem Blutlauf entstehen die meisten derselben als wandständige, röhrenförmige, innere Auskleidungen der Vene, und zwar meist scharf von einer Venenklappe begränzt; so namentlich am Schenkelring, in der Kniekehle, in den Schädelsinus. Die röhrenförmigen Gerinnsel wachsen an Dicke, indem sich neue Schichten innen anlagern und die Lichtung concentrisch verengen, bis endlich das Ganze gefüllt und sekundär zu einem soliden Cylinder wird, welcher immer noch der Venenwand ziemlich eng anklebt. Von da an steht das Gerinnsel in gleichen Verhältnissen, wie die anderwärts von vorn herein primär solid und massiv gebildeten Pfröpfe z. B. bei *Myometritis*.

Die cylindrischen Pfröpfe bestehen aus einem mehr oder weniger entfärbten und missfarbigen, von vorn herein festeren oder weicheren Blutkoagulum, welches das Venenrohr von vorn herein völlig ausfüllt. Weiterhin liegt es sehr oft in der Natur des Gerinnsels, dass der continuirlich verschrumpfende Faserstoff das Lumen nicht mehr ganz ausfüllt; dann bilden sich entweder wieder neue peripherische Verdickungs-Schichten, füllen das Leere aus, machen den Pfropf wieder ganz schlussfähig obturirend; oder der Pfropf bleibt insuffizient zum Verschluss und lässt entweder ringsherum einen cylindrischen Blutweg offen, oder das Blut bildet sich einseitig eine meistens geschlängelte Rinne am Pfropf entlang.

Während dieser Verhältnisse des Wachsthums in die Dicke wächst der Pfropf unter günstigen Bedingungen auch möglichst allseitig in die Länge, setzt an seinen Enden immer neue Schichten concentrisch helmförmig an, sendet Ausläufer stromaufwärts und stromabwärts in kleinere Aeste und grössere Stämme, senkt sich in Seitenäste und bildet so lange verzweigte Massen, gelegentlich z. B. durch die ganze Länge einer Cruralis bis hoch in die untere Hohlvene hinauf, oder durch alle Varicen-Schlingen einer Saphena am Unter- und Oberschenkel.

[Erweichung. Zertheilung. Phlebitis.] Der Ausgang in centrale Erweichung ist vollkommen der gewöhnlichen, schon oben geschilderten Rückbildung der Faserstoffbälle des Herzens gleich. Er findet sich besonders, wo 1) die Gerinnsel aus stark alkalischem, zur Sepsis geneigtem, hypinotischem Blut sehr weich geronnen, wo 2) die Gerinnsel sehr voluminös und dick sind und 3) bei fortdauernder oder zunehmender septischer, typhöser und ähnlicher Blutmischung. — Unter solcher Erweichung kann die Masse so mürbe werden, dass von ihrem Endstück durch das hier aus Seitenvenen vorbeiströmende Blut kleine oder grosse Stücke abgerissen werden und in den Kreislauf gelangen; durch diese Zerbröckelung kann unter Umständen der ganze Pfropf örtlich zerstört, zertheilt, aufgelöst werden. Die abgelösten Stücke gelangen aus den verschiedenen Bildungsstätten der Venen des ganzen Kreislaufs, z. B. vom Schenkel, Schädelsinus, in die Lungenarterien (seltner in die Lebervenen) und keilen sich hier als Embolie ein; bei chemisch indifferenter Beschaffenheit und wenn sie gleichzeitig mechanisch nur unvollkommen die Arterien verschliessen, können sie dann hier sich ruhig verhalten und vernarben; verschliessen sie mechanisch fest, so entsteht eine Lungen-Nekrose oder hämoptoischer Infarkt; reizen die eingekeilten Massen chemisch, so entstehen Lungenabscesse. — Wo bei der Erweichung die Pfröpfe nicht von ihrer Bildungsstätte entfernt werden, da reizen sie sehr oft (vermöge der Bildung jauchiger, ammoniakalisch-hydrothioniger und andrer Zersetzungsstoffe) die Venenwand chemisch zur Entzündung und Eiterung an. Genau soweit der Pfropf an der Venenwand anlag, sieht man dieselbe gelbweiss gewulstet durch entzündliche Infiltration, später mit Eiterbildung zwischen innerer und äusserer Venenhaut mit Durchbruch nach innen, auch mit direkter Eiterbildung im Venenlumen. Sobald eitrige Phlebitis ausgebildet ist, verbreitet sich diese Erkrankung schnell, das Eitersekret rückt als Injektionsmasse immer weiter in der Vene vor, gelangt mit Faserstoffgerinnseln zum Theil in den Kreislauf und bewirkt die mechanische Pyämie mit metastatischen Abscessen in der Lunge, selten in der Leber. — In dieser Art führt primär rein mechanische Concrementbildung der Vene, wie sie fälschlich auch als Phlebitis bezeichnet ward, sekundär öfter zu wahrer Phlebitis. Dies ist besonders häufig bei Puerperalkranken, wo die nach Metritis gebildeten Pfröpfe in langsamem Verlauf zu Eiterung der Uterusvenen führen und der Eiter in dicken Massen in die *Vena spermatica* und Nierenvene und Hohlvene aufsteigt. Dasselbe findet sich öfter bei Gerinnseln der Schenkelvene, gelegentlich bei Varicen; stets hängt der eitrige Ausgang wesentlich mit constitutionellem Leiden zusammen. Zur spontanen Heilung kann die eitrige Phlebitis gelangen; es bleibt eine starke, bis $1\frac{1}{2}$ Linien dicke, schwartige Verhärtung der Venenwand zurück und völlige Obliteration des Lumens durch ein speckiges, gelbroth, schwärzlich und fettig gelbweiss geflecktes Zellgewebe; die Vene bildet dann einen dicken, harten, soliden Strang.

[Verhärtung. Organisation. Venenstein.] Der Erweichung als bösem Ausgang der Pfropfentwicklung steht die Verhärtung als guter Ausgang entgegen. Die flüssigeren weicheren Theile werden resorbirt, und das Festere bleibt, das Ganze wird durch Schrumpfung kleiner. In diesen Fällen, wenn der Pfropf nicht wieder concentrisch verdickt wird, entsteht meist neue Wegsamkeit, indem sich das Blut einen neuen Weg zwischen Pfropf und Venenwand bahnt. Es wird entweder gar nicht oder nur einseitig oder allseitig die Adhäsion des Pfropfs gelockert. Im ersteren Fall entsteht dauernde Obliteration der Vene, indem das Faserstoffconcrement wie der Arterienthrombus allmählig zu völlig vascularisirtem Zellgewebe wird und so die Vene ganz schliesst. Nur in höchst seltnem Fall wird diese Obliteration einigermassen ausgeglichen durch Neubildung eines eigenthümlichen Collateralwegs in der Axe des Thrombuscylinders selbst, wo sich eine der Zellgewebs-Kapillaren oder der jetzigen *Vasa vasorum interna* zu einer grösseren, bis $^3/_4$ Linie dicken Vene ausbildet. — Im zweiten Fall, bei einseitig bleibender Verklebung des Pfropfs, bleibt die Faserstoffmasse an verschiedenen Punkten und Streifen und grösseren Berührungsflächen eng an der Venenwand haften. Die Folge ist, dass hier bei langer Dauer stets eine lokale Verdickung (Hypertrophie oder chronische Entzündung) der Venenhäute erfolgt; weiterhin bildet sich eine Vascularisation der inneren Venenhaut, damit ein organisirend belebender Einfluss auf das Concrement und dies wird endlich ganz in der Art des Thrombus der Arterien durch eindringende Gefässe organisirt, in Zellgewebe verwandelt. Bei dieser Heilungsart der Gerinnsel wird das Lumen der Vene meistens wieder ganz normal, die Gerinnsel haben sich ausserordentlich verkleinert, man sieht als ihre Reste nur rostgelbe und schwarze oder graue, langausgebreitete Pseudomembranen oder verschieden sich durchkreuzende Stränge und Balken, welche aus schlaffem, normalem gefässhaltigen Zellgewebe bestehen.

In dem (dritten) Fall, wo durch neue Blutströmung das Fibrinconcrement allseitig von der Venenwand abgelöst wird, muss dasselbe weiterhin entweder bei vollständigem Verschrumpfen zu einem so kleinen Kügelchen oder Cylinderchen werden, dass es endlich fortgeschwemmt und irgendwo als unschädlicher Embolus eingekeilt wird, und dieser Ausgang findet sich besonders bei primär normalen, nicht varikösen, geradegestreckten Venen; oder die Oertlichkeit der Vene begünstigt durch Varicen ein Liegenbleiben des Concrements an der Stelle; so muss es allmählig zu einem ächten Venenstein oder Phlebolithen werden. — Ausnahmsweise wird gelegentlich auch ein mit feinem Stiel an die Venenhaut angewachsenes, polypenförmig und vascularisirt gewordenes Gerinnsel sich tertiär wieder abstossen und zu einem freien Steinchen werden. So erwähnt J. F. Meckel's Pathol. Anat. Bd. 3. S. 191. und Tabb. anat. pathol. 1820. tab. 14. fig. 4. 5., dass unter den Venensteinen stets einige befestigt, andere freie mit Spur von altem Stiel, andere ohne Spur von Stiel gefunden werden. Aehnlich bildet Lebert (Atlas d. path. Anat. Taf. 24.) einen gestielten Venenstein ab. In der Regel aber sind die Phlebolithen von vorn herein frei.

Nur kleine, kurze, rundliche Fibringerinnsel können dauernd freie Körper oder Venensteine bleiben, weil längere cylindrische Massen vielmehr irgendwo mit der Venenwand verwachsen und zu Zellgewebe werden. Nur in varikösen Windungen oder Taschen, in den Venensäcken von Hämorrhoiden und kavernösen Geschwülsten können sich die Steine bilden und wachsen, weil sie bei der fortdauernden Verschrumpfung des Faserstoffs aus geraden Venen ausgeschwemmt werden müssten, und weil nur ein Windungswiderstand oder eine relative Verengung der Vene den Stein am Ort zurückhalten kann.

Die Venensteine finden sich daher vorzugsweise an folgenden Stellen: *Plexus pampiniformis* des Weibes nach einer vor alter Zeit überstandenen Puerperalkrankheit mit Venengerinnseln, hier oft in grosser Zahl; *Venae spermaticae* des Mannes bei Varicocele, gelegentlich *V. dorsalis penis*, sehr oft in den *Venae prostaticae*, höchst selten in Varicen der Harnblasenschleimhaut; häufig in äusseren und auch inneren Hämorrhoiden des Mastdarms; häufig in Varicen des Beins und anderer Stellen; endlich gelegentlich in allen kavernösen Geschwülsten. Columbus und Moinichen sollen Jeder bei einem 12jährigen Knaben einen wallnuss- oder faustgrossen Stein in der Nierenvene gefunden haben — diese Beispiele stammen aus den mythischen Zeiten, wo mit gleicher Naivetät etwa der Ureter für eine Vene galt, wie heut zu Tage der *Plexus anserinus* für eine Arterie, die Bronchialdrüsen für Thymus. — An allen diesen Stellen haben die Venensteine meist keine wesentlichen Symptome und Folgen, verhalten sich gleichgültig. Doch dienen sie auch als dauernder Kern neuer Blutgerinnungen, weshalb an ihnen gelegentlich stärkere Symptome der Venenverstopfung auftreten; es entstehen Blutungen der Hämorrhoidalknoten und der Varicen am Bein, aus dem geborstenen Gefäss wird zuweilen ein Venenstein ausgestossen; dass dies gelegentlich auch in der Harnblase vorkommen kann, wird durch einen (bei den Harnsteinen näher erwähnten) Fall von abgegangenem Blasenstein wahrscheinlich.

Die Entwicklung der Venensteine besteht darin, dass ein primär weiches, ziemlich unregelmässig rundlich geformtes Fibringerinnsel ganz von der Wand gelöst und von da an durch strömendes Blut innerhalb der als Pillenkapsel dienenden Venenstelle gedreht und abgerundet wird; in der Art wie in Kugelmühlen durch Wasser künstlich Marmorkugeln gemacht werden, wie spontan in der Meeres- oder Bergbach-Brandung Steinkugeln gedreht werden, so bilden sich die Venensteine. Die Faserstoffmasse wird dichter, fester, verkleinert sich auf das Minimum, zeigt sich jetzt als sehnig weisse, schwartigfeste, alkalische Substanz. Zugleich entsteht fortwährend neues Wachsthum durch concentrische Apposition feiner Faserstoffschichten, welche in gleicher Art abgeglättet erhalten werden und eine sehnig weisse Masse darstellen. So erreichen die Steine die Grösse eines Senfkorns, einer Erbse, als Maximum an den meisten Stellen die eines Kirschkerns; an seltnen Lokalitäten, z. B. in mächtig kavernösen Geschwülsten, kommt es bis zur Grösse kleiner Kirschen. Gleiche Grösse fand Tiedemann (Meckels Archiv. Bd. 4. S. 215.) gelegentlich an einem Stein der Blasenvenen eines Mannes, 6 Linien lang, 12½ Gran schwer. Die Form ist meist kugelrund, häufig linsen- oder planetenförmig, zuweilen eiförmig oder birnförmig. Während des äusseren Wachsthums geht eine innere, centrale Rückbildung vor sich; der fasrige Faserstoff wird hier strukturlos-brüchig-breiiger, zugleich aber durch Ablagerung von feinstem Kalkniederschlag dichter. Man sieht auf dem Durchschnitt des wachsenden Steins die Rindenschichten grau, weich, fein geschichtet, die centrale Masse aber ohne deutliche Schichtung, weiss verkreidet oder völlig hart verkalkt. Bleibt das Wachsthum des Steins stehn, so schreitet die cen trale Verkalkung bis zur Oberfläche vor; das ganze Kügelchen ist vollkommen versteinert. Die Versteinerung erfolgt primär durch kohlensauren Kalk, sekundär tauscht sich z. Th. Phosphorsäure gegen Kohlensäure aus.

Die weitere Rückbildung der Venensteine auf ihre Bildungsstätte besteht gelegentlich darin, dass sie später Grund zu neuen mächtigen Blutgerinnungen im benachbarten Venenverlauf werden; so entsteht etwa neue Wassersucht des Fusses oder auch eitrige *Phlebitis*, *Anschwellung* und Schmerzhaftigkeit der Prostata bis zu akuter hypostatischer Prostatitis, starke Hämorrhoidalbeschwerden. In Folge hievon gelegentlich Durchbruch mit Blutung und Ausfallen eines Venensteins z. B. aus Blasenhämorrhoiden in den Urin.

Nach Rokitansky bestehen die äusseren Steinschichten aus Neubildung von Venenhaut oder deren Ablagerung aus dem Blut — eine nicht in's gewöhnliche Verständniss übersetzbare Vorstellung —; nach ihm soll gelegentlich der Phlebolith später ein flaschenförmiges Divertikel der Vene bilden, mit immer engerem Hals, bis dieser ganz verwächst. Umgekehrt als baroke Theorie stellte Hodgson (Krankh. d. Arterien u. Venen. Uebers. 1817. S. 536.) die Ansicht auf, dass die Venensteine primär von aussen in die Venen drängen.

Synovialfaserstoff-Concretionen in serösen Höhlen.

Unter der Zahl der verschiedenen, als Gelenkmäuse bezeichneten Körper kommen rundliche geschichtete Kugeln vor, welche aus eigenthümlichem, faserstoffähnlichem Stoff bestehen und rein unorganisirte Concremente sind. Wesentlich diesen Körpern ähnlich sind gewisse rundliche Concremente aus Schleimscheiden oder Sehnenscheiden, aus Schleimbeuteln und serösen Höhlen, namentlich aus der Scheidenhaut des Hoden. — Von diesen primär und absolut freien Gelenkmäusen und Körpern der serösen Höhlen sind wesentlich zu unterscheiden die primär festsitzenden, polypenartigen und sekundär frei gewordenen Körper, welche aus organisirtem Zellgewebe, Fettgewebe oder Knorpel bestehen; manche derselben sind mit jenen reinen Synovialfibrin-Concrementen insofern verwandt, als sie aus einem primär vascularisirten und belebten, sekundär durch Synovialfibrin entarteten Zellgewebe bestehen.

Der strukturlose, faserstoffähnliche Stoff dieser Körperchen scheint an allen diesen verschiedenen Fundorten derselbe zu sein und zwar nicht Blutfaserstoff, sondern irgend eine andre Verbindung, ein spontan gerinnendes Natron-Albuminat, welches in allen synovialen und serösen Höhlen vorzukommen scheint, oder ein durch chemische Bindung an die Alkalien der Synovia spezifisch veränderter Faserstoff, — welcher vorläufig als unbekannter Körper Synovial-Faserstoff heissen mag. Für eine Verwandtschaft mit Fibrin spricht namentlich der Umstand, dass die Bildungshöhle solcher freier Körper stets deutliche Spuren chronischer Entzündung zeigt. Am wahrscheinlichsten möchte es sich weiterhin als Natron-Fibrinat erweisen.

Die normale Synovia der Gelenke entsteht durch die Thätigkeit der Epitelialzellen; das Epitelium bedeckt meist als geschichtetes in dicker Lage die Synovialhaut, um durch seine Abstossung die festeren Theile der Gelenkschmiere zu bilden, während gleichzeitig eine Quantität Wasser einfach aus den Blutgefässen aussickert. — Dem Verhalten der Gelenkhäute ist das Epitelium der Schleimbeutel sowie die sezernirte Flüssigkeit ähnlich, ebenso die Schleimscheiden; ein Unterschied besteht darin, dass meist nur eine einfache Zellenschicht vorhanden ist und dass überall da, wo Faserknorpel-Gewebe freiliegt, ein Epitelium ganz fehlt, weil Knorpel ein solches nie trägt. — Die serösen Häute haben nur einfaches Epitelium, d. h. es findet eine so schwache und langsame Epitelienbildung statt, dass stets nur eine Zellenlage auf einmal vorhanden ist, ohne dass für schnellen Nachwuchs gesorgt ist; dies darum, weil die Menge des die serösen Bewegungen möglich machenden Schmierstoffs viel geringer zu sein braucht als in den Gelenken. Dass aber die von serösen Häuten ausgehende Sekretion spezifisch gleiche feste Stoffe liefert, wie die Gelenkschmiere, ist daraus zu entnehmen, dass gelegentlich auf serösen Häuten eine ganz gleiche, mehrfach geschichtete Zellen- und Gallertabsonderung stattfindet, namentlich auf Brust- und Bauchfell bei Cholera, mit fadenziehend schaumschlagendem Sekret. Dass überhaupt seröse Flüssigkeit eine spezifische selbstständige Sekretion durch Zellenthätigkeit sei, haben Luschka's geistvolle Arbeiten genug bewiesen.

Die normale Synovia ist klar, farblos, fadenziehend, alkalisch, mit mässig viel mikroskopischen Zellenresten; chemisch zusammengesetzt aus Eiweiss, Extractstoffen, Fett und Salzen und namentlich reichlichem Natron-Albuminat oder Scherer's „flüssigem Schleimstoff" (aus der durch Kochen von Eiweiss befreiten Flüssigkeit durch Fällung mit Essig darzustellen). Die Menge der Salze ist weit grösser, als im Blut, was für die Consistenz der Synovia wesentlich. — Die Synovia ist demnach kein Exkret, sondern ein selbstständiges Sekret, gebildet durch Thätigkeit der Epitelialzellen, welche theils in ihrem Inneren aus

Blutstoffen Natronalbuminate u. dgl. bilden, um sie dann durch extrazellulare Ausstossung wieder abzugeben, theils sich selbst alkalisch auflösen und zerfliessen lassen.

Die Menge der Synovia wird theils durch den hohlen Raum des Gelenks bestimmt, theils vielleicht nach Frerichs vom Gebrauch des Gelenks, insofern bei Neugebornen und bei im Stall gefütterten Thieren mehr Synovia vorhanden sei, als nach starker Bewegung, wo die Concentration um so stärker, weil mehr Zellen abgestossen werden und mehr Wasser resorbirt. So variirte nach Frerichs bei Stall- und bei Weideochsen der Gehalt an festen Theilen zwischen 30 und 54 Promille, darunter Schleimstoff zwischen 2 und 5, Eiweiss am bedeutendsten zwischen 16 und 35, die Salze unmerklich.

Hiernach ist denkbar, dass vorzüglich durch starken Gebrauch der Gelenke die Entstehung freier Concremente begünstigt werde. Chemische Untersuchungen von Gelenkmäusen und gleichzeitig ihrer Synovia giebt es nicht, andere Untersuchungen greifen nicht so genau ineinander, dass Schlüsse zu machen wären.

In einer Hydrocele von der Grösse eines Borsdorfer Apfels bei einem 60jährigen Manne, welcher 24 Stunden nach dem Tode sezirt ward, fand ich die Scheidenhaut überall etwas schwartig verdickt, namentlich stellenweise etwas warzig; die eingeschlossene Flüssigkeit war fast völlig klar, gelblich, mit wenig mikroskopischen Zellenresten; als diese Flüssigkeit weitere 24 Stunden an der Luft gestanden hatte, war sie gallertartig geronnen; beim Ausdrücken des Gerinnsels blieb eine sehr geringe Menge bräunlicher, etwas klebriger, knetbarer Substanz zurück, welche nach diesem Verhalten nicht für gewöhnliches Fibrin, sondern eine verwandte Substanz zu halten war. In dieser Hydrocele lag eine fast kugelrunde, sehnig weisse, an Consistenz dem Gummi elasticum gleiche, 5 Linien dicke Concretion, welche auf dem Durchschnitt fein concentrisch gebildet war. Diese Kugel war im Centrum gelbbraun honigartig, bröcklig erweicht, in einer von Faserstoffgerinnseln verschiedenen Art (etwas ähnlich den braun erweichten abgestorbenen Echinokokkusblasen); mikroskopisch fanden sich hier eckig schlackenartige

Bruchstücke, keine Fasern, sehr wenige Fettkörnchen, kein Kalk; die übrige, nicht entartete, weisse Hauptmasse war mikroskopisch ganz strukturlos homogen, fein geschichtet. Durch Essig und Kali wurde diese Substanz nicht wesentlich verändert. Vermuthlich war das kuglige Concrement aus dem noch aus der Leiche gelöst erhaltenen Gerinnungsstoff entstanden, dieser kein ächtes Fibrin, sondern ein nur analoges Sekretionsprodukt der Serosa. — Von ganz ähnlicher Beschaffenheit, nur weicher, etwas durchscheinender, dem weich gekochten Eiweiss ähnlich, waren 5 haselnuss- und mandelförmige Concremente aus dem durch wässrige klare Synovia ungewöhnlich aufgetriebenen *Tumor albus* des rechten Kniegelenks eines Erwachsenen (welche nie Einklemmungssymptome gemacht hatten); in der Mitte der geschichteten, weissen, elastisch halbharten Körper fand sich stets eine gallertartig ödematöse, wasserhaltige Erweichung; das Ganze absolut strukturlos. — Alle diese Concremente zeigen keine grosse Mannigfaltigkeit von weiteren Umwandlungen; seltner ward eine stärkere centrale Verkalkung, niemals volle Versteinerung an ihnen beobachtet. — Auch die Substanz der freien Körperchen in Schleimbeuteln und Sehnenscheiden scheint mit den vorigen Massen identisch zu sein; doch ist hier die Entstehung komplizirter, daher dies unten besonders zu erwähnen ist.

Die näheren Verhältnisse solcher Concremente unterscheiden sich wesentlich je nach ihrem Sitz in Gelenk, Schleimbeutel, Schleimscheide, seröser Höhle.

[Gelenkmäuse.] Freie Körper oder Gelenkmäuse wurden überhaupt am häufigsten im Knie gefunden z. B. in dem zuerst 1518 von Paré beobachteten Fall, ausserdem in den verschiedensten anderen Gelenken.

Es sind unter diesem Begriff natürlich Körper von verschiedener Entstehungsart und Struktur vereinigt, namentlich 1) abgerissene normale Theile, 2) abgerissene Polypen, 3) primär freie Gerinnungs-Massen. Die beiden letzteren Formen entstehen in Folge einer chronischen Entzündung, welche bei den Polypen eine tiefsitzende des fibrösen Blatts der Gelenkhaut, bei den Gerinnseln eine nur oberflächliche katarrhalische des serösen Blatts ist. — Hiernach sind die verschiedenen Theorien zu beurtheilen: 1) Reimarus, Monro hielten die Gelenkmäuse für traumatisch abgelöste Stücke der Gelenkknorpel; 2) Bichat, Laennec vertheidigten die Polypen-Natur; 3) Hunter und Sander hielten sie für Gerinnsel aus Blut oder aus Synovia-Stoff; — Andere, namentlich Schreyer nahmen gleichzeitig die zweite und dritte Art an; Schreyer selbst exstirpirte ausserdem bei einer 46jährigen Frau aus dem Schultergelenk einen *plattrundlichen, ½ Zoll breiten Ring*, den er für den traumatisch abgelösten, zuweilen normal vorkommenden, ligamentösen Knorpelring hielt, welcher nach Vesal, Weitbrecht u. A. um den Rand der Gelenkhöhle liegt.

1) Traumatisch freigewordene Theile kommen am seltensten vor; von der Schulter ist ein Fall erwähnt. Im Knie wurde von Vidal, Koch u. A. eine unvollkommene Luxation und partielle Abreissung der Halbmondknorpel beobachtet. Alexander Monro von 1726 fand bei der Sektion einer 40jährigen Frau im rechten Knie einen bohnengrossen Körper, welcher mit ½ Zoll langem Stiel an der äusseren seitlichen Grube des Schenkelknochens festsass; hier fehlte im Gelenkknorpel ein Stück von gleicher Form. Viel bestimmter gehört ein traumatisch entstandener fremder Körper des Kniegelenks hieher, den Velpeau mit tödtlichem Erfolg exstirpirte und Cruveilhier als abgebrochenes Femurstück erkannte (Cruveilhier. Anat. path. gén. 1852. t. 2. p. 137.). — In gleicher Art mögen im Ellbogen-, Knie-, Fussgelenk und an anderen Orten auch abgelöste Knochenstücke gelegentlich zu Gelenkmäusen werden; doch wird dies bei der nothwendigen Komplikation dieser Entstehungsart mit chronischer Gelenkentzündung oft schwer genau zu entscheiden sein; die mikroskopische Untersuchung kann etwa an den reihenförmig parallelen Säulen von Knorpelkörperchen mit Sicherheit die Herkunft des Stücks von Gelenkknorpel nachweisen, wie ich auf diese Art ein Stück abgebrochenen *Processus coronoideus ulnae* erkannte, welches aus dem Ellbogen eines Knaben (mit üblem Ausgang) exstirpirt wurde.

2) Bei weitem die häufigsten Gelenkmäuse entstehen als Wucherungen der Synovialhaut. Diese sind seltner ein-

fach hypertrophischer Natur ohne wesentliche Entzündung, Neubildungen aus der Dicke der Synovialhaut, z. B. ein haselnussgrosses Lipom aus dem Kniegelenk exstirpirt, vielleicht aus einer Haversschen Zotte entstanden.

Meistens entstanden die Körper als rundlich höckerige Knorpelwucherungen bei einer sehr chronischen Gelenkentzündung, welche als tiefsitzende nicht nur das seröse Blatt der Synovialhaut, sondern namentlich zugleich das fibröse ergriff, sammt dem ganzen Band-, Knorpel- und Knochen-Apparat des Gelenks.

Derartige Entzündungen entstehen meistens traumatisch; die weitere Hartnäckigkeit ist dann seltner in einem dyskrasischen Verhältniss begründet, vielmehr meistens in Einreissung von Bändern, namentlich aber Infraktion oder volle Fraktur von vorspringenden Gelenktheilen, Condylen, Malleolen u. dgl. Rein aus inneren Verhältnissen geht diese chronische Entzündung nur hervor 1) als relative Heilung einer primär akuteren, eitrigen, skrofulösen Gelenkentzündung z. B. Coxalgie und *Tumor albus genu*, wie dies häufig ist; 2) in Folge eingewurzelter sogen. rheumatischer Gelenkentzündung; 3) bei der Knochen- und Gelenkentzündung des Greisenalters, senile Arthritis, *Malum senile*.

Bei dieser tiefsitzenden chronischen Entzündung sind alle Theile des Gelenks, Knorpel, Knochen, fibröse Theile betheiligt. — Es entsteht keine wesentliche Vermehrung der Synovial-Sekretion, doch auch keine merkliche Verminderung, daher das Leiden unpassend als trockne Gelenkentzündung, Xerosis, Gelenktrockenheit im Gegensatz zur Wassersucht bezeichnet ist; man findet stets eine normale Menge klarer, ziemlich dicker (oft mit exfoliirten Theilchen gemischter) Synovia. Hieraus geht hervor, dass die sezernirende Thätigkeit nicht wesentlich verändert, das seröse Blatt der Gelenkhaut nicht vorwaltend betroffen ist.

In der Synovialhaut bildet sich allgemeine wulstige Verdickung, vom serösen und fibrösen Blatt abhängig; alle schon vorhandenen, dem serösen Blatt angehörigen, Haversschen Zotten vergrössern sich, zahlreiche neue entstehen. Neubildungen entstehen an zweierlei Stellen, mit dem allen Häuten zukommenden Unterschied als tiefliegendere Polypen oder oberflächliche Zotten. 1) Die massiveren polypenartigen Massen, namentlich knorplig knöchern, als die häufigsten und gefährlichsten Gelenkmäuse entstehen im fibrösen Blatt, primär mehr an der Aussenfläche der Synovialhaut wie dies J. F. Meckel (Pathol. Anat. Bd. 3. S. 211.) richtig dargestellt hatte. 2) Aus der serösen Haut entstehen zierlichere oberflächliche Zotten-Wucherungen, aus Zellgewebe oder Fettgewebe bestehend, mit kleinen Antheilen auch von Knorpelneubildung. Den ausgezeichnetsten Fall der Art von einem Leipziger Buchsetzer mit chronischen Gelenkentzündungen beobachtete Ph. F. Meckel und beschrieb Götz (De morb. ligam. Hal. 1798.); nach diesen in Halle aufbewahrten Kniegelenken besonders bildete J. Müller den Begriff *Lipoma arborescens.* Freie Gelenkmäuse gehen aus diesen Zotten anscheinend selten hervor; die Analogie der Gelenkhaut mit Schleimscheiden und Schleimbeuteln macht es zwar theoretisch wahrscheinlich, dass in den Gelenken dieselben gurkenkernförmigen gestielten oder freien Körperchen aus den mit Synovialfibrin infiltrirten Zotten entstehen, wie es dort so häufig ist, doch ist noch nichts der Art beobachtet. Falsch ist es unbedingt, wenn Rokitansky alle Gelenkmäuse aus seinem Anderen unverständlichen Separatbegriff und Dogma des Hohlkolbens und der dendritischen Vegetation d. h. Zotten ableitet, ebenso die analoge Ansicht von Rainey u. A.

Während die Zotten der Synovialhaut durch Zellgewebsneubildung mit Fett und kleinsten Knorpeltheilchen (namentlich isolirte Knorpelzellen und Nesterchen) sich vergrössern und bis zolllang werden mit Verästelung, so bilden sich grössere Knorpelwucherungen bis Wallnussgrösse und mehr, 5 bis 20 und 50 im tiefen fibrösen Blatt, Anfangs flach versteckt, dann nach allgemeinem Polypengesetz immer mehr nach innen vordringend, endlich gestielt und vom Nabelstrang abreissend. Diese Klasse von Gelenkmäusen ist höckrig rundlich, knorpel- oder knochenhart, und besteht aus Knorpel- und Knochengewebe, gelegentlich mit sekundärer Fett- und Kalkentartung des Knorpels. In kranken Gelenken der Art sieht man breitsitzende, gestielte und freie

Körper zuweilen dicht gedrängt, so dass sie z. B. einen mächtigen Ringwulst um ein Fuss- oder Kniegelenk bilden.

Die Knorpelflächen des Gelenks degeneriren in der Art, dass der Knorpel rauh, faserig und vascularisirt wird, dann filzig abgerieben und zerstört, so dass freie Schliffflächen am Knochen entstehen; man findet in der Synovia mikroskopische Theile von Reibungs-Detritus der Knorpel. — Die Knochenenden erhalten vielfach Knochen-Neubildung, namentlich stalaktiten- und warzenartige, zuweilen pilzartig gestielte Exostosen am Rand des Gelenkknorpels bis zu grosser Mächtigkeit. Auch solche Exostosen sind nach traumatischem Abbrechen als Gelenkmäuse beobachtet, z. B. von Ecker.

3) Die ächten, primär freien Gerinnungsconcremente aus strukturlosem, geschichtetem Synovialfibrin entstehen in Folge einer eigenthümlichen oberflächlichen chronischen Entzündung, welche wesentlich als Sekretionsanomalie oder Katarrh des serösen Blatts, als Hydarthrus und chronische Wassersucht (nach Art von Hydrocele u. dgl.) sich charakterisirt. Es bildet sich eine abnorme Synovia, gelösten Faserstoff enthaltend, welcher als Natronfibrinat zur Gerinnung kommt. — Diese Concremente sind selten, nur im Knie beobachtet. Die Gerinnsel scheinen weniger in der Haupthöhle des Gelenks zu entstehen, als vielmehr in dessen Seitentaschen. So fand ich bei einer 56jährigen, sehr senilen Frau mit brüchigen Knochen und chronisch schmerzhaft entzündeten Gelenken in den Knieen die Synovialhaut wulstig geröthet und leicht granulirt, die Synovia zu reichlich und zu dick, dabei aber klar mit normalen mikroskopischen Zellenresten; ausserdem verschiedene linsen- bis groschengrosse oder erbsförmige, weich elastische Gerinnsel theils häutig locker an die Wände geklebt, theils kuglich frei geschichtet abgeballt, weiss, zäh, unvollkommen faserstoffähnlich, vermuthlich aus Natron-Verbindung von Eiweiss oder Faserstoff bestehend; alle diese Massen waren ganz strukturlos. Vielleicht gehört hieher ein Fall von Monro (Schleimbeutel. Bearb. v. Rosenmüller 1799. Taf. 15. F. 3—6.), wo er in einem Kniegelenk 20 freie Körper fand; nach der Durchschnittszeichnung des einen liesse sich vermuthen, dass es Fibrin sei, doch ist übrigens Be-

schreibung und Abbildung zu unvollkommen. Ferner scheint hierher ein von Bidder beschriebener Fall zu gehören (Zeitschr. f. ration. Med. 1845. Bd. 3. S. 102.). Aus einer alten, später spontan eröffneten Kniegeschwulst, bei welcher man durch die Oeffnung tief in's Gelenk dringen konnte, kamen mit schlüpfrigem, klarem Schleim zahlreiche regelmässige Körperchen hervor, alle gleich gross, $1\frac{1}{2}'''$ lang, $\frac{3}{4}'''$ breit, $\frac{1}{2}'''$ dick, ohne Spur von Stiel, sehr elastisch, homogen ungeschichtet, ohne Spur einer Organisation. — Die spezifische, für solche Concremente nöthige, chronische Entzündung scheint also hauptsächlich durch Wassersucht des Gelenks von Anfüllung mit einer klaren schleimigen Synovia charakterisirt zu sein; sie ist wesentlich ein chronischer oberflächlicher Katarrh, im Gegensatz zu der tiefer sitzenden chronischen Entzündung, wobei neue Knorpel- und Knochenmassen entstehen.

In Bezug auf den Verlauf solcher Leiden gehört möglicherweise ein Fall von Velpeau in diese Klasse von Gelenkmäusen (Vorles. üb. klin. Chir. Uebs. v. Krupp. 1841. Bd. 2. S. 60.). Er amputirte einem Studenten den rechten Schenkel wegen sehr gefährlichen Leidens im Kniegelenk. Die Krankheit begann mit einem fremden Körper, der von einem Chirurgen extrahirt wurde. Die Wunde schloss sich schnell. Kurz nachher aber bildeten sich nach einander wieder 9 Körper im Gelenk, die Wunde öffnete sich wieder, blieb klaffend und von Zeit zu Zeit trat einer der Körper aus der Wunde. Es wurden deren allmählig 25 gezählt, einige von der Grösse einer kleinen Kastanie, andere von der einer Haselnuss, die meisten aber von der Gestalt und Grösse einer Bohne. — Der Mann starb 7 Tage nach der Operation. Bei der Mangelhaftigkeit des anatomischen Details ist Näheres über den Fall nicht zu erkennen.

[Symptome. Kur.] Die Symptome sind gelegentlich bei allen drei Klassen von Gelenkmäusen ganz gleich. Zuweilen wird während des Lebens die Anwesenheit der fremden Körper gar nicht bemerkt. So sah Velpeau einen älteren Mann, den ein fremder Körper, der seit 20 Jahren im Knie lag, nie belästigt hatte; ebenso ein Mädchen, die über 10 Jahre einen solchen

Körper im Knie hatte und nur Schmerzen fühlte, wenn sie sich dagegen stiess.

Gewöhnlich bemerken die Kranken das Leiden bei einer plötzlichen Bewegung, wo die fremden Körper plötzlich sich einklemmen und blitzesschnell in der Tiefe einen oft sehr heftigen Schmerz hervorrufen und die Bewegung hindern. Dieser Zustand dauert selten längere Zeit, bald kann sich das Gelenk wieder bewegen und es kommen wieder vollkommen freie Intervalle, die oft halbe Jahre dauern können. Klemmt sich aber der Gegenstand häufiger ein oder ist sonstige Erkrankung des Gelenks mit dem Leiden verbunden, so ist auch in den Intervallen gesteigerte Empfindlichkeit vorhanden und der Kranke wagt das Gelenk nicht zu bewegen. Zur Sicherung der Diagnose ist es nothwendig, den fremden Körper zu fühlen.

Die Kur kann gelegentlich mit momentanem oder radikalem Erfolg unblutig geschehen nach Middleton's u. A. Methode, durch Bandagen die Gelenkmaus an unschädlicher Stelle zu fixiren. Blutige Operation ist bei der Gefahr jeder Gelenkeröffnung immer nur durch dringende Zufälle indicirt, besonders da das Gelenk schon vorher meistens in chronischer Entzündung und mehr oder weniger starker Entartung war.

[Freie Körper der Schleimscheiden- und Schleimbeutel-Hygrome.] Die Schleimscheiden der Sehnen und die Schleimbeutel stehen sich sehr gleich in den bei chronischer Entzündung oder sogen. Wassersucht derselben, beim *Hygroma cysticum bursae mucosae* und *Hygroma tendinis*, auftretenden Erscheinungen. Dabei ist wesentlich darauf aufmerksam zu machen, dass das Sehnenhygrom durchaus zu unterscheiden ist von den sogenannten Ganglien oder Ueberbeinen, welche gar nichts mit Sehnenscheiden zu thun haben und nur vermöge des urtheilslosen Nachsprechens der Chirurgen noch oft als Erweiterungen von Sehnenscheiden gelten.

Von Schleimbeuteln wurden durch Monro, Koch, Schreger, Cruveilhier, Velpeau, Hyrtl mit dieser Erkrankung beobachtet am häufigsten der Beutel der Kniescheibe, dann am Ellbogen, ausserdem am *Glutaeus maximus*, am *M. subscapularis*, an Schulter, Hand und Fuss. Das Maximum der Grösse erreicht gelegentlich das *Hygroma patellae,* kindskopfgross. An Sehnenscheiden fand sich diese Wassersucht bei weitem am häufigsten in den Sehnen der Handfläche, dann des Handrückens, zuweilen auf dem Fussrücken und an anderen Stellen. — Bei Thieren sind sie als sogen. Sehnenscheiden-Gallen häufiger und sehr voluminös, z. B. bei der Kuh nach E. Gurlt mit 11 bis 17 Pfund Inhalt.

Diese Anschwellungen entstehen vermuthlich immer traumatisch, z. B. die Scheuerfrauengeschwulst am Knie, die der Bergleute am Ellbogen, beide oft Anfangs sehr schmerzhaft, später schmerzlos, durch Druck u. dgl., mehr oder weniger mit Zuthun von Erkältung und constitutioneller Anlage. Dass hiebei nach Hunter's und Velpeau's Meinung stets ein Blut-Erguss betheiligt sei, ist nach Analogie des oft sehr ähnlichen Verhaltens von Hydrocele nicht wahrscheinlich. Die chronische Entzündung der serösen Haut bewirkt zunächst reichlichere Abscheidung reinen wässrigen Serums, gerade wie bei Hydrocele u. dgl.; zuweilen bald auch reichlichere Epitelienbildung, daher fadenziehendzähere Beschaffenheit der Flüssigkeit, wobei sie trotz suspendirter mikroskopischer Zellenreste meist klar bleibt, gelblich; nach langem Bestand bildet sich etwa Trübung durch Zellenreste, Niederschlag von Fett, Cholestrin und Kalk und körnig geronnener Eiweissmasse; der Inhalt grosser, zur Operation führender Sehnenhygrome erscheint dann gelegentlich als trüber Schleim oder auch als flockig weisslich eiterartige Masse, worin nebenbei zahlreiche freie Körperchen enthalten sind. In sehr alten Hygromen kommt durch starke Verkalkung gelegentlich eine kalkbreiartige, weisse oder bei Blutbeimischung hefenfarbige Masse zu Stande, welche in einem Fall von Luschka, in dem hühnereigrossen Knie-Scheimbeutel einer 70jährigen Frau, nach Schlossberger 18% kohlensauren Kalk, 66% phosphorsauren Kalk und 16% Organisches enthielt. Ausserdem kommen im Inhalt Faserstoffgerinnsel vor, membranös oder kuglig geballt; gelegentlich Bluterguss, ähnlich wie in Hämatocele u. dgl. Selten bildet sich schliesslich eitrige Entzündung mit Durchbrüchen und Fisteln.

Die seröse Haut selbst erscheint Anfangs unverändert; später, namentlich bei zäherer oder breiiger Sekretion, wird sie verdickt und geröthet, mit immer fibröserer, schwartigerer Verhärtung bis zu $^1/_2$ und 1 Linie Dicke und mit knorpelartiger Härte. Die innere Oberfläche trägt in allen normalen Schleimbeuteln feinste Zotten oder Fransen, abgebildet von Schreger. *Bursae mucosae subcut.* Erlang. 1825. Fol. Taf. 2. Fig. 2. vom Schleimbalg des *Condylus int. humeri*, Taf. 3. Fig. 3. vom Ellbogen eines 7monatlichen Mädchens, keulförmige lange Zotten, Taf. 3. Fig. 7. mächtige verästelte Zotten vom Kniescheibenbeutel. Dieselben Zotten sind in allen Sehnenscheiden, Kölliker's Gefässzotten. Unter vermehrter Ernährung und Entzündung entstehen hier auch ganz neue Zotten; es verliert sich in den Schleimbeuteln vermöge der wellenförmigen Biegung der Kapillaren immer mehr ihre spiegelnde seröse Oberfläche und erhält die letztere zahlreiche neue, feinste und grössere Papillen und Zotten, welche sich dann ganz nach Art der Zotten in Gelenken ausbilden, bis zum *Lipoma arborescens* u. dgl., oft auch ödematös keulförmig geschwollen; es entstehen hieraus meist zart weiche, zuweilen hart fibröse, senfkorn- bis erbsgrosse und grössere, keulförmige und langgestielte Knöpfchen, welche wie die feineren Zotten oft später frei abfallen. Oft bilden die weichen Zotten quastartige Massen oder rundliche Granulationen. — Ausserdem bilden sich aus der tieferen fibrösen Schicht der Schleimbeutelhaut beim *Hygroma patellare* u. dgl. stets wulstig hervorragende Falten, welche sich immer mehr hervorheben, so dass eine Art Gekröse entsteht (wie bei den in gleicher Art entstehenden und freiwerdenden Sehnen die Retinacula oder wie das *Lig. suspens. Venae umbilicalis* u. dgl., namentlich wie an den Balkenmuskeln des Herzens), indem später oft dies Aufhängeband der Schleimbeutelfalte resorbirt und die Falte zu einem freistreichenden brückenförmigen Balken wird. In den Sehnenscheiden scheint es nie zu dieser Falten- und Balkenbildung zu kommen.

Die vielfach beobachteten, vielleicht in jedem Hygrom von Schleim-Scheide oder -Beutel vorkommenden freien Körperchen scheinen stets von einer eigenthümlichen Hypertrophie-Entartung befallen zu werden, wobei sie sich enorm vergrössern, während ihre primäre Zellgewebsstruktur unter der immer dichteren Ablagerung und Verdrängung von eigenthümlichem Natron-Fibrinat oder -Albuminat oder ähnlichem festen Stoff fast ganz verloren geht, so dass eine anscheinend sehr strukturlose Masse daraus entsteht, welche leicht für reines faserstoffartiges Gerinnsel gehalten werden könnte; nachdem solche Zotten als gurkenkernförmige Körperchen freigeworden sind, vergrössern sie sich noch theils durch Intussusception gleichen Stoffes, theils durch Apposition, haben demnach jetzt den Character selbstständiger Concremente. Werthvoll für die Deutung der Entwicklung war die anatomische Untersuchung nur in den Fällen, wo sowohl festsitzende als freie Körperchen zugleich beobachtet wurden, wie in den Fällen von Hyrtl 1842, Michou 1851 für Schleimscheiden, namentlich auch die Vergleichung mit Luschka's Darstellung der Zotten am Hoden, deren Entartung zu freien Körpern er Verknorpelung nannte.

Als jüngste Entwicklungsstufen dieser Körperchen sah ich in den mit serösem oder namentlich schleimigem Inhalt gefüllten Beuteln oder Sehnen-Hygromen viele feinste, weiche, röthliche Papillen und Zotten der Hygrom-Wand, zahlreich in der Kniescheibenkapsel oder in dem Sehnenhygrom der Hand zerstreut, aus normalem, gefässhaltigem Zellgewebe bestehend, glatt ohne keulförmige Anschwellung. Wenn diese Zotten die Entartung zu freien Körperchen einleiten, so erhalten sie unter merklicher ungleichförmiger und namentlich kolbiger Anschwellung ein schleimiges, halbdurchsichtiges Ansehen, mikroskopisch charakterisirt durch Auseinanderdrängen der normalen Zellgewebselemente vermittelst einer strukturlosen oder gallertartig faserigen oder grob- und steiffaserigen knorpelharten, ziemlich derben Infiltrationssubstanz; in ihr verschwinden allmählig die Zellgewebsfibrillen, weiterhin auch die meisten Reste der Kapillargefässhäutchen; es bleiben zuletzt nur die Reste der atrophischen Zellgewebszellen u. dgl. als spindelförmige Kernfasern, Kernreste, Körnchenreihen, welche in einer fast homogenen Grundsubstanz sparsam zerstreut liegen, gelegentlich deutliches Fettzellgewebe, selten hier und da eine Spur von Kapillargefäss. Dies Ganze erscheint als eine Umwandlung und Verdrängung der Gewebe durch etwaiges Natron-Fibrinat oder Aehnliches, was endosmotisch aus der Synovia aufgenommen und verdichtet wird. Es ist damit schliesslich alle Ernährung aufgehoben, ebenso wie durch akute Blutgerinnung bei Entzündungsbrand u. dgl.; die entartete Zotte ist nekrotisch ein fremder Körper, zur Abstossung und Sequestration vom Stiel bereit. Chemisch zeichnet sich die faserig homogene Grundsubstanz dadurch aus, dass sie weder von Essig noch von Kali wesentlich verändert wird; sekundär durch langsame Verwesung kommt gelegentlich feines Fett- und Kalksediment zu Stande. Dergleichen entartete Zotten finden sich festsitzend in 2 bis 3, höchstens 4 Linien Länge und $^1/_{10}$ bis höchstens $^1/_3$ Linie oder in Anschwellungen von $^1/_2$ Linie Dicke, höchstens von Hanfkorngrösse, feingestielt. Von ihren Stielen abgefallen und frei, finden sich dieselben Körperchen in gleicher Grösse und Struktur. Ausserdem finden sich zahlreiche grössere Körperchen, welche in Uebergängen aus jenen festsitzenden abzuleiten sind und doch einige andere Eigenschaften haben. In der ersten und zugleich unübertroffenen genaueren Untersuchung eines solchen Falles zieht Hyrtl (Oesterr. med. Jahrb. 1842. Bd. 30. S. 262.) mit Recht aus der Thatsache, dass alle freien Körperchen grösser waren als die festsitzenden, den Schluss, dass sie noch nach dem Abfallen sich vergrössern — ein dann nicht organischer Akt des Wachsthums, sondern unorganisches Aufquellen mit Apposition von aussen.

Die freien Körperchen verlieren die Spuren ihrer organischen Entstehung aus Zellgewebszotten in hohem Masse, können leicht für ganz strukturlos gehalten werden nach Art der oben erwähnten Faserstoffbälle aus dem Kniegelenk; zu sichrer Diagnose verhilft nur selten etwa Fettzellgewebe, wie in Hyrtl's Fall. Man findet in einem Schleimbeutel oder einem Carpal-Hygrom 10 bis 120 gelbweisse oder grauweisse, schlüpfrige, elastische, knorpelharte oder weiche Körperchen von der Grösse eines Stecknadelknopfs bis höchstens in seltnem Fall der einer Bohne, gelegentlich von viel Schleim umspült, in einem andren Fall fast ganz dichtgedrängt ein Carpal-Hygrom ausfüllend. Für die Form ist besonders häufig und charakteristisch die des Gurkenkerns mit feinem Stiel, wo der Nabelstrang riss; ausserdem zahlreiche andere Formen, wie Birnkern, Reiskern, zuweilen polyedrisch, wie sich drängende Gallensteine, Tetraeder, Würfel, auch 1 Zoll lang spindelförmig oder 3 bis 4 Körperchen perlschnurartig durch einen Faden vereinigt. Zahlreiche komplizirte Formen bis zu Bohnengrösse sind abgebildet in Monro's Abh. üb. d. Schleimsäcke, bearb. v. Rosenmüller. 1799. Fol.; aus einem Schleimbalg der Sehne des *Flexor pollicis longus* etwa 50 Körperchen Taf. 15. Fig. 7—18., concentrisch geschichtet und im Inneren unregelmässig erweicht, wie die Abbildung mit der Lupe zeigt. Auf dem Durchschnitt sieht man deutlich feingeschichtete Struktur, ohne dass sich die Schichten gut abschälen lassen; ein besonderer Kern nicht deutlich, doch findet sich oft eine unregelmässige, mit Wasser gefüllte, centrale Erweichungshöhle, welche dem Körperchen das Ansehen einer Blase oder Hydatide geben kann; mikroskopisch ist kein Epitel zu erkennen, die innere Substanz strukturlos halbfaserig, bei Zusatz von Essigsäure werden hier und da Kernfasern, Kerne, sparsame eigenthümliche Sternzellen deutlich. Jedenfalls vergrössern sich diese Körperchen theils durch innere Ablagerung neuen Natronfibrinats, theils durch Bildung neuer äusserer Schichten; doch lässt sich nicht die Gränze zwischen den primär organisirten Zottenkörperchen und den sekundären anorganischen Schichten erkennen. Chemisch haben diese Körperchen durchaus keinen merklichen Antheil an Leim, lösen sich vielmehr in kochendem Wasser nicht auf, bestehen also aus einem geronnenen Proteinstoff.

Diese Körperchen wurden theils richtig für abgefallene Zotten u. dgl. gehalten, so von J. F. Meckel, Nélaton, Hyrtl, theils für organische Gerinnsel, theils von Dupuytren, Laennec, Delle Chiaje und noch im J. 1845 in der Zeitschrift für rationelle Medizin zum Theil von Bidder für selbstständige Thiere, „Acefalocisto piano" u. dgl. Dupuytren blieb dabei, dass er die Körperchen sich bewegen sah, und machte den unübertrefflich unlogischen Namen Kyste hydatidiforme für dieses Sehnen-Hygrom.

In keinem Sehnen-Hygrom scheinen jemals diese freien Körper zu fehlen; daher ist bei der etwaigen Punktion einer an einer Sehne liegenden Geschwulst jedes Erscheinen solcher

Körperchen der sichere Beweis, dass hier ein Sehnen-Hygrom vorliegt — zum vollen Gegensatz gegen das Ganglion, was nur klaren gallertartigen Inhalt hat und nicht von der Schleimscheide ausgeht. In Schleimbeutel-Hygromen fehlen sie oft, z. B. auf der Kniescheibe, sind nie in sehr grosser Zahl vorhanden, wurden aber doch reichlich in der *Bursa anconea, subscapularis, glutaea* u. a. beobachtet.

Bei weitem am häufigsten und kolossalsten ist dies concrementhaltige Hygrom als *Hygroma tendinum palmare,* gelegentlich in einer Beugesehne nur eines Fingers liegend, oder doch ganz in der Hohlhand liegend oder unter dem *Ligam. carpi volare* durchgehend, so dass es hier zwerchsackartig eingeschnürt ist, überhaupt meistens in viele Kammern abgetheilt; in der Grösse einer Haselnuss bis zu der eines Gänseeies und mehr, etwa seit 2 bis 10 Jahren unter mehr oder weniger Schmerzhaftigkeit bei Bewegungen entstanden, zuletzt oft spontan schmerzend mit gerötheter Cutis und selbst mit Eiterung; bei der Untersuchung fühlt man zuweilen ein sehr deutliches Knarren oder Krepitation, ein eigenthümliches Gefühl des Hinundhergleitens der Körperchen. — Die erste Entstehung wird stets von einer traumatischen Ursache abzuleiten sein. — Der Sitz ist zuweilen nur eine Fingersehne, in der Länge von 1 oder 2 Phlangen am Finger oder am ganzen Finger entlang, gelegentlich von einem Finger aus bis in die Mitte der Hohlhand, beiderseits blind geschlossen, im Verlauf oft mehrere Einschnürungen und selbst totale Abschnürungen durch ein Septum. Den geringsten Grad solcher Erkrankung stellen vielleicht Fälle dar, wie die von Notta (Arch. gén. 1850. Oct.) bei 2 Frauen beobachteten, wo bei der willkürlichen Streckung und Beugung im 2. und 3. Finger Anfangs ein absolutes Hinderniss entstand, welches nur künstlich durch die andere Hand überwunden ward, bewirkt durch ein deutlich unter der Finger-Handfalte fühlbares Knötchen der Sehne. Das Hygrom ist am häufigsten an den drei mittleren Fingern, selten am Daumen, sehr bestimmt zu diagnostiziren. In dieser Weise beschränkt bleibt der Sitz nur in den ungewöhnlicheren Fällen, wo einzelne Theile der Schleimscheiden abgekapselt sind; meistens verbreitet sich die chronische Entzündung und Entartung vom Punkt der ersten Entstehung aus in die gemeinsame Sehnenscheide der Hohlhand, welche die Volarfläche der Carpalknochen bekleidet, für jede Fingersehne eine Hülle giebt, zuweilen auch mit Gelenkhöhlen in Verbindung steht und unter dem *Lig. carpi vol.* hindurch zum Vorderarm geht; diese Allgemein-Verbreitung geschieht in gleicher Nothwendigkeit chronisch, wie akute Eiterverbreitung der Sehnenscheiden der Hohlhand; dann bildet sich die charakteristische Zwerchsackform. — Bei anatomischer Untersuchung exstirpirter Stücke oder in Leichen findet sich dann die Schleimscheide stark fibrös verdickt und zuweilen dick schwartig, wie der Kniescheibenbeutel, die innere Oberfläche theils glatt, theils körnig und zottig gefranst, der Inhalt schleimig, etwas trüb mit den freien Körperchen; über den Zustand der Sehne liegt nur die eine Beobachtung von Hyrtl an einer alten marastischen Frau vor, wo die ausserhalb des Sacks guten Sehnen des *Flexor sublimis* im Hygrom sehr verdünnt waren, ohne Glanz und Härte mit locker zottigem Ueberzug — analog der „Usur" der Gelenkknorpel und -Knochen bei chronischer Entzündung und Greisengicht.

Die ganze Hygrom-Entartung der Schleimbeutel und -Scheiden hat demnach grosse Aehnlichkeit mit der chronischen Entzündung und dem *Malum senile* der Gelenke.

Die Kur ist meist schwierig, besonders bei Sehnenscheiden. Einreibungen u. dgl. erfolglos; die Operation durch Einschnitt oft schwer, weil 1) der Balg sehr dick, 2) die Concremente schwer auszudrücken. Grosse Einschnitte wurden gelegentlich durch Eiterung tödtlich, z. B. bei Dupuytren; in einem anderen, geheilten Fall von Dupuytren kehrte das Leiden nach Jahren wieder. Bei schwartig verhärteten Schleimbeuteln, z. B. am Knie, ebenso bei gefahrloser liegenden Sehnenscheiden ist die Exstirpation allein mit radikalem Erfolg anzuwenden.

[Ganglion. Ueberbein.] Diagnostisch ist für die Hygrome der wesentliche Unterschied von Ganglion hervorzuheben, wenngleich von leichtfertigen Chirurgen wie Vidal noch neuerdings kein Unterschied gemacht wird. Es hatte sich die ursprünglich nahe liegende Vermuthung, dass sie aus Sehnenscheiden entständen, unmerklich zum Glaubens-Dogma erhoben. Eller stellte 1754 nach zwei nach selbstgefälliger Angabe genau untersuchten Fällen die Ansicht auf, dass es Divertikel der Sehnenscheiden seien. Aber niemals hat ein Ganglion, — wo es auch gefunden wird, an Schulter, Ellbogen, Vorderarm, Hand, Knie, Fuss, — einen wesentlichen primären Zusammenhang mit einer Sehnenscheide, sondern nur mit der Synovialhaut eines Gelenks oder mit dem Periost an einem Gelenk oder einem Hand- und Fussknochen. Jedes Ganglion ist entweder eine allseitig geschlossene, etwas sinuöse Cyste, oder dieser rundlich höckerige Balg mündet durch einen langen feinen Gang in ein benachbartes Gelenk, oder man findet eben solchen Gang am Ende obliterirt; es bleibt nach Gosselin's ausführlichen Untersuchungen noch zweifelhaft, ob diese Ganglien primär aus drüsenartigen Vertiefungen oder Divertikeln der Synovialhaut entstehen, oder aus geschlossenen kleinen Cysten oder „subsynovialen Körperchen", welche in der Synovialhaut liegen. Immer haben die Ganglien einen ganz klaren dicken Inhalt. Die Anlage zu denselben ist öfter angeboren, indem sich z. B. erblich ein Ganglion an der Hand findet, auch öfter 2 bis 5 Ganglien an verschiedenen Theilen desselben Menschen. Selten werden diese Ganglien anders beschwerlich als durch Druck und Hemmung der Bewegung; doch beobachtete ich einen Fall, wo der Tod von der dyskrasisch angeregten Vereiterung vieler solcher Bälge abzuleiten war.

[Synovialfibrin-Kugeln seröser Höhlen.] Es ist nicht wahrscheinlich, dass ächte, concentrisch geschichtete Concremente von reinem Synovialfaserstoff in irgend einer anderen serösen Höhle sich bilden, als bei Hydrocele, weil entschieden eine eigenthümliche chronische Entzündung dazu gehört, welche in solcher Art im Brust- und Bauchfell nicht vorzukommen scheint, im Herzbeutel vielleicht einmal von Rokitansky beobachtet. Die etwa sonst in letzteren Höhlen beobachteten freien Körper sind meist abgefallene Polypen, welche sich aus den allen diesen Häuten normaler Weise an gewissen Stellen zukommenden Zotten entwickeln. Das Abfallen solcher Polypen ist dann schliesslich oft dadurch bedingt, dass sie durch lipomatöses Aufquellen blutleer und nekrotisch werden, so namentlich an den *Appendices epiploicae* vom Pferd, Huhn und Menschen, wonach dann das absterbende Lipom als fremder Körper verseift und verkalkt. In anderen Fällen ist Ursache der Vergrösserung und des Absterbens die von Luschka als Verknorpelung bezeichnete Entartung durch Synovialfibrin, in gleicher Art wie dies oben von den Schleimscheidenzotten dargestellt ist — dieselbe Entartung, wodurch die Milzkapsel oft enorme Schwarten erhält (Luschka in Virchow's Archiv. 1854. Bd. 6. S. 238.).

An der Arachnoidea des Gehirns liegen normaler Weise Zotten, besonders längs des *Sinus longitudinalis*. Ihre Hypertrophie durch neues Zellgewebe führt zur Bildung der Pacchionischen Granulationen. Doch scheinen diese niemals soweit zu verknorpeln, dass sie absterben und als freie Körper abfallen. In Bezug auf die innere seröse Fäche des Gehirns erwähnt Rokitansky (II. 758.), dass sich zuweilen eine leicht entzündliche örtliche Entwicklung von fibroidem Gewebe auf dem Ependyma finde, platte oder knorrige Geschwülste, selten auch von solchem Sitz abgeschnürte freie Körper von faserknorpliger Masse.

Im Herzbeutel sitzen normaler Weise Zotten namentlich am scharfen Rand der Herzohren. Freie knorpelharte oder knochige Körper bis zu Kirschkern- und Haselnussgrösse sind gelegentlich beobachtet, ohne genaue Untersuchung. Rokitansky (II. 482.) sah einmal „in einem sehr bemerkenswerthen Fall von Perikarditis in dem serösen Erguss zahlreiche gelbe bohnen- und mandelkerngrosse, mandelförmige, weiche, faserstoffige Concretionen, welche sich ohne Zweifel zu derben fibrösen Körpern entwickelt haben würden.“ So dürftig die Beschreibung, so lag doch vermuthlich hier eine spezifische chronische Perikarditis mit schleimig-synovialer Sekretion vor, wie bei analogem Hygrom und Hydrocele, wobei feine Zotten des Perikardiums sich wie im Hygrom zu jenen freien Körpern entwickelten. Andere Beobachtungen eines solchen Hydroperikardiums fehlen. — Voigtel's Pathol. Anat. Bd. 2. S. 235. citirt eine alte (darum zweifelhafte) Beobachtung, wo bei einer

33jährigen Frau drei grünliche Steine im Herzbeutel gefunden wurden, einer 4 Loth schwer. — Eine genaue Beschreibung gab Otto (Seltne Beobacht. Bd. 2. Nr. 19. S. 45.). Bei einer mageren wassersüchtigen 60jährigen Frau fand Otto bei der Oeffnung des Herzbeutels ausser einigen Löffeln Wassers eine längliche Kugel von der Grösse einer dicken Erbse, ohne Spur von Stiel, aus dichtem, ungeschichtetem Faserknorpel bestehend, im Centrum verkalkt; der Herzbeutel war gut, nur an einer Stelle rauh und zottig und hier ein ähnliches gestieltes Knorpelkörperchen. — Dasselbe gilt für die Pleurahöhle, wo namentlich die scharfen Ränder der Lungenlappen feinzottig sind. Günsburg erwähnte solche Zotten, die er theils für Parasiten, theils für frei gewordene Polypen hält. Voigtel erwähnt einen grossen freien Stein aus der Pleurahöhle eines Mannes, aussen aus Fett bestehend (Bd. 2. S. 168. 1804.).

In der Bauchhöhle entstehen die meisten freien Körper aus *Appendices epiploicae*, und bestehen grossentheils aus Fett oder zugleich aus Verknorpelungsmasse, wie durch einen Fall von Luschka bewiesen wird; Daville fand 1852 einen solchen freien Körper von der Grösse einer Billardkugel. Plancus soll eine Knorpelkugel von 14 Linien Länge und 10 Linien Breite gesehen haben; Lebidois eine wallnussgrosse, dem Schenkelkopf ähnliche Kugel in einer Cyste unterhalb der Niere, ebenso in einer Cyste im kleinen Becken — vielleicht eingekapselte verschrumpfte Echinokokken. Velpeau fand bei einer schwindsüchtigen Frau eine kastaniengrosse, innen erweichte Kugel frei am Cöcum liegend. Verkalkte Lipome besonders bei Thieren. (Fürstenberg.) — Ausserdem können in der Bauchhöhle vielerlei Theile zu freien Körpern werden; so gestielte, dabei wohl verkalkte Fibroide des Uterus; Echinokokkus- und Cysticercus-Kapseln; alte verkalkte Gekrösdrüsen; bei einer Fasanenhenne, welche im Alter männlichen Charakter erhielt, fand ich den Eierstock als freien, fettentarteten Körper im Bauch; bei Hasen finden sich zuweilen ganze Stücke des schwangeren Uterus mit eingeschlossenem Fötus durch Torsion frei geworden als kugelrunde Körper von der Grösse einer kleinen Billardkugel, z. B. im Museum zu Marburg. — In allen diesen Fällen ist gleichmässig bemerkenswerth, dass die Kapsel der freien Körper stets noch nachträglich schwartig knorpelartig verdickt wird durch Synovialfibrin-Ablagerung, zum Beweis, dass diese Ablagerung ein rein anorganischer oder Desorganisations-Akt ist. — Beim Huhn, Strauss und andern Vögeln gelangen gelegentlich nach Otto (Neun seltne Beob. 1824.) auch Kieselsteine aus der Kloake oder fertige Eier durch Antiperistaltik aus dem Eileiter in die Bauchhöhle. (Die Abdominalschwangerschaft beim Menschen gehört *nicht hieher*.)

In der Scheidenhaut des Hodens besteht der grössere Theil der beobachteten freien Körperchen ebenfalls aus abgefallenen Zotten und Polypen, namentlich nach Luschka 1) *Hydatis Morgagnii*, 2) *Vasa aberrantia Halleri*, 3) zottige Neubildungen der Serosa des Hodens oder „Scheidenhautzotten." Besonders durch den Verknorpelungs-Prozess erhalten diese gelegentlich eine bedeutendere Grösse bis höchstens zu der einer Haselnuss, später wird „durch die Absetzung jenes knorpelartigen Blastems in den kolbigen Theil der Zotte die Ernährung beeinträchtigt" und die Zotte wird zum freien Körper. Nach längerer freier Lagerung kann nach Luschka jede Spur eines Stiels verschwinden; doch bleibt es bei dem dazu angeführten Fall zweifelhaft, ob er nicht zu den reinen Synovialfibrin-Kugeln gehöre. Monro a. a. O. Taf. 15. Fig. 19—23. bildet 4 Körperchen aus einer Hydrocele-Operation ab, eins am Nebenhoden gestielt, die anderen frei, meist mit Spur von Stiel. Ein gestieltes Körperchen auch in einer schwartigen Hydrocele in Froriep's chirurg. Kupfertaf. Nr. 353.

Wahre, reine Gerinnungs-Concremente bilden sich in seltenen Fällen von Hydrocele, wobei die Scheidenhaut stets gleiche Verhärtung und Verdickung zeigt, wie die Hygromwandungen, namentlich aber stets die wachstropfenartigen oder plattenartigen Schwartenbildungen, wie die senile Milzkapsel. Die erste Kernbildung für solche Körperchen ist vielleicht mit Luschka von kleinen weichen Pfröpfen abzuleiten, aus Epitelien bestehend, mohnsamengross, die er in kleinen Taschen des *Saccus epididymidis* fand. Ein Fall dieser Art wurde oben beschrieben. Chassaignac (1852) fand bei der Hydrocele-Operation eines

80jährigen Mannes einen platten, ovalen, 2 Centimeter langen, 12 Millimeter breiten Körper, aus geschichteter Fasermasse bestehend, mit 2 Kernen, von denen der eine eine gelbliche kalkige Masse enthielt. Luschka untersuchte einen solchen kugelrunden Körper, den Bruns aus Hydrocele freigemacht hatte. Solche Concremente sollen bis zur Grösse eines Hühnereies beobachtet sein. Mit Recht vermuthet Cruveilhier, dass sie zu der mehrfach wiederholten Ente medizinischer Zeitungen und zu dem Mythus Veranlassung gaben von Menschen mit drei Hoden.

Ausser den bisher erwähnten Concretionen der serösen Höhlen bildet Lebert auch mikroskopische geschichtete Körperchen ab. (Taf. 24.)

[Chondroide in den Luftsäcken der Pferde.] Bei den Pferden geht von der Eustachischen Ohrtrompete divertikelartig ein eiförmiger Behälter aus, der „Luftsack", der unter den Keilfortsatz des Hinterhauptbeins liegt und nach aussen an das Zungenbein gränzt. Das Sekret ist schleimig. Hier kommt nach Gurlt's Pathol. Anat. Bd. 1. S. 267 oft in einem, selten in beiden Luftsäcken, die Bildung von Gerinnungskugeln vor, die ihrer Consistenz nach als Chondroide zu bezeichnen sind. Sie haben gelbe oder gelbbraune Farbe, Knorpelhärte, bestehen aus mässig vielen und mässig scharf abgesetzten Schichten, welche im Centrum aber durch bräunliche Erweichung in eine breiige Masse untergehen. Meist sind sehr viele, bis kastaniengrosse, solche Concremente in den Luftsäcken, dann eckig facettirt. Als jüngste Rindenschicht sah Gurlt einmal eine weiche, käsige, aus Schleim entstandene Masse. — Meist machen die so aufgetriebenen Luftsäcke keine Beschwerden, zuweilen nöthigen sie zur Operation.

Ihrem ganzen Verhalten nach gleichen diese, an sich sehr eigenthümlichen Bildungen, unter den menschlichen Concrementen am meisten noch den Synovialfibrinkugeln.

Die mikroskopischen Concretionen im Gehirn.

Im Gehirn und seinen Anhängseln, sowie zum Theil in anderen Theilen der Schädelhöhle giebt es verschiedene spezifische Concretionen, welche sonst nirgends im Körper vorkommen, andere nur noch in Nervensträngen vorkommend, alle von Interesse, insofern sie zum spezifischen Chemismus der Nervensubstanz in Beziehung stehen und vorzüglich deren Verbrauchsstoffe darstellen.

Man hat vorzüglich Folgendes zu unterscheiden: 1) Gehirnsand, *Acervulus cerebri*, verkalkt. 2) Amyloide, *Corpora amylacea*, Gehirn-Mehlkörner, aus eigenthümlichem Fettstoff bestehend. 3) Gallertkügelchen der Plexus. 4) Gallertkügelchen des Hirnanhangs. 5) Cholestrin- (und Cholesteatom-) Masse der Plexus. — Die verschiedenen, zu diesen Niederschlägen gebrauchten Stoffe stammen entweder von der Sekretionsthätigkeit der Plexus und Gehirnhäute und des Gehirnanhangs, oder von den spezifischen Gehirnstoffen.

[Gehirnwasser.] Die chemische Zusammensetzung des Gehirnwassers, der Cerebrospinalflüssigkeit, scheint in keiner näheren Beziehung zu den genannten Ablagerungen zu stehen. Ausser dem Eiweiss, Schleim, Fett, Extractivstoff und Salzen will zwar Couerbe auch sein Cerebrot hier gefunden haben, was mit den Gehirn-Mehlkörpern in Verbindung stehen kann, doch wäre dies erst zu bestätigen. Bussy und Deschamps 1853 beobachteten bei einem Ausfluss von Gehirnwasser am Lebenden, dass es in Trommer'scher Probe das Kupfer reduzirte wie Zucker, doch ist hiemit noch kein Beweis für Zucker geliefert.

[Gehirnanhang.] Der Gehirnanhang, *Hypophysis cerebri* oder *Glandula pituitaria*, bildet wesentlich das knopfförmig angeschwollene, drüsige Ende der eigentlichen Axe des Rückenmarks, indem dieselbe mit dem dritten Ventrikel und Trichter endigt (das Grosshirn nur seitlicher Auswuchs). Trotz dieser bedeutungsvollen Lage ist die Funktion vermuthlich unwesentlich, ganz unbekannt; bemerkenswerth nur, dass der Hirnanhang bei niederen Thieren relativ grösser als bei höheren.

Der Gehirnanhang liegt im Türkensattel eingebettet und ist unvollkommen in 2 Lappen abgetheilt, einen vorderen, grösseren, bohnenförmigen, mehr braunrothen — und einen in seinem hinteren Ausschnitt liegenden kleineren, weicheren, gelbweissen Lappen, in welchen letzteren der Trichter des 3. Ventrikels als Stiel übergeht. Beim Fötus und selbst noch beim Neugebornen ragt die Drüse in drei Hügelchen etwas aus dem Türkensattel hervor.

Der mikroskopische Bau ist unter sonstigen Organen am meisten dem der Schilddrüse ähnlich, vermöge zahlreicher geschlossener und eine Gallert absondernder Drüsenbälge, obgleich nichts von der Zellgewebsvertheilung der Schilddrüse sich zeigt. In einem wenig fasrigen Zellgewebsstroma liegen dichtgedrängt zahlreiche runde und ovale Drüsenbälge mit klarem oder auch feinkörnigem Epitelium. Nirgends in der Drüse eine Spur von Nervensubstanz. — Sehr gewöhnlich findet sich in einzelnen oder vielen Cysten der Hypophysis ein homogenes Gallertkügelchen, wie bei *Struma thyreoideae*, als ein vermuthlich aus Natronalbuminat bestehendes Sekret. Die Gallertkügelchen zeigen in seltenen Fällen concentrische Schichten, niemals jedoch scheinen sie in härtere Concretionen und Steine überzugehen.

Aus zu starker Ausdehnung einzelner Bälge geht gelegentlich eine grössere Cysten-Bildung des Gehirnanhangs pathologisch hervor, wie ein Präparat zu Wien solchen Cysten-Durchbruch zum Munde hin zeigt. — Weit gewöhnlicher ist die stärkere Ansammlung von Gallert, dass die kleinen Cysten zum Theil in einander fliessen, die gelbbraune Gallert mit blossem Auge leicht wahrnehmbar ist. Hierauf hatten besonders die Gebrüder Wenzel einen Werth gelegt (Ueber den Hirnanhang. Mainz 1810. 4. S. 40.); indem sie bei allen von ihnen untersuchten Leichen Epileptischer einen grossen Hirnanhang mit Gallert fanden, hielten sie dies für die materielle Hauptsache der Epilepsie, fälschlich, weil dasselbe an sehr viel gesunden Gehirnen vorkommt.

Gehirn-Sand kommt fast niemals in der Hypophysis vor. Nur bei einem von Geh.-R. Hohl in Halle im Mai 1849 entbundenen Anencephalus mit völligem Mangel des Gehirns und lordotisch nach oben hervorragendem Türkensattel lagen in der Hypophysis mitten zwischen den geschlossenen Follikeln zahlreiche kleinste und grössere, einfache und komplizirte Sandkörner.

[Zirbeldrüse.] Die Zirbeldrüse, *Glandula pinealis*, steht nach Huschke bei Thieren in umgekehrtem Verhältniss zur Grösse der Halbkugeln, ist bei der Frau relativ grösser, als beim Mann. Sie besteht aus einem zarten Parenchym von wenig fäserigem Zellgewebe mit einer markigen Masse von zahllosen im Zellgewebe zerstreuten kleinen Kernzellen; keine Spur von Nervensubstanz. In ihr findet sich stets eine Höhle, welche beim Frosch nach Huschke innen ein Flimmerepitelium trägt, nicht aber beim Menschen, z. B. beim frisch hingerichteten. Nach Luschka erreicht die Höhle normaler Weise höchstens die Grösse einer Linse, doch findet sich bei *Hydrops pinealis* eine Cyste bis Kirschkern- und Haselnussgrösse. Unverständlich ist mir die neuere Angabe von Förster, dass die Zirbel gleichen Bau habe mit dem kleinen Lappen der Pituitaria.

Solcher Hydrops entsteht nach Luschka nur bei Verstopfung des normalen Ausführungsgangs der Höhle, welcher an der Basis der Zirbel in die Chorioidea münde.

Sowohl im pulpös-fibrösen Parenchym der Zirbel, als in ihrer Höhle entstehen sehr gewöhnlich zahlreiche Sandkörner; kaum fehlt eine Spur bei jedem Menschen über 20 Jahr, und von da an vermehrt sich der Sand bis zum Alter. Seit ältesten Zeiten hatte man dies wahrgenommen. Lieutaud erwähnt einen Fall, wo bei einem 20jährigen Mädchen, die seit 6 Monaten an heftigem Kopfweh litt und zuletzt unbesinnlich ward, eine hühnereigrosse, steinige Zirbeldrüse, *quasi saxea*, gefunden ward (Hist. anat. med. lib. 3. obs. 178.). Der Dresdner Güntz fand 1753 eine grosse, ganz versandete Zirbel. In mehreren Aufsätzen der Mém. de l'Acad. de Berlin. 1754. p. 92. und 1765. machte J. F. Meckel besonders auf die stete Anwesenheit von Sand in der Zirbel aufmerksam.

Ausser dem wahren Sand kommt zuweilen in geringerem Grade auch die Bildung von Amyloiden in der Zirbel vor, wie ich es u. A. in der hypertrophischen und hydropischen Drüse eines 12jährigen, hydrocephalischen Mädchens fand.

[Gehirnhäute.] Die Arachnoidea überzieht die ganze innere Fläche der *Dura mater* und die äussere Fläche des Gehirns, fehlt dagegen in den inneren Einstülpungen der Gehirnhäute in den Adergeflechten. Sie besteht aus zartem, faserigem Zellgewebe mit einfachem Epetelialbelag, hat keine eigenen Kapillargefässe, geht aber unmerklich in die gefässhaltige *Pia mater* über, zu der sie so innig gehört, dass sie gewissermassen deren Gränzhäutchen darstellt, wie die strukturlose Membran unter dem Epithel der Schleimhäute (*Basement membrane* von Bowman). — Die *Pia mater* geht über das ganze Gehirn und in die Furchen seiner Windungen; sie erstreckt sich von da aus — ganz nach Art der *Capsula Glissoni* in der Leber und wie das Periost der Knochen sich in die Havers'schen Kanäle fortsetzt — in zahllosen gefässführenden Ausläufern in die Gehirnsubstanz hinein; alle Kapillargefässe schliesslich des Gehirns sind von einer Fortsetzung aus der *Pia mater* umgeben; alle grösseren Arterien und Venen haben eine merklichere solche Zellgewebsschicht, namentlich auffallend im passiv ödematösen Zustand bei Gehirn-Atrophie mit sogenannter siebförmiger Gehirnstruktur (*Etat criblé*). Grössere Ausbreitungen in das Innere des Gehirns bildet die *Pia mater* in Form der Adergeflechte der Gehirnkammern.

Ueberall an den verschiedensten Stellen der Gehirnoberfläche, auf den Gyri, auf dem Balken, auf allen in's Innere des Gehirns gehenden Gefässfortsätzen, namentlich auf den Gefässen der *Substantiae perforatae* kommt bei jedem älteren Menschen die Bildung von Sandkörnern ziemlich reichlich vor, ebenso in geringerem Grade die von Amyloiden, wie ich es in der Dissert. von Pauli. De acervuli natura. Hal. 1848. p. 8. beschrieb. Die meisten Sandkörner finden sich in der *Pia mater*, je näher den Adergeflechten, nächstdem in der *Subst. perforata antica* und *postica*, der Varolsbrücke, den Hirnschenkeln, dem Balken, Gewölbe, dem oberen Wurm.

Ausser diesen Ablagerungen von Concrementen kommt in der *Pia mater* gelegentlich eine so starke Cholestrin-Ablagerung vor, dass dies ebenso wie in noch häufiger beobachteten Fällen in den Adergeflechten als Cholesteatom oder spezifische Cholestringeschwulst beschrieben ist. Vermuthlich ist dies jedoch nie eine selbstständig primäre Cholestrin-Neubildungs-Geschwulst, sondern vielmehr eine Rückbildungs-Form von tuberkulöser, krebsiger oder Gallert-Entartung oder von Epidermis-Sekret-Bildung der Gehirnhäute.

[Adergeflechte.] Nach Luschka's Darstellung bestehen die stets mehr oder weniger zottigen Adergeflechte oder *Plexus chorioidei* aus folgenden Bestandtheilen: 1) Zellgewebe. — 2) Blutgefässe. — 3) Eine eigenthümliche Rindensubstanz, welche namentlich in den Zotten sehr deutlich ist, vielleicht eine eigene Art strukturlosen Zellgewebes, vielleicht mehr der *Tunica propria* der Drüsen vergleichbar, von Essig nicht verändert, von Kali gelöst. Diese Masse treibt, namentlich bei alten Leuten, eigenthümliche Knospen wie die äussere Zellen-Rindenschicht der Placenta-Zotten; im Inneren dieser feinen Zotten sieht man gelegentlich körnige Ablagerung; vermuthlich entstehen auch die grossen vascularisirten Zotten durch weitere Ausbildung dieser Knospen. — 4) Epithelium, aus sehr verschieden geformten, zackigen Zellen bestehend. In jeder Zelle bildet sich eine immer grössere Ablagerung von gelbbraunem Pigment-Korn. Nach Luschka entwickeln sich gelegentlich aus diesen Pigmentkörperchen weiterhin eigenthümliche Ringe, welche sich frei machen und im Gehirnwasser schwimmen.

Diese verschiedenen Theile setzen den Plexus zusammen. Die Zotten desselben sind entweder ganz flach, breitsitzend, oder warzig, oder gestielt, eichenblattförmig u. dgl.

Im Zellgewebe des Plexus und der Zotten sind zahlreiche

ursprünglich mit einander kommunizirende Maschen, welche sich bei der hier ganz gewöhnlichen serösen Ansammlung immer selbstständiger machen und wahren geschlossenen Cysten von Erbsen- bis Kirschkern-Grösse und mehr sehr ähnlich werden; namentlich wassersüchtige Zotten ‚werden zu solchen „Cysten", ganz in gleicher Art wie die Cysten der *Mola hydatidosa* aus Placenta-Zotten-Hydrops. Gelegentlich hängen Brücken und Zellgewebspolypen, mit oder ohne Gehirnsand, wieder in diese Maschen hinein. *Ihr Inhalt ist bald klar wässrig, bald flüssig* milchig weiss, seltner dicker, breiig eiweissartig, zuweilen ganz sandig, selten Cholestrinbrei.

Mitten im Zellgewebe und namentlich in den Maschen und Cysten der Plexus bilden sich sehr mannigfaltige Neubildungen und Ablagerungen; alle als etwas Normales, ohne Krankheits-Bedeutung, doch bei der bisherigen allgemeinen Unverständlichkeit der Gehirn-Verhältnisse von physiologischem Interesse. Es finden sich namentlich folgende Bildungen:

1) Verkalkter und unverkalkter Gehirn-Sand, theils runde geschichtete Kugeln, theils Ablagerung um Kapillaren, oft sehr reichlich. — 2) Mässig viel Amyloide, durch Jod braun-violett-bläulich. — 3) Eigenthümliche Kern-Zellen, welche nach Umständen sich ausbilden zu Pflasterzellen wie Epidermis- oder Pflanzen-Zellen. In einem Fall fand ich 1850 in einem Präparat des Primarius Türk und Prof. Wedl in Wien in einzelnen bis erbsgrossen Cysten des Plexus dergleichen Epidermiszellen so dicht geschichtet und mit Cholestrin gemischt, dass es eine perlglänzende Masse (als sogen. Cholesteatom) darstellte, während andere Cysten des Plexus nur wässrig oder milchig und sandig waren. In gleicher Art sind nicht wenige andere Fälle von Cholesteatom der Plexus namentlich auch von Luschka beim Pferd beobachtet, Geschwülste bis 2 Zoll lang und 1 Zoll dick — bei der allgemeinen Darstellung von Cholestrinentartung und Cholesteatom im Menschen näher zu erwähnen. — 4) Kernzellen, welche möglicherweise von vorn herein in jugendlicher Charakterlosigkeit noch den vorigen gleich sind, übrigens sich zu eigenthümlichen Gallert-Zellen entwickeln, wie sie sonst nirgends im Menschen vorkommen und demnach eine spezifische

chemische Mischung haben. Diese Zellen sind ausführlicher zuerst von **Rokitansky** (Ueber die Cyste. 1849) beschrieben und abgebildet, zum Theil mit concentrischer Schichtung. Genauer beschrieb sie **Förster** (Handb. d. speziell. path. An. S. 440. — Atlas Taf. 6. Fig. 3.). Man sieht als jüngste Entwicklungsstufen kleine klare Kernzellen mit 1 oder 2 Kernen; dann können diese Zellen zweierlei Metamorphosen-Reihen durchlaufen: entweder werden es grössere Zellen mit deutlichem Kern etwa einerseits mit zahlreichen **Fettkörnchen**, wobei der Kern später verdeckt wird und vergeht, zuletzt auch die Zellenmembran schwindet und das Ganze ein Körnchen-Haufen wird; — oder in der feinkörnigen Zelle bildet sich ein sehr heller, klarer Gallerttropfen von zarter, schwacher Schattirung, welcher sich allmählig so ausdehnt, dass er die ganze Zelle einnimmt, und dass man wie in den meisten Fettzellen keinen Kern mehr in der Zelle wahrnimmt. Jetzt erscheint das Körperchen durchaus als eine helle, strukturlose, homogene, äusserst regelmässig pralle Kugel, deren Zellen-Natur sich sehr bezweifeln liesse. Dass man es hier mit einer Membran und einem gallertartigen Inhalt zu thun hat, sieht man beim Zerdrücken der an Grösse selbst eniem Menschenei gleichkommenden Kugeln, namentlich aber bei Anwendung von Jod oder Essig, wodurch der klare Inhalt schrumpfend trüb gerinnt. Die Membran zeigt sich hornartig derb und steif.

[**Ependyma.**] Das *Ependyma ventriculorum*, der Ueberzug der Gehirnhöhlen, hat zunächst ein zartes Epitelium (was man beim Menschen noch nicht flimmernd sah) und besteht meistentheils aus einem eigenthümlichen Gewebe, feinkörnig schleimig, welches ohne faserige Struktur sich von gewöhnlichem Zellgewebe sehr unterscheidet, dennoch dessen Stelle hier vertritt. Diese Bindesubstanz der Gehin-Oberflächen hängt continuirlich zusammen und ist wesentlich identisch mit der gleichen feinkörnig schleimigen Grundsubstanz der ganzen Gehirnmasse, namentlich der grauen Substanz. Daher hat das Ependyma meist als Membran keine annähernd bestimmte Gränze, sondern verliert sich in seine Unterlage; nur bei chronischer Gehirnwassersucht wird die oberste Schicht lederartig derber, so dass sie als selbstständiger Ueberzug sich häutig abziehen lässt, wobei aber stets auch wahre Nervenmasse anhaftend bleibt. An härteren, dichteren Stellen des Ependyma, namentlich am *Septum pellucidum*, Hornstreifen, Sehhügel zeigt sich zuweilen etwas dem faserigen Zellgewebe Aehnliches, doch niemals gewöhnliches Zellgewebe, niemals feine lockige Fibrillen. Das ganze Ependyma hat demnach sehr wenig Selbstständigkeit, ist nicht zu vergleichen mit anderen serösen Membranen, kann nur willkürlich als besonderes Gebilde bezeichnet werden. Im Ependyma verlaufen Blutgefässe und zum Theil Nervenfasern.

Sehr reichlich finden sich bei allen nicht zu jungen Menschen im Ependyma aller Gehirnhöhlen Amyloide, oft dichtgedrängt zu Tausenden.

Nachdem die einzelnen Oertlichkeiten, welche für mikroskopische Concremente des Gehirns empfänglich sind, erwähnt sind, so bleibt noch eine nähere Darstellung der Hauptbildungen übrig, der Amyloide und des Sandes.

[Gehirnsand.] Eine genauere Untersuchung des Gehirnsandes begann mit Pfaff (Meckel's Archiv. 3. 169.), indem chemisch kohlensaurer und etwas phosphorsaurer Kalk und Talk nachgewiesen ward. Dass eine organische Substanz nach Entkalkung zurückbleibe, hob Van Ghert hervor (Disq. de plexu chor.). Nach Remak's Observ. anat. de system. nerv. struct. p. 26. sollte dann der Sand aus inkrustirten Zellen mit röthlichem Kern und Nucleolus bestehen. — Valentin in Wagner's Wörterbuch Bd. 1. 1842. bildete zahlreiche Formen von Gehirnsand ab, nennt sie aber unlogisch „schalig krystallinische Elemente“, da man mit gleichem Recht auch gefrorne Zwiebeln krystallinisch nennen könnte und die Sandkugeln vielmehr nie Krystalle enthalten. — Die Polarisationsfähigkeit des Gehirnsandes beschrieb zuerst Ehrenberg (Poggend. Ann. 1848. Bd. 75. S. 328.). — Am genauesten beschrieb Harless den Sand in Müller's Archiv 1846. S. 354. Er unterscheidet zwei Arten von Sand: 1) Deutlich lamellöse concentrische Körner; zwischen den Schichten und im Centrum Krystall-Spiesse und -Nadeln. Diese Kugeln weich oder verkalkt und spröde. „Der organische Inhalt scheint neben einem gelben Pigment aus sehr viel

Fett zu bestehen, indem nach Behandlung mit Alkohol die Körper ganz durchsichtig werden und die spiessigen Krystalle vortrefflich erkennen lassen". 2) Kugeln von rundlich warziger oder schuppen- und dachziegelartiger Oberfläche, welche aus zahlreichen kegelförmigen Keilen bestehen, deren Spitzen im Centrum sich treffen; alle Keile sackförmig von einer membranös-geschichteten Hülle umgeben und zusammengehalten. — In dieser Darstellung ist Manches unvollkommen; die Eintheilung in zwei Arten ist nicht natürlich begründet. — In der Inauguraldissertation von Pauli (De acervuli origine ac natura. Hal. 1848.) gab ich nähere Beschreibung und Abbildung des Gehirnsands; dabei hatte ich fälschlich die Amyloide des Gehirns für jüngste Formen des Gehirnsandes gehalten.

Die Grundlage, von welcher die Sandbildung ausgeht, ist die Ablagerung einer eigenthümlichen organischen Substanz von gallert-horniger Consistenz; nach Entkalkung der Steinchen durch Säuren stellt sie sich rein dar, aus zahlreichen, feinsten, strukturlosen Häutchen bestehend, die sich abblättern — ganz in gleicher Art wie die organische Grundlage kleiner Nieren- und Prostatasteinchen. Ein vierundzwanzigstündiges Kochen löst die Sandkörner nicht auf, also bestehen sie nicht aus Leimgebendem, sondern vermuthlich aus einem Albuminat; Letzteres wäre abzuleiten von verbrauchten und veränderten Theilen des spezifischen Nerven-Eiweissstoffs, wie er sich bei Gehirnanalysen darstellte und wie er vorzüglich die Centralmasse jedes Primitiv-Nervenröhrchens bildet.

Jedes einzelne Sandkorn entsteht entweder primär selbstständig aus einem von solcher organischen Substanz gebildeten Kern, und ist dann stets rundlich, von vorn herein wie beim Wachsthum — oder die organische Hornmasse und die sekundär darin entstehende Verkalkung lagert sich ab an und um einen fremden Körper, meist ein Kapillargefäss u. dgl. als Inkrustation und zeigt dann oft die unregelmässigsten ästigen Formen. Von den runden Steinchen verschmelzen viele aus mehreren Kernen zu einem einfachen Conglomeratsteinchen.

Das Wachsthum dieser beiden Arten von Sandkörnern findet statt durch fortwährende concentrische Apposition neuer

Hornschichten von aussen her. Den Stoff liefert das Serum der Umgebung. Kleine Körner liegen im Zellgewebe der Gehirnhäute, Plexus u. s. w. ohne besondere Beziehung, gelegentlich in der äusseren Zellhaut einer kleinsten Arterie. Um jedes grössere Sandkorn sieht man, dass das Zellgewebe eine Art Matrix oder Kapsel bildet, indem seine Spindelzellen concentrisch das Sandkorn umgeben, ohne doch je zu diesem selbst zu gehören und jemals zu seiner Vergrösserung verwandt zu werden. Kleine Sandkörner findet man zuweilen ganz unverkalkt; an grösseren findet man stets, so lange sie im Wachsthum begriffen sind, eine dem Grade des Wachsthums proportionale Rindenschicht ohne Verkalkung, hell- und homogen, während das Centrum dunkel versteinert ist. In halbverkalkten Theilen ist die Ablagerung zuweilen körnig feinpulverig. Die völlig verkalkten Theile sind spröde, brüchig, durchsichtig. Eine radial-strahlige Struktur des Kalks ist an der Anlage zu strahliger Zerklüftung beim Zerdrücken zu erkennen; ausserdem rührt von dieser strahligen Kalkrichtung vermuthlich auch die von Harless und Ehrenberg hervorgehobene, häufige Form der Sandkörner her, dass die innere Kalkmasse aus keilförmigen Mosaikstücken zusammengesetzt erscheint, deren jedes oberflächlich eine rundliche Hervorragung bildet und das Ganze wie schuppig macht — während gleichzeitig die unverkalkte Rindenschicht einfach kuglig glatt diese drusige Kalkmasse umgiebt; hier scheint demnach gleiche Umwandlung durch Krystallisationstendenz zu sein, wie z. B. bei Umbildung eines glatten Oxalatsteins im Urin zum höckerigen und Maulbeerstein.

Das Vorkommen des Gehirnsandes in den Gehirnhäuten und der Zirbel ist meist ohne krankhafte und praktische Bedeutung; ungewöhnlich starke Versandung der Plexus und Zirbel stehen gelegentlich mit besonderen Symptomen in Beziehung, lassen sich jedoch genetisch nicht deuten, da die Bedingungen zur Sandbildung überhaupt unklar sind.

Ausser in den normalen Gebilden kommt der Sand auch sehr reichlich und fast ohne Ausnahme in allen Sarkom-, Fibroid- und Krebsgeschwülsten innerhalb der Schädelhöhle vor — kleine erbsgrosse, weisse und weiche Zellgewebsgranulationen (Sarkom) der *Dura mater* finden sich aus zarten Spindelzellen, Kapillaren und Sandkörnern zusammengesetzt; ebenso weiche Fasergeschwülste mitten im Gehirn, wie ich eine aus der Praxis des Dr. Zimmermann in der Preuss. Vereinszeitg. 1846. Nr. 39. beschrieb; ebenso findet sich Sand im weichen Sarkom und Fibroid am Eintritt des *N. acusticus* zum Felsenbein, endlich in jedem Carcinom im Gehirn. — In allen diesen Fällen ist der Sand, obgleich oft sehr reichlich, doch Nebensache.

[Sandgeschwulst.] Wahre Sandgeschwülste, (für Liebhaber *Acervuloma*) bei denen die Sandkörner die Hauptmasse des Gewichts der Geschwulst betrugen und als das Wesentliche erschienen, habe ich nur zweimal gesehen. — Im ersten Fall fand sich 1847 bei einem 40jährigen, mehrere Jahre epileptischen Geisteskranken des Geh.-Rath Damerow bei Halle, eine kleine Exostose am grossen Keilbeinflügel, spitz gegen die Gehirnwindung eindringend. An dieser Stelle war, offenbar in Folge der chronischen Reizung, ein haselnussgrosses Stück Gehirnwindung bis in die weisse Substanz ganz in eine graue, fast sandige, mörtelartig schwer zu schneidende Masse verwandelt, darin viel Kapillaren, mässig viel Zellgewebe. — Im zweiten Fall, den ich durch die Güte des Herrn Dr. Haardt zur Untersuchung erhielt, war im Oktober 1855 ein gesunder, kräftiger junger Mann plötzlich an Symptomen von Spinal-Arachnitis erkrankt; nach wenigen Tagen kam Delirium dazu, welches als Beweis für weiter auf das Gehirn verbreitete Arachnitis betrachtet ward; Tod sehr bald. Nur die Kopfhöhle ward untersucht, und hier fand sich die Diagnose bestätigt. Zugleich zeigte sich bei Eröffnung der rechten Kammer das *Corpus striatum* in eine wallnussgrosse, sandig harte, unregelmässige Geschwulstmasse verwandelt, bestehend aus feinen jungen zahlreichen Spindelzellen für Zellgewebsneubildung, sehr viel Kapillaren, zum grössten Theil aus Sand.

[Amyloide. Gehirnkörnchen.] Die Amyloide oder *Corpora amylacea* des Gehirns, Gehirnkörnchen, Gehirnmehl-Körner, wurden zuerst von Purkinje beschrieben im Bericht über die Naturforscherversammlung zu Prag von 1837 S. 177. — Sie blieben unbeachtet, bis Virchow 1853 ihre höchst auffallende Farbenreaktion gegen Jod und Schwefelsäure entdeckte. Bei geringer Bekanntschaft mit ähnlichen Reaktionen und bei der einseitig vorgefassten Meinung, dass nur Holz und Stärkemehl ähnliche Reaktion zeigen könne, verirrte er sich dahin, voreilig die Ansicht als abgeschlossen und unwiderruflich zu proklamiren, dass diese Körperchen aus Cellulose beständen — eine Ansicht, die sich im Allgemeinen guter Aufnahme erfreute, und namentlich auch der sinnreichen Erfindung des Worts „Verholzung“ des Gehirns viel zu danken hatte. In jugendlichem Enthusiasmus bestätigte Donders Mikroskop die Entdeckung, bewies zugleich, dass die Körperchen nicht aus Zellstoff, sondern aus wahrer Stärke bestehen. Jenseits des Kanals gedieh die Entdeckung noch besser; Busk 1854 bewies, dass man es mit einer ächten Verkleisterung des Gehirns zu thun habe, dass es wirkliche Amylumkörner seien, nach Luschka's heitrer Interpretation „zu Kopf gestiegener Kartoffelbrei;“ Busk wollte auch die dem Amylum zukommende Licht-Polarisation an den Gehirnkörnern gesehen haben, eine Täuschung. Um den wichtigen Streit über die Cellulose- oder Stärke-Natur der Körner salomonisch unparteiisch zu entscheiden, half sich der geistreiche Moleschott 1855 mit einer gewandten Fusion Donders-Virchow und beschloss: „Die Amyloide bestehen aus Zellstoff und aus Amylum.“

Den Namen Amyloid oder *Corpus amylaceum* definirte Virchow hiernach für den Menschen einseitig falsch; er wollte unterscheiden *Cpp. amylacea vera*, wozu nur die aus wahrer Cellulose bestehenden, concentrischen Körperchen des Gehirns gehören — und *falsa*, wozu alle sonstigen geschichteten mikroskopischen Körner gehören, die zwar den Bau, doch nicht die Mischung des Amylum haben, namentlich Gehirnsand, concentrische Kugeln von Carcinom, in der Thymus, im Blut nach Hassall u. s. w. — Für uns bezeichnet der Name Amyloid nur die feingeschichtete Struktur, da im Menschen keine Cellulose- oder Stärke-Substanz vorkommt.

Da nach statistichen Berechnungen die naturwissenschaftlichen Entdeckungen nur drei Jahre unverändert stehen zu bleiben pflegen, so ist auch die Holzperiode der Gehirn-Amyloide schon vorüber. In einer Abhandlung über Cholestrin- oder Speckkrankheit, in den Annalen der Charité Bd. 4. H. 2. 1853. stellte ich von vorn herein die Ansicht auf, dass jene Körner aus einem fettartigen, komplizirten Cholestrinstoff u. dgl. bestehen mögen. Immer sichrer trat weiterhin bei Kölliker und Schlossberger, namentlich Luschka die gleiche Ansicht hervor.

Der Sitz der Amyloide ist durch vereinte Arbeit Vieler und namentlich des sehr umsichtigen Luschka als ein sehr ausgebreiteter bewiesen, wie dies schon Virchow in den Hauptumrissen darstellte.

Sie finden sich überall im *Ependyma ventriculorum* des Gehirns und in der solchem entsprechenden Axe des Rückenmarks bis an das *Filum terminale*, in der grauen Central-Substanz besonders in der *Stria cornea*, dem *Septum pellucidum*, *Velum medullare anterius*, Fornix, im 4. Ventrikel u. s. w.; — ferner in den äusseren Gehirnhäuten und im Zellgewebe der Gefässkanäle im Gehirn, sowie in der Substanz der Gyri, von Virchow auch sehr viel im atrophischen Gehirn und Rückenmark, besonders bei gallertartiger und zelliger Erweichung und in Narben; von Bennett auch in harter Gehirn-Geschwulst; im atrophischen Sehnerv hatte Rokitansky die Körperchen schon längst gesehen, und niemals fehlen sie hier in Menge; ebenso sah sie Kölliker in der Retina, Meissner im Hörnerven, Virchow im *Lig. spirale cochleae*, Luschka im Gasserschen Knoten, im Riechnerven.

Besondere Erwähnung verdient die reichliche Auffindung solcher Amyloide (mit ihrer Jod-Reaktion) in erbsengrossen, mit weissbreiigem Inhalt gefüllten Cysten im *Antrum Highmori* durch Luschka: neben Fettkörnchen und Fettnadeln deutliche grosse Amyloide. Dies das einzige Vorkommen in Theilen, welche anscheinend ohne Beziehung zu Nervenmasse waren.

Zweifelhaft ist es, ob Rokitansky bei der Angabe, dass er in osteomalacischen Knochen Amyloide fand, die Jodreaktion zur Charakteristik versuchte; ebenso ob Stratford im Blut eines Epileptischen, Bennett und Taylor in der Linse des Bulbus diese Art Amyloide sahen; wahrscheinlich andere Bildungen. — Wenn ausserdem von Virchow auch die Speck-, Wachs- oder Cholestrin-Entartungen im Menschen als „amyloide Degeneration" mit den Amyloiden zum Stärkemehl gerechnet sind, so ist dies nur als Curiosum zu erwähnen. Jene Specksubstanzen sind als komplizirte Cholestrinverbindungen u. dgl. mit den Gehirn-Amyloiden chemisch verwandt, haben aber niemals concentrisch geschichteten Bau als Concretionen, sondern treten nur als formlose Infiltrationen auf.

Dem Alter nach hat Luschka zuerst beim dreijährigen Kind Amyloide beobachtet. Im Allgemeinen werden sie immer häufiger und grösser mit zunehmenden Jahren.

Die Form der Amyloide ist meistens kreisrund, oft länglich, auch fast cylindrisch aus mehreren Kügelchen in einer Längsreihe mit Einkerbungen verklebt, keulförmig, biscuitförmig, sehr gewöhnlich keine wahre Kugeln, sondern linsenförmig platt; von 0,001 bis 0,01 Linie Durchmesser und mehr. — An vielen Körperchen erkennt man nur homogene Struktur, sehr viele aber deutlich geschichtet, aus 2 bis 4 und 5 Schichten bestehend; die Schichten nur durch weiche und nicht scharfe Schattirung von einander geschieden, ganz anders als bei Amylum mit seinen scharfen Schichtlinien. — Sehr bemerkenswerth ist das von Luschka beobachtete und abgebildete Vorkommen von Amyloiden, welche aussen geschichtet, innen ausserdem strahlig gebaut sind (Ueber die Adergeflechte. 1855. 4. Fig. 12. f.). Es findet sich dies nur an grösseren Körnern; die Strahlen durchsetzen alle inneren Schichten und Luschka hält es sehr passend für „sekundäre Krystallisation einer primär homogenen Substanz." Ich selbst fand dergleichen Körperchen noch nicht. Wahrscheinlich ist diese Krystallisation dem sekundären strahligen Metamorphismus aller Concretionen analog, z. B. in den Perlen, der Cholestrin-Krystallisation in den Gallensteinen u. s. w. Man darf es als Ausscheidung eines krystallisirenden Fettes aus dem früher strukturlosen Gemisch betrachten (wie Stearinkrystalle in Fettzellen).

Die chemische Zusammensetzung ist so eigenthümlich,

dass die Körperchen hiernach mit keiner bisher bekannten Substanz zu verwechseln sind. 1) Der Lichtbrechbarkeit nach gleichen die Körperchen unter dem Mikroskop am meisten dem Fett, doch von etwas hellerer Kontur, noch heller als Amylum.— 2) Lichtpolarisation fehlt. — 3) Dass die Masse stark wasserhaltig ist, geht daraus hervor, dass sie beim Trocknen stark einschrumpft; zugleich verlieren die Körperchen ihren fettähnlichen Glanz, werden sehr blass. In heissem Wasser quellen sie nach Virchow auf und lösen sich endlich; eine dem Amylum ähnliche Eigenschaft, die auch in geringem Grade der Cerebrinsäure Fremy's zukommt. — 4) Die Substanz ist nach Virchow durch Schwefelsäure, Speichel u. dgl. nicht in Zucker zu verwandeln. — 5) Kalter und warmer Alkohol und Aether löst die Körperchen nicht auf, aber sie werden merklich heller und blasser, mit weicherem Umriss, zum Beweis dass ein Mischungsbestandtheil der Kügelchen ausgezogen wird; vermuthlich ist das Zurückbleibende irgend ein reiner Eiweissgallertstoff. — 6) Getrocknete Amyloide schwellen nach Luschka bei Anwendung von Terpentinöl auf und lassen blasse Tropfen austreten; die zurückbleibenden Körner sind nachher heller, von weniger fettigem Glanz. — 7) Concentrirte Kalilauge löst die Körperchen auf (was nicht auf Cellulose, ebenso nicht auf reines Cholestrin, wohl aber auf Amylum und gemischte Cholestrinstoffe passt). — 8) Concentrirte Mineralsäuren lösen die Körperchen zuletzt auf, heisse Salpetersäure ohne vorherige gelbe Färbung, heisse Salzsäure ohne violette Färbung; diese Farblosigkeit spricht dagegen, dass ein eigentlicher Eiweissstoff in den Körperchen versteckt liege. — 9) Concentrirte Schwefelsäure verkohlt die Körperchen nie (wie es für Amylum und Holz gilt), sondern macht sie immer blasser und unscheinbarer und löst sie endlich farblos auf; auch von einer Karminfärbung, wie nach Moleschott beim reinen Cholestrin, ist dabei nichts zu sehen. — 10) Die Reaktion gegen Jod, ohne oder mit Schwefelsäure oder mit Chlorzink, wurde von Virchow von vorn herein voreilig für eine der von Amylum und Cellulose gleiche gehalten, während nur entfernte Aehnlichkeit vorhanden ist. Während Amylum und schwefelsaure Cellulose von Anfang an und bis in längste und stärkste Dauer der Einwirkung ein unveränderliches, reines Blau zeigt, hell oder dunkel, ohne Farbenspiel — so zeigen die Gehirnkörnchen niemals ein reines, der Jodstärke vergleichbares Blau, sondern nur als vorübergehende Durchgangsstufe zeigt sich ein unreines schmutziges Blau, gleichzeitig noch Braun und Violett in sich enthaltend. Charakterisirt ist das Gehirn-Amyloid dadurch, dass es nach Einwirkung von einfachem Jod immer eine andere Färbung erhält, als alle sonstigen Gehirn-Gewebe; und zwar zuerst entweder, namentlich bei alten Leuten, ein Oliven-grün-braun, oder ein schmutziges Violett, später eine variable Mischfarbe von Blau, Braun und Violett, zuweilen ziemlich gutes Blau, bis in's dunkelste Braun, fast Schwarz. Hiebei bleibt es bei einfachem Jod.

Die einfache Jodwirkung wird verändert durch Schwefelsäure und durch Chlorzink. Beide sind insofern Stellvertreter und wirken identisch, als sie den organischen Substanzen in gleicher Art Hydrat entziehen und ihnen zur Verkohlung Neigung geben. So wirken Schwefelsäure und Chlorzink auch auf die Jodfärbungen bei ächter Pflanzen-Cellulose, bei Dextrin u. A.

11) Bei gleichzeitiger Einwirkung von Schwefelsäure nach Jod geht die dunkle Jodfarbe bald in viel helleres Unrein-Gelbroth, Unrein-Violett und -Blau über. Das Violett und namentlich das Blau sind dabei zuweilen ziemlich rein, weit schöner als bei einfachem Jod. Schliesslich werden nach Schwefelsäure die Körperchen stets weiss farblos und dann aufgelöst; diese Farblosigkeit ein wesentlicher Unterschied von Amylum und Cellulose. Wollte man die Gehirnkörnchen etwa mit dem durch Jod braun-violett werdenden Dextrin, oder mit dem durch Jod gelb und grünbraun werdenden Jnulin und Lichenin vergleichen, so spricht auch dagegen die Eigenschaft des Spektrum-Farben-Wechsels.

12) Wird nach Jod zu den Gehirnkörnchen dicke Chlorzink-Butter zugesetzt, so entsteht bald eine sehr reine blaue

Farbe, reiner als jemals auf andere Art, Anfangs dunkler blau, dann hellblau, später nach 24 Stunden (kalt) violett.

In Bezug auf das Farbenverhalten zu Jod sind die Gehirnkörnchen zu vergleichen theils mit Stärkemehl und Cellulose, theils mit Cholestrin, mit unbekannten (Fett-?) Stoffen im Dotter von Thieren, mit den gemischten Fettstoffen bei Wachs- oder Speck-Entartung der Leber und Milz und Niere des Menschen.

1) Unter Thieren war die Existenz einer mit Pflanzen-Cellulose ganz identischen Interzellularsubstanz des Mantel-Gewebes zuerst von Schmidt 1845, dann von Löwig und Kölliker 1846 bei allen Tunikaten, namentlich *Phallusia, Cynthia, Salpa* u. A. bewiesen. Ausgezeichnet deutlich sieht man hier nach Anwendung von Jod und Schwefelsäure die gallertartige Interzellularsubstanz schön blau werden, während die grossen eingelagerten Zellen selbst jodbraun bleiben. Das Jodblau ist durchaus rein und unveränderlich, wie bei Pflanzenmasse, geht keine Farben-Veränderung ein. — Mit diesem Vorkommen wurde die „Holzmasse" im Gehirn und Rückenmark von Virchow verglichen, doch zu übereilt für identisch damit erklärt. Die Reaktion der Gehirnkörnchen ist absolut von der von Cellulose verschieden, weil jene das ganze Farbenspektrum bis zur Farblosigkeit durchlaufen.

2) Bei niederen Thieren ist mehrfach gelegentlich eine eigenthümliche Farbenreaktion von Jod und Schwefelsäure beobachtet worden. Am genauesten beschrieb dies neuerlich H. Kloss in den Abhandlungen der Senckenbergischen Gesellschaft von 1855 bei interessanten mikroskopischen Parasiten der Niere der Gartenschnecke, welche zunächst mit den Gregarinen und Stein's Monocystis zu vergleichen sind. — In jedem Thierchen bildet sich eine runde Dotterkugel, ganz von gleichem, undurchsichtig feinkörnigem Verhalten, wie sonstige Eidotter; jeder Dotter furcht sich in 2, 4 u. s. w. Diese Dotter zeigten bei schwacher Jodwirkung mit Schwefelsäure oder Chlorzink kein Farbenspiel. Bei concentrirter Einwirkung aber sieht man die Masse zuerst dunkelbraun oder schwarz werden, dann blauroth, violett und blau, endlich farblos. — Bei Untersuchung

verwandter Thiere fand Kloss, dass die meisten Gregarinen diese Reaktion nicht zeigten, wohl aber die aus der Larve von *Tenebrio molitor*, mit dem ganzen Farbenspiel zwischen Roth und Indigo.

Das Wesen der Purkinje'schen Körner besteht nach allen angegebenen Reaktionen darin, dass sie nicht aus einer einfachen, stöchiometrisch festen Substanz bestehen, sondern aus mindestens zweien und vielleicht mehreren, in verschiedenem Verhältniss gemischten Stoffen (welche danach keinen eigentlichen Paarling oder Doppelkörper darstellen). Die verschiedenen Reagentien greifen bald den einen, bald den anderen Stoff mehr an; die Unreinheit des Jodfarbenspiels wird namentlich dadurch bedingt, dass der eine Stoff jodbraun die anderen Farben stört.

Als die zwei wichtigsten Stoffgegensätze in diesen Körperchen muss einerseits ein wasserhaltiger Gallertkörper angenommen werden nach Art der Schilddrüsen-Gallert u. dgl., andererseits etwas Fettartiges — eine Combination nach Art des Marks der Nervenröhrchen. — Im übrigen mögen zahlreiche quantitative und qualitative Verschiedenheiten vorkommen, wie bei allen anderen gemischten Concretionen, Harn- und Gallensteinen u. dgl.

Das Fettartige ist entweder ein Cholestrin-Stoff, oder Boudet's Serolin und Gobley's Lecithin und Fremy's Cerebrin und Phosphorölsäure, oder ein Gemisch solcher Stoffe.

Von vorn herein mag eine der verschiedenen Eiweisssubstanzen des Gehirns, welche zu den Fetten des Gehirns besondere Verwandtschaft haben, durch ihr Festwerden und Bildung jenes Gallertstoffs die allgemeine Grundlage aller Amyloide werden; von dem speziellen Chemismus und Stoffwechsel des Gehirns aber hängt es ab, von welchen Fettstoffen weiterhin viel oder wenig sich hierin niederschlägt.

Weil das qualitative Verhältniss des Gallert- und des Fettantheils schwankt, so zeigen gegen Jod und Schwefelsäure verschiedene Amyloide eine verschiedene Reaktion im

Verhältniss der Dauer der einzelnen Farbenstadien des Spektrums und in den Farben selbst; dies zeigt sich zwischen verschiedenen Stellen desselben Gehirns und besonders anders bei alten als bei jungen Menschen.

Die Bedeutung der Purkinje'schen Körperchen ist wesentlich darin zu suchen, dass sie als Ablagerungen von verbrauchten Stoffen der Nerventhätigkeit entstehen.

Niederschläge von Arznei- und Aetz-Mitteln.

(Eisen. Blei. Silber. Gold.)

Die meisten Arzneistoffe vertheilen sich endosmotisch im Körper, ohne irgendwo Niederschläge von unlöslicher Masse zu bilden. Nur Metalle werden zuweilen in feste Form gebracht, mehr oder weniger rein oder an andere Stoffe chemisch gebunden. So sind gelegentlich Blei, Kupfer, Arsenik, Eisen in Gallen- und Harnsteinen gefunden. Ein gelber Saum am Rande des Zahnfleischs bei Bleikrankheit entsteht durch Ablagerung von gelbem Bleioxyd; bisher ist nichts Aehnliches in inneren Organen gefunden, namentlich nicht im Gehirn. In Leichen findet man oft schwarze feinste Körnchen von Schwefelblei oder Schwefeleisen in den Zotten des Dünndarms und im Dickdarm nach betreffenden Arzneien. Aehnlich diesem Eisen-Niederschlag aus Arznei sind die Schwefeleisenfärbungen, welche hauptsächlich bei der Fäulniss im Unterleibe an Leber und Därmen aus dem durch Schwefelwasserstoff gefällten Eisen des Bluts entstehen.

Von den Aetzmitteln sind es wieder die Lösungen von Metallen, welche sich durch Umwandlungen zur Bildung körniger Niederschläge eignen. Bei vielen Stoffen ist der Vorgang noch nicht untersucht.

Nach Anwendung von Silber als concentrirter Höllenstein zum Aetzen findet man zahlreiche schwarze Körnchen von Chlorsilber in den Gewebs-Elementen zerstreut. — Ausserdem schlägt sich das Silber in einzelnen seltenen Fällen von langem Arznei-Gebrauch kleiner Dosen Höllenstein gegen Epilepsie u. dgl. an bestimmten Körperstellen nieder. Von der Haut sind die meisten Fälle beobachtet, obgleich so selten, dass noch jetzt mancher alte Arzt die Existenz dieser Silberkrankheit leugnet und z. B. Hebra nach längerer jugendlicher Opposition plötzlich erleuchtet und aus Saulus ein Paulus ward. Innerlich glaube ich nach langem Höllensteingebrauch eine Silberschwärzung beobachtet zu haben in den *Plexus chorioidei* des Gehirns und namentlich in den Malpighischen Gefässknäueln der Niere: ein blauschwarzer äusserst fein verwischter und zum Theil feinkörniger Niederschlag. Physiologisch ist dieser Niederschlag zugleich interessant für die Kenntniss der Funktion jener Gefässbüschel in Niere und Gehirn. Der Fall steht vereinzelt und die ganze Deutung der Farbe als Silberpräparat ist daher noch nicht absolut sicher.

Ablagerung von Gold konnte ich in grossem Maassstabe bei krebsigen oder gutartigen Geschwülsten der Brustdrüse beobachten, welche alle unter der Diagnose Krebs nach Landolfi's Methode geätzt und nekrotisch abgestossen waren.

„Italiens tiefblauem Himmel" — schreibt nach einem Bericht des Dr. Finsterling in der Augsburger Zeitung die Kreuzzeitung — „Neapels reizendem Golf war es vorbehalten, den grossen Reformator Landolfi zu entsenden. Binnen kurzer Frist ging eine ganze Reihe von Kranken aus seiner Behandlung vollkommen geheilt hervor; die Nachhaltigkeit ist in mehr als 1500 Fällen erwiesen." U. s. w. Landolfi's Auftreten in dem zu allem rationalistisch-naturwissenschaftlichen Aberglauben geneigten Deutschland kam zur rechten Zeit und war gut berechnet. Nicht nur die urtheilslos wundersüchtige Menge, sondern auch alte Aerzte schwärmten für die neue Entdeckung zum Wohl der Menschheit, zur Zeit des Tischrückens, des *Morbus democraticus* u. dgl.

Landolfi's Mittel besteht wesentlich in einer Mischung von Chlorbrom, Chlorzink, Chlorantimon und bei reichen Leuten Chlorgold, zu gleichen Theilen zur Paste gemacht; zugleich soll innerlich Chlorbrom und Chlorgold genommen werden u. A. In einem Briefe, welchen Dr. Trettenbacher von München indiskreter Weise in der Deutschen Klinik vom 24. 6. 1854. veröffentlichte, erklärte Landolfi, mit dieser Methode seit 26 Jahren in Neapel 1500 Kranke völlig geheilt zu haben, 100 in Deutschland. Trettenbacher wies dann nach, dass Landolfi bis zu jenem Termin in Deutschland überhaupt nur 39 Fälle in Behandlung hatte, 11 in München, 28 in Cöthen, die Meisten noch in Behandlung, Mehrere gestorben, von 7 als geheilt Entlassenen 4 mit Recidiv u. s. w. — Landolfi verschwand später plötzlich, als sich selbst in den höchsten Schichten der Gesellschaft Recidive bildeten, reich beladen mit den aus goldenem Aetzmittel erhaltenen Zinsen. Seitdem hat sich als ruhige Schlussansicht etwa die gebildet, dass 1) alle wirklich absolut geheilten Fälle nur gutartige, schlau benutzte Geschwülste waren, wie ich selbst dergleichen untersuchte; 2) durch Landolfi's Methode entsteht nie eine radikale Heilung von wahrem Krebs; 3) als palliatives Operationsmittel hat die Aetzpaste manche Vorzüge bei messerscheuen Aerzten und Kranken, zum Theil weil nie eine Allgemeinvergiftung zu befürchten ist, wie bei der sonst sehr ähnlich wirkenden Arsenikpaste; 4) Chlorbrom und Chlorgold sind vermuthlich unnöthige Beimischungen, das Wesentliche nur die altbewährte Zink- und Antimonbutter.

Im November 1853 wurde mir zuerst durch Geh.-R. v. Brunn in Cöthen die nach Landolfi'scher Methode zur Abstossung gebrachte, seit 1½ Jahr bemerkte Brustdrüsengeschwulst einer 59jährigen hohen Frau zur Untersuchung zugeschickt. Ich fand darin durch das Aetzmittel die Struktur sehr wohl erhalten und als deutliche Krebsmasse, sprach daher die Erwartung späterer Recidive aus, wie sie auch schliesslich zum Tode geführt haben. Zugleich sah ich hier zuerst das interessante Vorkommen von Goldsediment im Gewebe. — Später untersuchte ich ebenso die krebshafte Brustdrüse der Gräfin v. N.; noch später habe ich viele gleiche Geschwülste untersucht, zum Theil gutartige Fibroide u. dgl.

Die Bildung der Gold-Krystalle ist sehr erklärlich, da alles Chlorgold sich bei den verschiedensten chemischen Berührungen sehr leicht reduzirt, regulinisch wird.

FSC
www.fsc.org
MIX
Papier | Fördert
gute Waldnutzung
FSC® C083411

Zeitfracht Medien GmbH
Ferdinand-Jühlke-Straße 7
99095 Erfurt, Deutschland
produktsicherheit@kolibri360.de